ダニエル・フリーマン 著　高橋祥友 訳

パラノイア

PARANOIA

A Journey Into Extreme Mistrust and Anxiety

極度の不信と不安への旅

Ψ金剛出版

「素晴らしい。恐怖の渦中にあって、共感と理解による変化の力を信じる真の書である」

エレノア・ロングデン教授

「パラノイアに関する先駆的な心理学者による疑惑についての画期的な研究である。素晴らしい」

キア・ノーバー教授

「真に重要な書である」

ジョン・ハンフリーズ

「パラノイア」を薦める

私のような高齢者（六五歳）はパラノイアを診断することはできると思う。しかし、ダニエル・フリーマンにその実態をどのように認識するかを教えてもらわなければならない。彼はその経験をもとに本書を書いただけではなく、パラノイアをどう治療すべきかについても熟知している。真に重要な本である。

ジョン・ハンフリーズ

ダニエル・フリーマンの素晴らしい新著は、彼の画期的な研究の最前線を解説し、極度の不信感という経験に悩む人々をどのように支えていくか個人的な経験についても述べている。本書は最高の業績である。恐怖心に直面しながらも、共感と理解による変化の力を確信し、共感に満ち満ちた試みである。

マンチェスター大学、
エレノア・ロングデン教授

パラノイアに関する指導的な心理学者による画期的な研究である。パラノイア、陰謀論、信頼の危機が現代社会を蝕んでいることを、ダニエル・フリーマンは詳述する。彼の素晴らしい新著は、専門的であるとともに、現代社会をありありと描写している。

イエール大学、
キア・ノーバー教授ＦＢＡ

本書はパラノイアの世界を詳述している。著者の研究の足跡、パラノイアの歴史、臨床的・学術的であるとともに、時に怪談じみてさえいる。これらのすべてであり、それ以上でもある。

キングス・カレッジ・ロンドン、
サー・サイモン・ウェスリー
精神科欽定教授

ダニエル・フリーマンは真の改革者だ。患者の声に傾聴し、広く使用できる、客観的に評価可能な治療法を開発してきた。私たちは皆、彼の知恵から学ぶことができる。

ロンドン・スクール・オブ・エコノミクス、
リチャード・レイヤード卿

精神病の特徴、心理的苦悩、社会との関連に関する多くの先入観を本書は打ち砕いた。精神保健の新たな概念化と治療法について理解する、新たな視点を科学的方法で示し、魅力的な旅となっている。

ガイズ・アンド・セント・トマス病院、
ガイ・レシュチナー教授

目次

第1章……毎日が闘いだ　9
第2章……安心と感じる　23
第3章……パラノイア小史　45
第4章……仮想の地下鉄　61
第5章……人は信じられない　83
第6章……血の中に？　105
第7章……「私が疲れているとすべてがうまくいかなくなる」　123
第8章……私はまったくのクズだ　143

第9章……私はなぜ煙草をやめるのか　163
第10章……私の頭の中の声　181
第11章……私はどうすればこれがわかるのか？　199
第12章……ゲームチェンジ　219
第13章……不信の海　241
第14章……時限爆弾が爆発寸前だ　265
謝　辞　275
訳者あとがき　279
文　献　283
索　引　311

パラノイア——極度の不信と不安への旅

第1章　毎日が闘いだ

二〇二一年夏、本書の初稿に取りかかっていた頃、私は「安心感プログラム（Feeling Safe Programme: FSP）」という被害妄想に対する新治療法の結果を発表した。被害妄想とはパラノイアのもっとも重症の病態で、自己との関係において他者に対して過剰なまでに不信を抱くものと考えられる。被害妄想は統合失調症患者ではよく認められる。それは患者の人生に大きな支障をきたす。

少なくとも私にとって、この結果を発表するのはきわめて有意義だった。臨床心理士として最初の研修を受けて以来、従来の治療法よりもはるかに優れた治療法を開発して、患者に新たな希望を与えることは、つねに私の夢であったからである。パラノイアの研究と治療に費やした三〇年間で開発されたＦＳＰは私の夢を実現させたものであった。そして、ジェーンはこのプログラムを終えた最初の患者のひとりであった。ＦＳＰを受ける前の彼女の状態は次のようなものだった。

私は重症のパラノイアに罹っていて、幻聴が私の活動力を下げてしまうだけではなく、つねに私を脅してきました。強い薬を服用していたのですが、薬物療法だけでは十分な安心感を得られませんでした。私の人生は一瞬の休みもない闘いの連続でした。あまりにも被害的になっていて、さまざまな催しや活動に加わることができませんでした。カーテンはすべて閉めて、ドアも全部鍵をかけていました。自分のアパートの部屋に閉じこもっていました。自分の人生に何らかの意味があるなどとは感じられなかったのです。時限爆弾がチクタクと鳴っているような感じで、最後には誰かに襲われ、すっかり諦めきってしまうように思っていました。

絶え間のない闘い。チクタク鳴る時限爆弾。必死の生活。私が臨床心理士として歩み出した頃は、このような点について何も理解していなかった。さて、時を戻そう……。

秘密のサイン

一九九二年秋、私はブリクストン刑務所近くの大学の学生たちとルームシェアをしていた。この巨大なビクトリア朝の刑務所は、ＩＲＡ[1]の二名の受刑者の脱獄を防げず、彼らがアイルランドまで逃げ帰ったことが大きなニュースになっていた。精神保健研究における世界でも最大の施設である、精神医学研究所(Institute of Psychiatry: IoP)で私は研究を始めていた。そのお祝いに買ったケンジントンマーケットの新品のジャケットを着てきたのだが、肩パットが不自然に大きいことが気になっていた。靴もしっかり磨いていた。こうして私は、幻覚や妄想を呈する統合失調症患者に対する心理療法の臨床試験の研究助手となった。(幻覚や妄想といった体験は精神病としても認識されている。)そして、私は南ロンドンにある家の裏庭の草の生い茂った小道を、イバラが手足にまとわりついて、雨が顔に降りかかるのと必死になって格闘しながら、裏口を目指していた。そんな人がいないでいてほしいと必死に願っていたが、もしも誰かに見られたら、きっと私のことを間抜けなコソ泥と思ったに違いない。こんなことはけっして私の職務内容書には含まれていなかった。たしかに、私は家の裏口には少しずつ近づいていったのだが、実際はこうではなかった。私はなぜまっすぐ玄関に向かわなかったのだろうか。

しかし、私を迎えた精神科看護師は私がなぜ正面玄関のベルを鳴らさなかったかと問い返してきた。それはどうでもよいことであって、私が会うべき人物は一向に姿を現さなかった。ロバートは政府の組織が陰謀を図って自分を殺そうとしていると信じこんでいた。だから玄関のドアを開けず、恐怖に駆られて身を隠し、音を立てず、窓の下にうずくまってじっとしていた。私がロバートに会うにはたった一つの方法しかなかった。その家の脇の窓を三回ノックすればよいのだ。そして、自信たっぷりに、私はそのようにした。すると、台所のドアがわずかに開いて、ロバートが不安そうな顔を見せ、私を丁寧に室内に招じ入れてくれた。

家は暗くて、静かだった。カーテンは引いてあり、台所のブラインドも閉じてある。ラジオの音はしない。音楽も聞こえない。ロバート同様に、その部屋もひどく緊張している感じだった。家までも息を殺して、じっと身を潜めているかのようだった。誰にもわからないが、おそらく今日かもしれない、いつか大惨事が起きるに違いないと緊張して待ち構えていた時がいよいよやって来た。ロバートは暗い廊下を抜けて、小さな居間に私を連れて行ってくれた。実際にはその部屋は特別に狭いというわけではなかったのだが、あまりにも多くの物が詰めこまれていたので、そう感じただけだ。新聞、本、山のようなカセットテープ、

（1）IRA: Irish Republican Army（アイルランド共和国軍）とは、アイルランド独立闘争（対英テロ闘争）を行ってきたアイルランドの武装組織。

CD、ビデオテープが部屋を埋め尽くしていた。きちんと折りたたまれた洗濯物が妙な場所に積まれていた。大きなテレビの前には肘掛椅子があり、その脇には小さなテーブルがあり、その上には何冊もの**ラジオ・タイムズ**(2)、カップや皿、吸殻がいっぱいの灰皿、薬の袋が所狭しと置かれてある。カーペットの上には、ジャンボサイズのノーブランドのコーラの瓶が二つある。ひどく印象的なのは、この雑然とした部屋の中にはまったく装飾品がなかったことだ。むき出しの壁には絵も掛けられていないし、棚の上には写真もなく、楽しかった頃のお土産品なども一切ない。

私は好印象を与えようとして自己紹介したが、ロバートはほんの一瞬私の目を見ただけだった。「どこに腰かけたらよいですか?」と私が気さくに尋ねた。申し訳なさそうにつぶやきながら、彼は肘掛椅子から新聞をどかしてくれたので、私はそこに座った。ロバートは煙草に火をつけた。ニコチンで黄色くなった指先が震えていた。実際のところ、私たちはふたりとも緊張していた。ロバートは初対面の人に会うので緊張していた。彼は最近は多くの人に会っていない。自宅から出るのはごく稀で、長年にわたる引きこもりのために家族や友人との関係はひどく狭かった。さて、彼は私に対して打ち解けるべきか決めなければならない。あれこれと考え、感じて、彼は今会ったばかりの私を信じられるだろうか? さて、私はどうかと言えば、せいぜい大学で実験心理学の勉強をしたばかりである。統合失調症は現実の了解を超え、最悪の精神疾患であるといったことを私は習ったくらいである。したがって、この障害の概念を構築した者もまたそれほど重要ではないと見なされていた。精神保健の専門家も、統合失調症患者を他の精神疾患の患者のようには実際には取り扱えないと考えていた。病的体験について患者と話すべきではないとも考えられていた。私の心の中でも、最近の危険評価研修の知識からは、この状況を警戒すべきであると感じていた。私はいざという時に備えて、脱出口や椅子の位置を確認する必要があった。

しかし、ロバートと私が話し始めると、統合失調症に関する公式見解が馬鹿げたものであることに私は気づいた。ロバートはよく話し、会話に熱中し、自分の感情を語ることができるとわかった。そして、それはけっして不合理ではなく、こういった感情は彼の人生の経験に照らしてみれば実に理にかなったものであった。これはそれ以来私の臨床研究の道標となった。どのような状況に置かれていようとも、患者は臨床家から、尊敬、注目、関心を得られてしかるべきである。患者の思考や感情は重要で意味があり、セラピストはそれに耳を傾ける特権を有している。しかし、患者とセラピストはその権利を勝ち取る必要がある。これはすべて実に明白なことだと私は理解している。しかし、本書の後の部分で見ていくように、精神病の患者は精神保健の専門家からかならずしも常にしかるべき扱いを受けてはこなかった。

完璧な不信の能力

ロバートに会ったことは、被害妄想との私の最初の出会いであった。しかし、私の旅が非常に重症のパラノイアから始まったのだが、極度の不信というのは何も精神科クリニックだけに認められるわけではないことに私は気づくようになった。むしろ、それはありとあらゆる所に存在する。それは私たちの多くがそのレンズを通じて世界を見ているようなものである。ロバートのように統合失調症あるいは他の精神病として治療されている人はごくわずかで、人口の約一パーセントである。しかし、これは氷山の一角にすぎない。診断を下されていないものの、一パーセントから三パーセントの人が重度のパラノイアを経験し

（2）英国で発行されている、テレビ・ラジオ番組を扱う週刊誌。

ている。他に人口の五パーセントから六パーセントは軽度ではあるものの、苦痛に満ちたパラノイアを有している。そして、さらに一〇パーセントから一五パーセントの人は、軽度ではあるものの、つねに妄想様観念を抱いている。

臨床心理士でなくても、極度の不信感が世間に広く認められることに気づくはずだ。広く信じられている陰謀論が好例である。二〇二〇年に新型コロナウイルスの第一波が世界を襲った時に、私はイギリスの二五〇一人の成人の代表サンプルを調査した。被検者の半数が少なくともひとつの陰謀論を信じていたことに、私は実に驚き、愕然とした。たとえば、「コロナウイルスは西欧を滅ぼすために中国が開発した生物兵器だ」といった考えを約五〇パーセントがある程度信じ、「ユダヤ人が経済を破壊して、自らの利益を得ようとしてウイルスを開発した」のかもしれないと約五分の一は考えていた。被検者の四分の一は「国連や世界保健機関がウイルスを開発し、世界を支配しようとしている」という考えを受け入れていた。ワクチンの安全性データが改竄されているとか、専門家はワクチン接種が子どもにもたらす害を隠蔽しているとか、政府はワクチン接種と自閉症の関連を公表していないとか、一七パーセントが少なくともある程度は信じていた。被検者の四分の一は中立的な意見であり、これは三分の二の人々しか陰謀論の考えを拒絶していなかったことになる。二四パーセントは人間によって引き起こされた気候変動は捏造であると考えていた。一七パーセントが賛成でも反対でもないとすると、科学的な共通認識を受け入れると思われる人はわずかに六〇パーセントくらいであった。個人的に脅威をもたらされるパラノイアとは異なり、陰謀論を信じることは、より普遍的かつ幅広い害をもたらす。典型的には、非現実の害毒のために、強力な少数者が、残りの私たちに脅威をもたらすかもしれない。私の調査に加わった、陰謀論を信じる人々はパラノイア的な考えを呈しやすいということもたしかであるだろう。

私は二〇二三年三月に、年齢、性別、人種、収入、地域を代表させた一万人以上のイギリス人成人について調査したが、その時にも状況に大差はなかった。この一か月間に陰謀論を否定したことがあったかと質問したところ、三分の一が「ある程度」「完全に」と回答した。誰かが自分たちを困らせようとして害をもたらそうとしていると三八パーセントは「ある程度」「完全に」確信していると答え、二七パーセントは誰かが自分たちを傷つけようとしていると述べた。二八パーセントが迫害のために苦痛を感じていた。

誰が裏切者か？

「今度は誰が裏切者か？　俺は自分のしたこともしなかったことも知っているから、俺が裏切ったわけではないとはっきりと言える。でも、誰か他の奴のことは言えない。はっきり知っているわけではないからな。でも俺が知っているのは、お前こそが裏切者だということだ」

『レザボア・ドッグス』
（米映画，1992；監督クエンティン・タランティーノ）

一九九二年、私がロバートと会っていた頃、イギリスは全国のいくつもの街で起きた暴動で震撼していた。同年早期、ロドニー・キングを殴打したロサンゼルス市警の警察官に無罪判決が下された後にロサンゼルスで暴動が起きた。その余波が、太平洋を越えてイギリスにも波及していた。シチリアでは反マフィアの弁護士パウロ・ボルセリーノが自動車に仕掛けられた爆弾で暗殺された。それは彼の友人や同僚のジョバンニ・ファルコーネが同様の運命をたどった数週間後に起きていた。米国ウイスコンシン州では、連続殺人犯ジェフリー・ダーマーが一七人を殺害した罪で終身刑の審判を下された。七月には、ミルトン・ケインズの中心部で三つの爆弾が発見された。十月末のロンドンで、IRAのテロリストがタクシー運転手にダウニング街一〇番地[3]に行くように命じ、車内に設置した爆弾を爆発させた。（幸い負傷者はなかった。）同じ頃、新進監督クエンティン・タランティーノが作った低予算で血みどろのギャング映画『レザボア・ドッグス』がアメリカで公開されて、かなりの収益を上げていた。

このような状況で不信を抱いたとしても、それの何が問題なのだろうかという疑問も生じるだろう。これは危険な世界に対する理にかなった反応ではないか？　犠牲になるよりも警戒しておいたほうがましではないだろうか？　私は定かではない。「疑惑を抱くという完全な能力こそが生存につながる」とジョン・ル・カレ（John le Carré）は述べた。しかし、ル・カレがこの台詞を言わせた登場人物ジム・プリドーはＭＩ６（秘密情報部）のスパイである。スパイ小説の登場人物のような人生を私たちは送るべきではない。（完全な疑惑はプリドーを救うことはできず、彼は親友に裏切られる。）別の見方をしてみよう、不信とは経験に意味をもたらす、よりわかりやすい方法である。すべての人が心の底から善意の持ち主ではないというのはたしかに事実である。実際の脅威である場合もたしかにある。インターネットで読んだことや、権力者の発言をすべて事実として受け入れてしまうのはあまりにも愚直である。しかし、私たちの幸福は疑惑よりも、信頼を受け入れることにかかっている。「信頼抜きで人生を送ることは不可能であり、それは自分自身の牢獄に押しこめることである」と述べたグレアム・グリーン（Graham Greene）は正しかったと私は考える。

私の患者の多くがパラノイアによって自分の人生が毒されていると考えてきた。社会の他の人々とは引き離されて、彼らはうつ、不眠、不安の餌食となっている。もちろん、これはやや極端な例である。しかし、本書でこれから示すように、疑惑によってもたらされた被害は精神病の診断を下されている人だけに留まらない。それ以上に幅広く行き渡っている。目に見えない腐食剤のように、疑惑は個人も社会も腐らせていく。したがって、私たちは疑惑を拒否しなければならない。私は夜に暗い路地を歩きたいとは思わない。オックスフォードではなくカブールに住んでいるならば、私の危険の評価は異なるだろう。しかし、感情ではなく確たる客観的証拠に基づいて、自分自身の利益のためにそれぞれの状況を判定する必要がある。他に考える確かな根拠がないのであれば、私たちは安全だという前提から始めるべきである。パラノイアは本質的には出来事の解釈に基づいている。自分には気に入らないかもしれないが、つねに別の解釈が存在する。何が起きているのか判断するにあたって、恐怖よりも客観的な証拠こそが信頼できる手引きとなる。ロシアの諺《ことわざ》のように、「信じよ、しかしそれが正しいことを証明せよ」である。さもなくば、『レザボア・ドッグス』の悲惨な運命のギャングたちのように、「誰が裏切り者か？」という疑問に苛《さいな》まれてしまう。

パラノイアと不安

過度の不信によって害がもたらされるにもかかわらず、そして、精神保健について広く話しあわれるようになったにもかかわらず、パラノイアは臨床的問題としては見落とされがちである。その結果、パラノイアはよく理解されていない。（「パラノイア」という単語はよく使用されているにもかかわらず、典型的には「怖れ

（3）イギリスの首相が居住し、執務する官邸の所在地であり、官邸またはイギリス首相の代名詞として用いられる。

る」という単語の同義語として用いられるのは実に皮肉である。）一九九二年当時、心理学者や精神科医の間でさえ、パラノイアに対する関心は乏しかった。第3章で取り上げるように、この問題は統合失調症の症状として一般的には片隅に押しやられていた。統合失調症は比較的に一般人口のごく小部分に影響するので、パラノイアもまた同様に稀であると考えられていた。過度の不信や疑惑それ自体を理解すること、それがどのように生じ、広がっていき、それを克服するために何ができるかといったことに関心を抱く人はほとんどいなかった。それはどうあるべきだったのだろうか？　当時の常識によると、関心を持たれたのは患者の統合失調症をどう治療するかに関してであった。

精神医学研究所に戻るバスの中で、私はロバートとの出会いについて考えた。パラノイアについて従来の意見は不十分なものであると、私は感じ始めていた。それは私が自分の目で見たこととは一致しなかったからである。実際のところ、ロバートの行動は私には統合失調症というよりは、ごく日常的な心理的問題に見えた。家の奥深くに隠れ、特別なサインを送ってくる人だけを迎えることで、ロバートは傷つけられたり、殺されたりしないように、自分自身を守ろうとしていた。それは私が防衛と呼んでいる典型例であった。自分や他者を想像上の危害から守るために、私たちは自己の行動を修正する。すなわち、警戒する。ごく普通に認められる防衛は、恐れる状況を単に避けることだ。しかし、もしもそれができないのであれば、誰かに一緒にいてもらおうとしたり、他者の視線を避けたり、目立たないような服装をするかもしれない。

パラノイアのある所には、防衛的行動があると、私は長年の経験から気づいた。私が診察する患者のおよそすべてがこれを用いる。負かすことのできない敵から脅かされたり、戦いを挑まれたり、襲われたりすれば、自分の安全を守るためにありとあらゆることをしようとするのは自然なことだ。しかし、防衛を用いるのはなにも被害妄想のある人だけではない。「安全希求行動（safety-seeking behaviours）」の概念は、うつ病や不安障害の専門家によって編み出されたものであるが、多数の精神保健の事例にも当てはまる。（疫学的研究によると、三分の一の人が人生のある時期に不安障害に罹患する。このように、不安はどこにでも存在する。）防衛は不安な状況を切り抜ける助けとなる。これは、防衛が守るのが私たち自身というのではなく、私たちの恐怖を守っていることになる。防衛を用いることによって、自分が真に危険な状況に置かれているのかを判定するのが不可能になるので、脅威の解釈の中に自らを閉じ込めることになってしまう。会議で発言するのを避けている対人恐怖症の女性は、本人も驚くことかもしれないが、誰も笑ったり、あくびをしたり、そもそも誰が彼女を会議に招待したのかを知ることもできないだろう。道を渡ろうとする時に犬がいないか警戒しすぎて、渡ろうとしない男性は、犬に噛まれるという恐怖が実際には起こらないと発見する機会を奪われてしまう。台所の窓を特別な方法でノックしない人を、ロバートはけっして家に入れなかったが、彼はこれを絶対に必要な警戒と考え続けている。防衛を弱めることによってのみ、自分の解釈が間違っていて、考えていたよりも安全であることに気づく。防衛の多くは長年かかって形成されている。しかし、あえて防衛を弱めようとしなければ、自分自身の恐怖の虜《とりこ》のままになってしまう。

ロバートの防衛的行動によって、パラノイアは統合失調症の神秘的な一症状というよりは、不安という観点からよりよく理解されるかもしれないと、私は考えるようになった。彼との出会いは、他の手がかりも与えてくれた。政府に対する恐怖心のために、ロバートの心は常に不安に駆られ、行動や気分に影響を及ぼしたと、彼は私に語った。朝起きたら、人が歩いているのを見たら、家の前を自動車が通ったら、夜になって電気を消したら、一体自分の身に何が起きるのだろうかと彼は心配していた。「私は何かのホラー映画の中で暮らしているように感じることがあります」と彼は言った。しかし、この種の極度の心配はそれほど稀なものではない。自己や他者に危害が及ぶのではないかという恐怖心は、これは基本的には不安がさまざまな形で起こり得るのだが、その考えはますます悪化して、想像上の大惨事までに増悪していく。針小棒大にとらえ始めるかもしれない。あるいは、状況をより現実的にとらえる方法があると気づくかもしれない。心配があまりにも強すぎて、それに抵抗するのは不可能と感じるかもしれない。

ロバートはたしかに不安そうに見えた。ひどく礼儀正しかったのだが、彼はしばしば会話に集中できなくなった。数多くの日常の仕事に追われている人のように、ロバートの注意はいつも他に向けられていた。ほとんどの場合、自分自身の考えにとらわれているように見えた。彼は椅子の端に座り、今にもそこから飛び上がらんばかりに緊張していた。会話の最中も、家の中や外の通りの音に同時に注意を払っていた。当時の精神科医のほとんどは、ロバートの不安な行動を被害妄想が原因と考えただろう。命が危険に曝されていると信じていたので、不安だったのだろうと、精神科医は判断しただろう。しかし、それ以上のことがあるとしたならばどうだろうか？　単なる副作用としてよりも、ロバートの不安が彼の妄想の原因としてある役割を果たしていたとするとどうだろうか？　私は、統合失調症の診断について説明しようと考えていたのではなかった。私を魅了したのはロバートのパラノイアであった。それは彼の精神的問題という布を織るのに必要な一本の糸とさえ感じられたのだ。

＊

ロバートとの出会いは私に重要な影響を与えた。私は疑惑や不信を真に理解するためにとりあえず第一歩を踏み出した。どこから疑念が生じるのだろうか？　それを拭いさるのがなぜそれほど難しいのだろうか？　なぜ幅広く行き渡っているのだろうか？　個人そして社会に対する一般的な影響とは何だろうか？

それは心的世界にどのように適合するのだろうか？　そして、もっとも重要なのは、どのようにしてそれを乗り越えることができるのだろうか？

このような疑問に対する問いを見つけるために、他の心理的問題にも用いる同じ方法論で極度の不信を取り上げていった。すなわち、不信を正確に定義する、有病率を測定する、理論モデルを作りそして検証する、そのモデルに基づいて慎重に焦点を当てた治療法を開発する。後の章で、この過程について紹介していく。これはまるで急いでジグソーパズルを仕上げるようなものである。この過程で、社会の中の疑念を測定する尺度についても探っていく。いかに不信が幅広く存在し、以前にはなかったほど陰謀論が行き渡り、あまりにもしばしば感情が客観的事実を打ち負かしてしまうかが見て取れるだろう。読者自身の不信のレベルをどのようにして測定するかについても紹介しよう。もしも不信感が自分自身が望む以上に深いものであるならば、それを解決するには何ができるだろうか？　不信感は根が深いものであるように見えるが、よりよい方向に変化させることは可能である。FSPの成功によって、パラノイアに圧倒されてきた人々がふたたび信頼を取り戻すことができるようになる。以下はジェーンに起きたことである。

私の人生は今では信じられないくらい変わりました……私は自分の人生をコントロールできています。幻聴でもなく、パラノイアでもなく、心配でもなく、私自身が自分の人生をコントロールできます。私は自分自身をよく知っていて、以前よりももっと自分を前に出すことができます。近いうちにお祭りに行くつもりです。長いことこうしてみたいと思っていましたが、自分にできるなどとは思いもよらなかったのです。今ではよく眠れます。決まりきった仕事が以前よりもたくさんありますし、それらを実行していると、私の人生は前よりもうまく進んでいきます。

ジェーンは今では望み通り外出できる。人生は以前感じていたような闘いではなくなった。次章では、彼女がこの躍進を遂げるのに役立った治療法についても詳しく解説しよう。

第2章　安心と感じる

「私は人生であまりにも多くのことを失いました。友人に会うこと、家族の集まりや食事、研修やスポーツの機会を失いました。私はまさに妄想状態にあったのです。あまりにも多くのことを失いました。友達との絆もです」

メイソン、ＦＳＰのトライアル研修会の参加者

ロバートと出会った後の三〇年間に、彼以外にもパラノイアに打ち負かされてほとんど家を出ることができない多くの人々に私は出会った。仕事に行けず、友人や家族から距離を置き、被害妄想の患者のおよそ半数は臨床的にうつ状態である。彼らは必死になって闘っている。実際に、彼らの心理的幸福度は人口の最下位の二パーセントに位置する。それだけではなく、被害妄想のある人は、高血圧症、糖尿病、心臓病といった深刻な、しかし予防可能なさまざまな身体的問題を抱えがちである。この背景には多くの理由があるが、家に引きこもっていて、気分がふさいでいると、活動的なライフスタイルや規則的な食事をすることがきわめて難しいというのは、疑いもないひとつの理由である。自分自身を大切に扱うという正常な心理状態にはないのだ。

ロバートは抗精神病薬を服用していたが、効果は十分ではなかった。今では実施可能ないくつもの心理療法を、当時ロバートに提供できていたならばと残念に思う。私の心の目の中では、最近患者にしばしば行っているような課題をロバートにも行っているように感じていた。たとえば、私と一緒に玄関に立ってみるように彼に働きかける。（実際に殺人が起きるかもしれないといった）悲劇に関連づけるような、家の前の玄関に立ってみるように説得する。

数分後、「どんな感じですか？」と私は尋ねる。

ロバートは通りを見つめている。彼はキョロキョロと右を見たり、左を見たりしている。自分が立っている地面が焼き付いているかのように、脚を上げ下げしている。

「う〜ん。正直なところ不安です。身体が縛られたように固くなっています。身体がザワついています。とても多くの人が通りを歩いています」

「多くの人についてあなたの心に何が浮かんでいますか？」

彼は苦笑した。「そうですね、あそこにいる男と女は私がドアを開けたとたんに姿を見せました。まるで私を待ち構えていたようです。あの人たちは何をしているのだろうと、私は思っています」

「あの人たちが何をすると思いますか？」

「わかりません。でも気をつけなければいけないと感じます」

「安全であるというサインはどうですか？　何かのサインがありますか？」

ロバートはあたりを見回した。「う〜ん。バス停の先の、赤ちゃん連れのあの女の人」

「彼女は問題ないと思いますか？」

「ええ、あの人は赤ちゃんと一緒です。私の方を見ていません。これから仕事に行くところでしょう」

「いいですよ。それでは向こうの女の人はどうですか？　あの家の前をたった今通り過ぎた人です」

「ええ、私はあの人を見ました。彼女も問題ないと思いました。でも、あたりを見回していると感じました。彼女が誰か他の人を見てたのかどうかはよくわかりません」

「では、何か悪いことが起きていますか？」

一瞬の間があった。ロバートはどう答えようかと慎重に考えているようだ。「ええ、今何か悪いことをしようとしている人はいません」

「あなたの身体はどんな感じですか？」

「どう言ったらよいのか難しいです。身体の中がソワソワしているような感じです。でも、最初に外に出てきた時ほどひどくはありません」

「身体の反応から何か危険があると感じているのですね。でも、そうでなければ何が起きているのでしょうか？」

「そうですね、それほど大したことは起きていないのでしょうか？　あの人たちはたまたま歩いている。道路の端でバスを待つ短い列ができています。大した長さではありません。あの男がその家の近くで今立ち止まったのに気づきましたか？　あの人が何をしようとしているのかはわかりませんが」

「今はどうですか？」

ロバートは微笑んだ。「そうですね、私がそう言った途端、彼は歩き去りました。ええ、それは大丈夫だということだと思います」

「しばらくここに立っていて、何が起きるか見てみましょう」

ロバートは頷《うなず》いた。彼は通りをあちこち見まわしていたが、その表情はひどく緊張しているようには見えなかった。彼はさらにもう一歩前進した。

「今度は安全についてもう一度焦点を当てましょう」と、一分ほどして私は尋ねた。「どういったサインがありますか？　何か良いサインはありますか？」

「わかりません。ごく普通の通りだと思います。この通りがとても好きです。木がたくさんあります。本当にただただ普通です。これはとてもよいことだと思います。人々は自分のことをしているだけです。他の人に特別注意を払っている人は実際にはいません。とても穏やかです。普通の日常生活です。ええ、その通りです」

「危険信号という意味であなたの身体はどんな感じですか？」

「はい、前よりはずっと落ち着いています。まだ少しソワソワしています。もしもの時に備えてほんの少し警戒しています。でも、落ち着いてきました」

「何か恐ろしいことが起きるという考えは？」

「何か問題を起こしそうに見える人は今は見当たりません。この瞬間は大丈夫だと感じます。ええ、大丈夫だと思います」

長い道

「ＦＳＰは何かを共有する友になってくれました。それこそが始まりです。というのも、精神病のような問題を抱えている人のほとんどが誰と共有したらよいか知らないからです」

ラジフ、ＦＳＰの患者

一九九二年当時、被害妄想に対して認知行動療法（cognitive behavioural therapy: CBT）を受けている患者はほとんどいなかった。ロバートはCBTを最初に受けた一人、まさに先駆者であった。私がたまたま試行研究に携わっていたのも幸運だった。当時は、統合失調症は生物学的障害、脳の器質的問題の結果であると一般的には理解されていた。心理学的視点は実際にはまるで顧みられていなかった。それはまさに私が学生の時に焦点を当てていた話題であったのだが、当時でさえ、奇妙な還元的なアプローチであると私には思われた。試行研究に参加することによって、フィリッパ・ガレティ（Philippa Garety）、エリザベス・キューパーズ（Elizabeth Kuipers）、グラハム・ダン（Graham Dunn）、デヴィッド・ファウラー（David Fowler）、ポール・ベビントン（Paul Bebbington）といった臨床研究の先駆者達と知り合ったことは私にとって非常に幸運だった。彼らの研究助手として採用されていなかったならば、私は今何をしているのだろうかと考えることがある。

精神病に対するCBTはたしかにパラノイアに改善をもたらしたが、しかし、多くの患者にとってその効果は限定的なものであった。それにもかかわらず、精神科治療という観点からはCBTは画期的な治療法となった。治験の初期には、私たちは精神科医が諦めた、発病から長期間経過した患者を治療していった。心理療法は患者ばかりでなく精神保健の専門家にとっても、治療の大きな突破口の役割を果たした。心理療法が精神病患者に利益をもたらすだろうという考えは徐々に広まっていくと思われた。（もしもそれが患者に役立つものであるならば、それほど深刻ではない問題を抱えた人にはどのような効果をもたらすだろうか？）

精神病に対してCBTは大いに期待されたのだが、より一層の改善をもたらすことができると私は確信していた。では、どのような方法でだろうか？　どうすればさらに前進できるだろうか？　実際にその扉を開けたのは、私にとっては、不信と不安との間の関係であった。パラノイアを改善させて不安へと変えることはできないのだが、両者の類似点を認識することは、臨床的知識や効果的技法の宝庫となる。不安の問題は非常に幅広く認められるのだが、治療可能でもある。最善の心理療法は、不安は予想される危険への反応であるというのが理解の出発点である。もちろん、認識が正しくて、危険が現実であることもある。それは不安が適応的であることの理由であり、私たちが生き延びるのに役立つ。しかし、かならずしもそうとは限らない。誤って物事をとらえることもある。起こり得る危険を現実以上に大きく評価してしまうと、不安は有用ではなくなる。実際のところ、感情（恐怖、心配、抑うつ）という面でも、行動（ロバートが社会から引きこもっていたことが好例である）という面でも、それは破壊的でさえある。それはすべてまったく不必要である。

不安の問題の解決策とは、患者がどのように思いこんでいたとしても、彼らは安全であるという点に気づくように助力することである。そして、これはパラノイアを克服するうえでも非常に強力な方法であることが明らかになる。患者が自分は安全であると気づく最良の方法は経験を通じてである。自分の殻に籠っているので、そこから抜け出すという意味だ。診察室内で行動について話しあうのではなく、外で実際に行動を試みる。そのうちに、患者の不安は安全という新たな記憶によって薄らいでいく。これは患者にとって非常に努力のいる過程である。なお、患者を難しい状況に突然叩きこむということではない。長年にわたって自宅に引きこもっていたロバートのような人を、私はすぐにロンドンのラッシュアワーの地下鉄に連れて行って、恐怖心に直面させようとしたりはしない。そうではなく、私は患者と協力して徐々にその難易度を上げていくような行動のプログラムを作る。

同様に、私は患者に自分が普通は避けると思う行動を試みるように働きかけていく。多くの患者は、毎日のように長年にわたって、あるいは数十年に及ぶ場合もあるだろうが、被害的な思考に囚われてきた。その恐怖はあまりにも根深いものであり、恐怖が生じる前を思い出すことなどほとんどできなかったり、そのうちに恐怖が去る日が来たりするなどとは思いもよらない。

重大なことに、セラピストが目標にしている新たな学習を妨げるような、さまざまな問題を患者はしばしば抱えていたり、経験をしていたりする。おそらく、彼らは他者からひどい扱いを受けたり、その結果として、ひどく傷つきやすいと感じていたりする。たとえば、もしも子どもの時にいじめられたことがあったならば、他者を避けるのは理解できる反応である。ひどい目にあったという記憶はずっとその人を悩ますかもしれない。多くの時間あれこれ心配する。妄想的思考を引き起こす場所をおそらく避けるだろう。このような「維持因子」は被害妄想をもたらし、それを強化する。したがって、こういった他の問題に取り組まなければ、パラノイアを治療することなど程遠い。患者が恐怖ではなく、新たな学習を受け入れる心理状態に入っていくことを手助けする必要がある。

ＦＳＰは次の二つの基本的洞察の上に成り立っている。すなわち、①安全を、現実の経験を通じて学ぶ必要がある。②患者のパラノイアにまとわりついている他の問題を整理してこそ、この学習は可能となる。このような洞察を得て、全面的な治療を築くには、長年にわたる努力が必要であった。第一に、被害妄想の原因を新たに理解するのに、つねに理論を修正し、検証する必要があった。第二に、これらの原因の一つひとつを取り上げていく短期的な介入法を工夫し、評価し、患者のパラノイアにどのように影響しているのか示す必要があった。次に、これらの介入法を新たな六か月間の治療に統合していく方法を考えた。患者はプログラムの構築の過程で重要な役割を演じた。一連のイギリスの精神保健の研究資金援助機関の協力がなくては、私たちは十分な成果が得られなかっただろう。たとえば、国立保健研究所（the National Institute for Health Research: NIHR）、医学研究財団（the Medical Research Council: MRC）、ウェルカム信託（the

Wellcome Trust）などに感謝申し上げる。では、実際にFSPとはどのようなことをするのだろうか？　もしも読者が治療を求めて私のクリニックを受診したり、（これもよくある場合だが）私と同僚が読者を自宅に訪れたりしたならば、どんなことが起きるのだろうか？

評価の時間

いかなる保健的介入の場合と同様に、私の第一歩は治療が個々の患者に適切であるかを見きわめることである。どのような問題に手助けを必要としているのだろうか？　患者の抱えている問題に対して、FSPはもっとも効果的だろうか？　もしもそうならば、患者はそれを試みたいと思っているだろうか？　次に、患者は精神科チームによって方向を示される。しかし、私は十分に時間をとって治療について、できる限り正確に説明したい。さらに、患者がどのような問題を抱えているか正確に探っていきたい。

最近のパラノイアの経験について話してもらうことから始める。（常時パラノイアに悩まされている患者も時にはいるが、そのような場合には、最近の特定の瞬間に焦点を当てるように助言する。）ある女性は、昨晩目が覚めて、アパートの部屋にガスが撒かれたのではないかと心配になったと私に話してくれた。状況はさまざまで、たとえば、買い物のための外出を怖れるといったこともある。治療を受けに行く時に恐怖感が湧き上がることもある。私はできる限り詳しい情報がほしい。そして、患者と私は一つひとつ検討していく。「最初から始めましょう。自宅の玄関を出て、ここにやって来るまでに、あなたは何をしていましたか？」　私は状況、心理的過程、決定について取り上げていく。そして、私たち双方が理解しているかを確かめるために、私が聞いたこと、思うことをまとめていく。「バス停にいた男があなたを見つめて、嫌な顔をしたと気づいたのですね？　それは何か悪いことが起きるという意味でしたか？　きっとあなたはとてもうろたえたでしょう。でも、もちろん、人は他の人の方向を見ることはよくあります。その男はなぜ嫌な表情をしていたのでしょうか？」

私は患者の目を通して世界を見るように努力する。しばらくの間、患者の立場に立ってみる。これが評価の重要な部分で、私がもっとも気に入っている要素である。もしも私が正しく理解すれば、患者は理解されたと感じる。患者は経験豊富な専門家と協力していくことへの自信を深めていく。これから数週から数か月間続く治療の枠を協力して築いたことになる。被害妄想のある患者を治療しているセラピストは、自分自身が患者の恐怖の対象になるのではないかと心配することもある。しかし、セラピストが患者の経験に関心を持ち、それを尊重し、患者の状況がどのように見えて、改善するには何ができるかについて率直な態度を示すならば、パラノイアを強化することはない。そこで必要なのは信頼である。

一般的には、最初の六〇分間で、治療について説明し、初期評価を行い、高いレベルでの目標を設定する。患者がこの最初の診察にそれ以上の時間を使いたいと考えないのであれば、次に私は積極的な学習へと進んでいく。方向性を示し、肯定的な変化の過程を始める。これは精神病患者の一般的治療に比べて、ペースは速い。しかし、セッションが進むにつれて、質問をしていき、私の視点をより深く理解してもらうのに十分な機会があることを私は知っている。患者とセラピストが互いをよく知るようになると、会話はさらにオープンなものとなっていく。実際の治療へと速いペースで進めていくもうひとつの理由は、最初のセッション前に患者が記入した質問紙への回答を私はすでに読んでいるからである。質問紙は、ほとんどの精神科的問題の評価に重要な役割を果たす。最高の質問紙法は、数百人の患者そして一般人口からの数千人の人々で検証されて、開発された。しかし、私がパラノイアの研究を始めた頃は、高品質の評価法はなかった。当時の評価法は今ではひどく旧式なものとなっている。問題についての明確な定義に基づいていなかったのだ。そこで、パラノイアについての新たな理解を反映しているような、新式の質問紙法が必要になった。なによりも、最重症の症例ではなく、パラノイアの広いスペクトラムに感受性の高い質問紙法が必要であった。二〇〇七年に画期的な評価法が開発された。フィリッパ・ガレティ（Philippa Garety）の学生であったキャサリーン・グリーン（Catherine Green）と精神医学研究所で私の学生であったエリザベス・キューパーズ（Elizabeth Kuipers）が先頭に立って、質問紙を開発した。一〇年間使用し、数千人のデータを集め、質問紙を改善し、改訂版を作ったもので、読者も現在使用することができる（表1）。質問に答えながら、この一か月間に起きた経験を振り返ってみよう。

表1 A	全くない		いくらかある		完全にある
1 友達が私の噂をしていると、私が考えることに時間をかける。	0	1	2	3	4
2 周囲の人々がしばしば私のことを話している。	0	1	2	3	4
3 友達や同僚が私の批判をしていて、困惑したことがある。	0	1	2	3	4
4 人々は陰で私のことを明らかに笑っている。	0	1	2	3	4
5 私は人から避けられていると思うことがしばしばだ。	0	1	2	3	4
6 人々は私に当てこすりを言ってくる。	0	1	2	3	4
7 見かけによらない人もたしかにいると私は思っている。	0	1	2	3	4
8 陰で噂をされていることに困惑する。	0	1	2	3	4

表1
B

	全くない		いくらかある		完全にある
1 私に何か悪意を持っている人がいた。	0	1	2	3	4
2 誰かが私を脅かそうと思って、私を見つめている人がいた。	0	1	2	3	4
3 私に嫌がらせをしようと何かした人がいることはたしかだ。	0	1	2	3	4
4 私に対する陰謀があったことを確信していた。	0	1	2	3	4
5 誰かが私を傷つけようとしたのは確かだった。	0	1	2	3	4
6 誰かが私を困らせようとしているとどうしても考えてしまった。	0	1	2	3	4
7 私は迫害されて困っていた。	0	1	2	3	4
8 私の気分を損ねようとする人がいるという考えを止められない。	0	1	2	3	4
9 意図的に私に敵意を持っている人がいた。	0	1	2	3	4
10 私を傷つけようとする人に、私は腹が立っていた。	0	1	2	3	4

評点をつけるには単に質問紙のAとBの各部分の点数を合計すればよい。Aが0～9、Bが0～5は正常範囲である。Aが10～15、Bが6～10はパラノイアのレベルがやや高い。Aが21～24、Bが18～27は重症のパラノイアで、私が現在FSPで治療しているほとんどの患者が該当する。

二〇二三年三月にこの質問紙を用いて、マーケットリサーチ会社を利用して調べた。表2に、調査した一万人について示してある。

A 表2	全くない		いくらかある		完全にある
1 友達が私の噂をしていると、私が考えることに時間をかける。	50	16	16	12	6
2 周囲の人々がしばしば私のことを話している。	51	18	15	11	5
3 友達や同僚が私の批判をしていて、困惑したことがある。	48	17	16	13	7
4 人々は陰で私のことを明らかに笑っている。	50	16	13	12	8
5 私は人から避けられていると思うことがしばしばだ。	49	16	15	13	9
6 人々は私に当てこすりを言ってくる。	57	15	13	10	5
7 見かけによらない人もたしかにいると私は思っている。	34	16	19	17	14
8 陰で噂をされていることに困惑する。	44	15	15	14	13

（単位：%）

B 表2	全くない		いくらかある		完全にある
1 私に何か悪意を持っている人がいた。	49	16	16	11	8
2 誰かが私を脅かそうと思って、私を見つめている人がいた。	60	12	12	10	5
3 私に嫌がらせをしようと何かした人がいることはたしかだ。	46	17	16	13	9
4 私に対する陰謀があったことを確信していた。	61	12	12	10	6

5　誰かが私を傷つけようとしたのは確かだった。	62	12	11	9	7
6　誰かが私を困らせようとしているとどうしても考えてしまった。	60	13	12	10	6
7　私は迫害されて困っていた。	61	12	12	10	6
8　私の気分を損ねようとする人がいるという考えを止められない。	56	13	13	10	7
9　意図的に私に敵意を持っている人がいた。	54	14	13	11	8
10　私を傷つけようとする人に、私は腹が立っていた。	59	12	12	10	8

（単位：%）

繰り返しになるが、不信は至る所に認められるのだ。

もちろん、私たちはただ単にパラノイアを測定したいだけではない。自分は安全であるということを学習するのを難しくしている他の問題についても探りたい。このような他の問題に対してまず進展を図ることができれば、被害妄想に対処する機会も増してくるだろう。ＦＳＰでは、睡眠の改善、心配の緩和、自尊感情の増加にそれぞれ焦点を当てたモジュールを患者は選んで、それは幻聴に対処したり、安全に関する新たな学習をしたりする手助けとなる。なぜこれらのモジュールが必要なのだろうか？　臨床経験から、これは被害妄想のある人にとって共通事項であるのだ。彼らが必要としている（しかし、めったに得られない）治療という共通事項である。パラノイアを発展させ、維持していると思われる要因であった。それこそが心理療法で対処できると確信した問題であった。

臨床活動から得た理解をさらに深めるために、ＦＳＰの治験と並行して、精神病の治療を受けている一八〇〇人について大規模調査も実施した。被害妄想の患者のうち約八〇パーセントが過度の心配を抱えていた。六五パーセントは不眠で、同様の割合でしばしば幻聴を呈していた。約五四パーセントは心理的幸福感がきわめて低いと述べ、同様の割合で自尊感情も非常に低かった。何がもっとも役立つだろうかと患者に質問した。やはり、重症のパラノイアの患者の四分の三があまり心配しないようになりたいと答えた。七〇パーセント以上が今よりも幸せで、安全で、自信を持ちたいと考えていた。三分の二は決断能力を改善させたいと望んだ。六四パーセントは今よりも活発になりたいと回答した。同じような割合で睡眠が改善し、幻聴に対処できるようになりたいと答えた。

評価のための面接と並行して、さまざまな質問紙を使って、患者が取り組みたいモジュールを決める手助けをした。今ではそのうちのいくつかを試みることができる。第一に、オックスフォード肯定的自我尺度（Oxford Positive Self Scale: OPSS）であり、自分自身にどのように感じているのかを測定するために私たちが開発した質問紙である（表3）。この簡易版に回答するには、過去七日間に焦点を当てる。各評点を合計するが、最大で32点である。合計点が高いほど、自分自身に自信があることになる。16点以下の人は、肯定的な自己評価が下の三分の一に位置する。

表3	信じない	少し信じる	ある程度信じる	とても信じる	完全に信じる
1 私は成功できる。	0	1	2	3	4
2 私には価値がある。	0	1	2	3	4
3 私は挑戦に立ち向かう。	0	1	2	3	4

4 私は他の人と同じようにうまくできる。	0	1	2	3	4
5 私はリラックスできる。	0	1	2	3	4
6 私は楽しむことができる。	0	1	2	3	4
7 私は善良な人間だ。	0	1	2	3	4
8 私は人の役に立っている。	0	1	2	3	4

私たちが開発したもう一つの尺度は、ダン心配質問紙（Dunn Worry Questionnaire）である（表4）。これは優秀な方法論学と統計学の専門家で、私の恩師であり、二〇一九年に亡くなった故グラハム・ダン（Graham Dunn）にちなんで名づけたものである。彼は心理検査技法を用いて、質問紙を作成した。過去一か月間の経験に基づいて回答する。合計点が21点以上だと、臨床的に心配のレベルが高いことを示唆している。

表4	全くない	稀に	時々ある	しばしば	いつも
1 私はひどく心配だった。	0	1	2	3	4
2 心の中で問題を繰り返し考えていた。	0	1	2	3	4
3 心配を止めることはほとんどできなかった。	0	1	2	3	4
4 私は心配しないようにしようとしても、そうできなかった。	0	1	2	3	4
5 心配のあまり、日常の重要なことに集中できなかった。	0	1	2	3	4

6 心配のあまり、眠れなかった。	0	1	2	3	4
7 心配のあまり、困惑していた。	0	1	2	3	4
8 心配のあまり、ストレスを感じていた。	0	1	2	3	4
9 心配のあまり、不安になった。	0	1	2	3	4
10 心配のあまり、絶望的になった。	0	1	2	3	4

患者に対する私たちの働きかけは実にオープンなものである。私たちは人が安全に感じるように手助けする専門家である。今よりも幸福になり、自分にとって重要なことを今よりもたくさんできるようになる。患者自身が自分の活動を決めていく。自分で目標を立てる。今できないことができるようになるには何をすべきだろうか？　ある人にとっては、目標は、家から出るといった基本的なものである。また、ある人にとっては、公共交通機関を利用する、友達や家族と会う、復学や復職をするといったものである。どのモジュールをどれだけ取るかは患者自身が選択できる。私は全員にFSPモジュールを完了するように懸命に働きかける。それは治療の要であり、安全を学習することに焦点を当てたモジュールである。典型的には、患者は六か月にわたるプログラムで二から三の追加のモジュールを受ける。毎週、患者はセラピストと会い、メールや電話でも連絡を保つ。患者は対面の面接で学んだ技法を練習する宿題も出される。広い領域にわたった内容である。しかし、この全過程において、私たちは患者の傍に留まる。そして、その結果は人生を変えるものとなり得る。

メイソンの話

「私はあまりに怖ろしくて外出できませんでした。誰かに刺されたり、喧嘩を売られたりするのではないかと考えていました。だから家に引きこもっていたのです。家族の集まりにも加われませんでした。私はひどく内気でした。誰かが訪ねてきても、部屋から出ません。まったくの妄想です……眠れません。二、三日まったく眠れないと、幻聴が起きました。とても恐ろしかったです。日中は午前九時から午後五時まで眠ります。他の人が働いている時に、私は眠っているのです。目が覚めると、冬だともうあたりは真っ暗でした。私は昼の間ずっと眠っていました。心配ばかりが頭に浮かんで、眠れませんでした。ベッドの中で、ずっと考えていました。『明日はきっと何かが起きる』と。四六時中そんなことが頭に浮かんでいたのです。以前楽しかったことも今はまったく楽しめなくなってしまいました」

メイソンは、非常に有能な人であったが、FSPの治療を受ける前はひどく調子が悪かった。数年にわたりパラノイアと格闘し、私たちが彼に会った時にはすっかり周囲から引きこもっていた。仕事を続けることはできなかった。同様に、どのような対人関係も保てなかった。すべてが怖ろしくてたまらなかった。いつも寝室で過ごし、いつも寝てばかりいて、起きている時はずっと心配していた。

当初、メイソンはFSPの効果を疑っていた。治療には、長い時間、エネルギー、回復力も必要となる。そのどれも十分にあるとは彼には思えなかったのは、よく理解できる。結局、治療に同意したのだが、ただちに奇跡的な変化を起こすというものではなかった。しばしばそうであるように、進歩は徐々に起きてきた。しかし、メイソンは決心し、一歩一歩前に進んでいった。「最初は家に引きこもっていたので、セラピストが自宅に訪問してくれました。私たちはおしゃべりをして、信頼や絆を築き上げていきました。しばらく時間がかかりましたが、結局、短い散歩に出かけることになりました。短い散歩は素晴らしいものでした。そのおかげで、パラノイアを克服することができました」。患者との絆を築き上げることは重要である。しかし、それには時間がかかる。多くの精神病患者は数十年にわたって精神科治療を受けてきているのだが、肯定的に思えるような経験はほとんどしてこなかったと感じている。そして、警戒し、疑り深く、内気になってしまう。FSPの多くの患者と同様に、セラピストとの強い関係を築くことの重要性をメイソンは次のように強調した。「信頼感を築いてから、自分のことを理解してくれる人と話をするのは、とても素晴らしいことです。本当に素晴らしい」と。

すべてのFSPの患者と同じように、私はメイソンと一緒に初期評価を行った。私のチームの臨床心理士も同席した。メイソンは人好きのする、暖かくて、親切で、ウイットに富む人であることがすぐに明らかになった。メイソンが後のセッションで臨床心理士と一緒に取り組んでいく最初の治療目的を同定するのに、初期評価は役立った。六週間後、私たちはふたたび集まって、次に取り上げるモジュールについて話しあった。メイソンの睡眠はひどく乱れていたことを考えると、それを取り上げることが彼にとって最優先課題であった。不眠は重症のパラノイアの患者ではきわめてよくある問題である。そして、容易に想像できるように、不眠はたしかに大きな障害となり得る。メイソンはますます夜更かしになっていく習慣に陥っていた。椅子に座り、ベッドの中では眠れずにソワソワして、夜になっても疲れた感じがしなかった。早朝になってようやく浅い眠りにつくといった具合だった。基本的に、正常な睡眠・覚醒サイクルは彼の頭にはなかった。その結果、ますます孤立感が増していった。治療を開始した当初は、セッションは午後の遅い時間に設定した。午前中は、彼はしっかり目覚めて、集中できなかったからである。

私たちはメイソンと協力して、徐々に睡眠習慣を修正していった。第一歩は、起床時間を決めることだった。起床時間を徐々に早くしていった。そして、利用できる日中の時間が増えたので、活動的に過ごすようにしていった。朝早く起きて、日中により多くのことをするようになって、メイソンは夜に眠りに就くのが容易くなった。自分自身を快適に感じ、ストレスや心配に対処できるようになったことは役立った。彼は次のように語った。

睡眠療法は素晴らしかったです。前は午前五時に眠って、午後一時に起きていました。ところが、日中により多くのことや活動をするようにしていきました。自信がついてきたことは、セラピストが助けてくれたもうひとつの大きな点でした。自信を持ち、日中に活動的になりました。そのおかげで、よく眠れるようになりました。ぐっすり眠ると、妄想に大きな変化が起きました。

睡眠の改善で勇気づけられて、メイソンはFSPの中心的なモジュールを含むプログラムの他の部分へと進んでいった。六か月後の変化は目覚ましいものであった。

ひらめきを感じたのだと思います。私の周りに多くの人がいますが、私は腹を立ててもいなければ、怖ろしいと感じてもいません。真に安全だと感じています。誰もどんな形であれ私を傷つけようとしているなどとは思いません。長期的に見ても、短期的に見てもです。治療はうまくいきました。本当に成功しました。多くの点で助けられました。よく眠れるようになり、自信もつき、日中も活動的になりました。

私は心の底からとても幸せだと感じます。治療は私の人生をすっかり変えてくれました。誰かが私を襲ってくると心配したり、ポケットの中に武器を隠し持っているなどと考えたりして心配する必要がなくなりました。そういう恐れはみな消え去りました。

治験

メイソンは、二〇一六年初頭から二〇二〇年夏まで実施されたＦＳＰの臨床治験に参加した一三〇名のうちのひとりであった。患者やセラピストからの同様の証言はとても励まされる思いがしたのだが、一体どの程度の患者に同じような結果が出るのだろうか？　最後の患者が最終の経過観察評価が終了し、その後二か月が経ち、統計学的分析が終わるまでは私は何も断定できなかった。統計学者の分析が大きな結果を明らかにするまでの間は神経をすり減らすような日々が過ぎていった。毎朝、不安が増していき、「今日はメールが届く日だろうか？」と私は考えていた。

抗精神病薬が無効だった患者の五〇パーセントに、パラノイアに対する心理療法が有効であることを、私は願った。結果は、私たちの期待を上回るものであった。治療の終了時点で患者の半数にはもはや被害妄想を認めなかった。さらに四分の一は中等度の改善を見た。治療を終了して六か月後に、私たちの患者を診察したところ、治療の効果の多くが維持されていた。ＦＳＰはパラノイアを改善しただけではなかった。患者の一般的幸福度にも大きな改善をもたらした。それは非常に幅広いもので、ほとんどすべての患者が中断せずに、治療を最後まで受けた。これは集中的な六か月間のプログラムでは類を見ないものである。介入法が有効であり、セラピストが親切で、患者を注意深く見守っていたからこそ、治験に参加した患者が熱心にプログラムに参加し続けたのだと、私は考えたい。

このような結果から、ＦＳＰは被害妄想に対するもっとも効果的な心理療法であると控えめに言うことができる。私自身一三〇人の患者を診察し、彼らは治療法について証言し、引き続き治療を望んでいることから考えると、ＦＳＰはより多くの患者を救うことができるだろう。パラノイアのために人生に問題を抱えた多くの患者がこの心理療法を受けられるようにするのが大きな挑戦となる。

被害妄想のある患者にこれほど大きな変化を心理療法がもたらすことができるのならば、ここに至るまでになぜこれほど長い時間がかかったのだろうか？　なぜ前世代の臨床家や研究者が被害妄想にこれほどまでに関心を払ってこなかったのだろうか？　彼らは患者に何が起きていると考えていたのだろうか？

第3章　パラノイア小史

「旦那様、どうぞ神のご加護を。まるでベドラム病院にいるかのようにして、独語している紳士を、私は探しています」

ジョン・ウェブスター（John Webster）
トマス・デッカー（Thomas Dekker）
『ノースワードホー』[4]（Northward Ho）（一六〇七）

ロンドンの王立ベスレム病院（Bethlem Royal Hospital）は世界最古の精神科治療施設で、一四〇三年には「狂人」六人が収容されていたとの記録がある。現在のリバプール駅通りに一二〇七年に立てられたベスレヘム聖マリー修道院から発展してきてできた施設である。時代とともに、「ベスレヘム」が「ベスレム」あ

（4）トマス・デッカーとジョン・ウェブスターによって書かれた風刺と都市喜劇で、一六〇七年に出版された。

るいは「ベドラム」として知られるようになった。「ベドラム」は間もなく（そして現在でも）狂気や混乱のいかなる場に対しても用いられるようになった。一九四八年に発足した国民保健サービス（National Health Service: NHS）は、現在はロンドン東南の郊外に位置する王立ベスレム病院と他の有名なモーズレイ精神科病院との間で協力関係を築いた。この二つの施設は精神医学研究所（Institute of Psychiatry: IoP）という新たな精神保健研究センターとなった。精神医学研究所は私が臨床心理士として最初の研鑽を積んだ場所であり、パラノイアに関する多くの理論上のアイデアを得て、その結果としてFSPを実証するようになった。私は約二〇年間精神医学研究所で働き、モーズレイ病院と王立ベスレム病院で研究と患者の治療に従事してきた。古びたバスが両病院間を四五分かけてスタッフを送り迎えしていた。

当時も現在も、私の研究や臨床の多くは統合失調症と診断された患者が対象である。とくにこのグループによく認められる被害妄想を対象としてきた。この課題について自分の知識がいかに乏しいか痛感していたので、精神医学研究所の初期では、この欠点を修正しようと決めた。私は患者、スーパーバイザー、恩師、同僚からとても多くのことを学び、手に入るものはすべて読んだ。毎朝、自分のオフィスに向かう途中で、精神医学研究所の二階の机の上に置いてある真新しい雑誌に目を通した。毎夕、私はらせん階段を下りて、地下にあった図書室で古い本や雑誌を読んだ。天井は低く、照明も暗かった。私の手はすぐに埃まみれになった。棚を開けると、通路のスペースはひどく狭まった。古く黄ばんだ**ランセット**（Lancet）誌や**神経精神病雑誌**の中に誰かが私の抱えている課題について言及していないかと考えたのだ。だが、どうも見つかりそうもなかった。そこへの手がかりはごくわずかだった。しかし、私の患者は今でもパラノイアと必死で闘っているのだと自分に言い聞かせた。このような経験が過去においてどのようにとらえられていたかを発見して、私は魅了された（そして、しばしば呆れ果てた）。それには多くの関連があることも分かった。ベスレムはジェイムズ・ティリー・マシューズ（James Tilly Matthews）にとってのわが家であった。後に統合失調症と呼ばれる状態について最初に記述された人物であり、彼を題材として、ジョン・ハスラム（John Haslam）は一八一〇年に『狂気の実例（Illustrations of Madness）』を発刊した。ハスラムは病院の薬剤部で働いていて、彼の役割は現在の薬剤師であったが、患者のケアは単なる薬剤の調合以上に及んだ。（他の医療従事者と同じく、ハスラムは病院で多くの時間を過ごしていなかったようだ。）一八一五年に下院委員会で、「いつもは午前一一時に出勤し、三〇分間ほど（それよりも長い時間のこともあったが）病院にいた」と、彼は述べた。『狂気の実例』はマシューズが経験した持続的な恐怖に満ちた被害妄想だった。

エアー織機

マシューズは一七九七年一月にベスレム病院に収容された。当時、この病院はロンドンの北ムーアフィールズにあった。約二〇〇人の精神科患者がしばしば劣悪な環境下に収容されていた。「職員やヘルパーはいかなる場合でも精神障害者を殴ったり、虐待したりしてはならない」とその病院の規則には明確に記されていた。しかし、この規則はごく当たり前のように無視されていた。患者を世話する看護者たちは冷酷かつ無慈悲で腐敗していた。心理的、身体的、性的虐待がしばしば起きていた。拘束は興奮や暴力を抑制するための合法的な手段と見なされていた。ハスラムの時代の悪名高い実例として、ジェイムズ・ノリス（James Norris）が二〇年間鎖につながれていた。「頑丈な鉄の環が彼の首の周りに鋲で止められていて、その環には短い鎖が掛けられて壁につながっていた。それは六フィート以上あり、引き揚げられたり、引き下げられたりした」。ベスレム病院の理事たちは、ノリスの治療は「全般的に慈悲深く、人間的なものであった」と主張した。
マシューズがベスレム病院に入院する前にどのような生活を送っていたか、ハスラムはほとんど記載していない。たとえば、一七九七年にマシューズが何歳だったのかについて記載はない。ただ、彼がウェールズで生まれ、結婚して二人の子どもがいて、茶商人として働いていたことだけがわかる。マシューズのパラノイアがベスレム病院に入院する直接の原因であった。たとえば、「ロンドンウォール近くのアパートでは、空気化学に熟達したギャング団がエアー織機でマシューズを襲った」とハスラムは詳しく述べた。この空想上の機器がマシューズを（そして、おそらく他の犠牲者たちも）襲ってきたのだが、その他にも以下のようなものがあった。

凧あげ……男の子たちが空高く凧を揚げると、あの恥知らずたちも、エアー織機や磁気充満によって、脳に何か特殊な考えを吹き込んでくる。それは何時間も知能の中に浮かび、ゆるやかに波打っていく。そして、たとえ自分の考えを他に向けようとしても、押しつけられた考えを打ち消そうとしても、気づくと何もできなくなってしまっている……

蟹潰し。これは襲われた人の周囲の磁気の外的圧力で、循環を阻害し、活力を妨げ、即死をもたらす。

爆弾の破裂。脳や神経内部の液体、血管内の蒸気、胃腸や腸のガスなどが充満し、可燃性になり、ひどく膨張し、全身に疼痛をもたらす。襲われた人は苦痛に苛まれ、（身体の運動に必要な）エネルギーが枯渇し、怖ろしい爆発が起き、全身が引き裂かれる。

マシューズは自分だけが危険に陥っているのではないと確信していた。ベスレム病院に入院する前から、エアー織機で武装した多くのギャングがロンドン中で活動しているということに耳を傾ける人たちに、彼は警告を発していた。それだけでなく、ギャング団は一般市民に「磁気的液体」を撒いて、エアー織機の効果に抵抗力をなくそうとしているとも警告した。「首都にやってきた多くのギャングによって、政府の高官全員が影響を受けている。……平和、貿易、軍事力に関する彼らの意見は敵に筒抜けになっている」というのだ。

一七九〇年代のナポレオンによる戦闘においてもギャング団がフランスを助けていたと確信していたので、マシューズはイギリス政府も変えようとしてきた。大臣たちに定期的に警告文を送り、執務室にもしばしば出かけていった。おそらく、予想通り、このような努力の結果として、入院となった。マシューズは自分こそが陰謀の犠牲者だとして譲らなかった。ギャング団が政府高官を説得して、マシューズが精神病だと決めつけたというのだ。「私が言ったことすべてを無効にし、ベドラム・エアー織機の陰謀で私を拘禁し、入院させてしまうのが目的だった。私独自の論理や言論を封殺し、狂気ゆえに私の死をもたらすという目的のためだ」とマシューズは主張した。（精神科入院は陰謀の一部だという考えは、私も患者からよく耳にする。）ベスレム病院に入院後は、マシューズはギャングからのテレパシー通信を受けていると主張した。

マシューズは一八一四年までベスレム病院に入院していた。退院後も別の精神科病院に転院することになり、その一年後に彼は亡くなった。親族はマシューズが精神病であるということを否定し、一八〇九年に裁判を起こし、二名の医師の診察結果を裁判所に提出した。しかし、その訴えは却下された。ハスラムは次のように述べている。「すでに多くの精神障害者が退院を許可され、その結果、危険な自由を享受することになった。そこで、ベスレム病院の理事たちは医師たちと共謀して、社会の秩序と平穏を守るために、危険な精神障害者を野放しにしないようにした」

パラヌース（para-nous）

ジェイムズ・ティリー・マシューズに関するハスラムのありありとした描写はとても目新しいのだが、もちろん、彼の描写している経験はけっして新しいものではなかった。「パラノイア」という単語に関しては、たしかに今とは多少意味が異なるものの、はるか古代ギリシャにまで遡る。紀元前四六〇年頃にコス島に生まれた医師ヒポクラテス（Hippocrates）は、この単語が高熱によって引き起こされるせん妄を意味するとした。彼はギリシャ語の「脇、近くて非なるもの」（para）と「心」（nous）を結合して、「狂気」という意味の単語を造った。こういったせん妄には他者に対する恐怖心も含まれるかもしれないが、ヒポクラテスはあらゆる症状の発熱を「パラノイア」に含めた。いずれにしても、その単語は古代の医学用語から外れて、「気がふれた」とか「狂気」といった一般の使われ方をするようになった。エウリピデス（Euripides）、アイスキュロス（Aeschylus）、アリストファネス（Aristophanes）、アリストテレス（Aristotle）、プラトン（Plato）の著作でもこのような意味で使われていたことがわかる。他の古代ギリシャの著作者はこの単語を老齢という意味で用いていた。しかし、元来のパラノイアには他者からの脅威という意味合いはなかった。

何世紀もの間、この単語は死語となっていた。しかし、フランス人の医学者フランソワ・ボアシエ・ド・ソヴァージュ・ド・ラクロワ（François Boissier de Sauvages de Lacroix, 1706–67）が一七六三年に『疾病分類法（Nosologia Methodica）』を出版し、疾病の最初の科学的分類を試みた。（ソヴァージュは三〇年以上にわたって、延々と編集と改訂を繰り返した。完結巻は一〇巻に及び、各巻五〇〇ページ以上だった。）精神疾患に対する関心が高まっていた時代であり、ソヴァージュはこのトピックに多くのページを割いた。ヒポクラテスとは異なり、ソヴァージュはパラノイアという術語でもって、高熱でもたらされる病態であるが、認知症も広く含めるようにした。それにもかかわらず、「パラノイア」は依然として明らかな身体的原因による問題であるとされていた。

一九世紀には精神医学という新たな学問領域が勃興した。一八一一年にライプチヒ大学にこの領域の初の教授が選出された。初代教授ヨハン・ハインロート（Johann Heinroth, 1777-1843）は、パラノイアとVerrücktheit（狂気）をほぼ同義に用い、幅広い妄想思考を描写した（たとえば、超自然で誇大的な思考までも含めた）。ただし、古代の意味同様に、「パラノイア」は個人的な特定の脅威を意味するものではなかった。しかし、それが全体像ではなかった。というのも、妄想は本質的には心理的現象であるとハインロートは考えていたからである。（精神疾患は元来、魂の病であると、ハインロートは確信していた。そこで、精神科医の治療的課題は患者がキリスト教徒的な人生に適応するように手助けすることであった。）

妄想を描写するために「パラノイア」を用いることは徐々に広く受け入れられていった。「統合失調症」や「自閉症」等といった術語を産み出した、高名なスイスの精神科医オイゲン・ブロイラー（Eugen Bleuler, 1857–1939）は一九一一年にパラノイアを次のように定義した。

> 誤った前提から、論理的に発展し、論理的にさまざまに結合した構築は、他のいかなる精神機能にも明確な障害をもたらさない確固とした妄想体系であり、したがって、パラノイア患者が自己の妄想体系について完全に洞察を欠いている点を見落とすと、いかなる「悪化」の兆候にも気づくことができない。

ブロイラー以前のハインロートのように、ブロイラーの「パラノイア」も非合理的で、非論理的で、根拠のない思考を意味した。ここでも、これらの思考は迫害を含めたものの、この術語はかならずしも特定のものを指しているのではなく、すべての型の妄想が含まれていた。ドイツ語圏の精神科医と同様に、英語圏の精神科医も広い意味での「パラノイア」を使用しがちであった。一八九二年にハック・テューク（Hack Tuke）は次のように嘆いた。「ドイツ人の精神病医がひどく気に入っているドイツ語のVerrücktheit（狂気）と、それはほぼ同義語と見なされた。そのドイツ語は意味も大きく異なるし、大きな変化もあるにもかかわらずだ……その結果、精神疾患の分類に悲しむべきほど多くの混乱と不明瞭がもたらされてしまった」。しかし、混乱の中にある種の共通認識が芽生えてきた。そして、それは被害妄想を呈している人には朗報とはならなかった。

ドイツ人の精神科医エミール・クレペリン（Emil Kraepelin, 1856–1926）の業績によるところが大きいが、妄想は統合失調症や関連の診断の主要な症状と徐々に見なされるようになってきた。（クレペリンはミュンヘン大学の精神医学部を創設した。アロイス・アルツハイマー（Alois Alzheimer）はクレペリンとともに認知症を研究し、アルツハイマーの名は認知症の一型として名づけられた。）そしてこのために、うつや不安といったいわゆる神経症と、統合失調症のような精神病の間に、精神科医は誤って一線を画した。神経症は人生の出来事の結果と見なされた。一方、精神病は器質的疾患の結果であると見なされたのである。一九一三年にカール・ヤスパース（Karl Jaspers, 1883–1969）はその画期的な著書『精神病理学総論（General Psychopathology）』で次のように述べている。

精神生活においてもっとも深刻な差は、意味を持ち共感を許すもの（すなわち、神経症）と、特定の方法では了解不能で文字通りの狂気（すなわち、精神病）との間にあると思われる。

被害妄想は、障害されたあるいは腐敗した脳から生じるナンセンス、すなわち空虚な冗語として忘れ去られてしまった。（たとえば、クレペリンは統合失調症あるいは「早発性痴呆」と名付けたものは神経変性疾患と見なした。）私や他の多くの臨床家が今では毎日のように行っているのだが、誰かが疑惑に満ちた考えを話すのを聞くということは、先駆者たちにはまるで馬鹿げたことに思えたことは疑いもない。一九六九年に発行された影響力のある『臨床精神医学（Clinical Psychiatry）』第三版は、精神保健の専門家に対して次のような助言を述べている。

妄想型の患者と妄想について議論するのは時間の無駄であるのだが、患者がそれを誰にも語らず、できる限り秘密にし、自分がほのめかした攻撃的行動を見合わせて、まるで自分が存在しないかのように人生を送ることができるように説得することはできるかもしれない。

実際に、妄想について話しあわないことは治療的であると見なされた。自分の恐怖を話さないことに褒美を与えることを、心理士は理があると考え、患者はそのうち妄想について考えなくなるだろうというのだ。この技法は「トークン・エコノミー（token economy）」として知られ、一九七〇年代に広く実施された。たとえば、アメリカのバーモント州では「妄想型統合失調症」病棟で、「妄想型の統合失調症患者」が「正しく話す」とトークン（代用貨幣）が与えられた。このトークンはさまざまな物と交換できた。たとえば、食事、追加のデザート、食堂に行く許可、煙草、休憩時間の延長、テレビやゲームの時間、午前八時から午後九時の間に寝室にいる許可、面会、本、雑誌、レクリエーション、他の病棟でのダンスなどである。しかし、これはうまくいかなかった。ほとんどの患者は一時的に行動を修正し、どうしたらうまく振る舞えるかすぐに学習したことは疑いもない。しかし、「患者の妄想体系や一般的な精神状態に生じた変化は精神科医には検知できなかった」。

私が臨床心理士になったばかりの頃は、パラノイアとは統合失調症のような状態の単なる症状のひとつであるという考えが優勢であった。これは専門家の間ですらパラノイアにほとんど関心がなかったことを示している。ハインロートやブロイラーの影響がまだ大きかった。「パラノイア」はすべての型の妄想に主として特徴づけられるある種の精神病を指すとして用いられていた。今日では妄想性障害として知られる状態であって、一九八七年版の『Oxford Companion to the Mind（オックスフォード心理学入門）』に次のような記載がある。「幸い、真のパラノイアは稀である。これは予後不良で、いかなる既知の治療法にも反応しない」。実際に、臨床家や研究者は今でも妄想一般に「パラノイア」という術語を当てている。統合失調症、妄想性障害、他の診断という状況で生じたか否かに関わらず、「パラノイア」を用いる。この傾向は今も残っている。数年前、英国精神医学雑誌（British Journal of Psychiatry）の投稿欄で、他者が害をもたらそうという根拠のない恐怖をパラノイアと記述しているとして私は批判された。この妄想には「被害的」思考も含まれたのかもしれないが、私がこの件について真剣に考え始めた時に、迫害妄想が正確に何を指すのかという定義に至っていなかった。精神医学の教科書に少なくとも三種の定義を見つけたが、その差はほんのわずかであった。パラノイアという術語は実に曖昧に使われていたので、私はそれを正確に定義する論文を書こうと決心した。こんなことを試みるのが意味のあることだとは多くの人は感じていなかった。針の先で何人の天使が踊ることができるかといった中世の神学論争のようなものだと述べた査読者もいた。

しかし、正確さはつねに本質的なものであると私には思われた。議論していることについて合意ができていないならば、科学知識は発展できるだろうか？　問題の性質を特定できなければ、どのようにして効果的な治療法を創り出すことができるだろうか？

それでは、どのような内容が被害妄想の特徴だろうか？　これは現在あるいは未来に、他者の手によって意図的に被害がもたらされるという真の恐怖からなる。不信のスペクトラムの再極端のものである。被害はすべてのいかなる形も取り得る。比較的数少ない人にとっては被害が明らかに実在し、彼らの命は悪の陰謀によって危険に曝される。しかし、ジェイムズ・ティリー・マシューズのような極端な例もあるが、これは例外的である。私が治療に当たるほとんどの人は、より幅広い問題について心配している。たとえば、近所のチンピラに絡まれる、小児性愛者の汚名を着せられる、地域の若者に強請《ゆす》られる、強盗や暴行の標的にされる等である。一般人口におけるパラノイアをみても、同じような状況が現れてくる。あまりにも非現実的な確信は稀である。友人、同僚、知人についての日常的な不信がごく普通である。

術語や定義はあまりにも多い。パラノイアは脳の外傷や疾患によって生じる取るに足らない泡のようなものと過小評価するならば、初期の心理的問題は一体どうなってしまうのだろうか？

防御としてのパラノイア

「パラノイアの目的は、その本質を外界に投影することによって、自我に合致しない考えを打ち消すことである」

ジークムント・フロイト（Sigmund Freud）

ほぼ百年間にわたって、西欧の精神医学ではジークムント・フロイトの理論が優勢だった。フロイト派の精神分析家アンソニー・ストー（Anthony Storr）にとって、「精神分析は、人間の人格や対人関係を議論するための有力な方法となっていた」。それでは、フロイトはパラノイアについてどのように述べていたのだろうか？　一九一五年に著した論文で、三〇歳の女性、「きわめて魅力的な美人」が、職場で「とても洗練された魅力的な男性」に惹きつけられた話を記述している。結婚はあり得なかった。しかし、「ふたりが望んでいるのに、社会的慣習の犠牲になるのは馬鹿げていて、結婚以外の他の方法ではけっして叶えられないことで自分たちの人生を豊かにすべき絶対の権利があると男性は訴えた」

二度目の出会いで、ふたりは結ばれたのだが、ノックや、窓の近くに置いてある机の方から物音がすると、女性はひどく驚いた。それは机の上の置時計の音だと、恋人は言い聞かせた。しかし、

彼女が部屋を出ると、階段にいた男二人に出会った。男たちは彼女を目にすると、互いに何か囁いた。見知らぬ男のうちのひとりは何かの包みを抱えていて、それは小さな箱に見えた。彼女はこの時のことを繰り返し考え、帰宅する時には次のような考えが浮かび上がっていた。あの箱はカメラに違いない。あの男はカメラマンで、彼女が部屋にいる時に、カーテンの陰に隠れていた。カシャというのはシャッター音だった。淫らな姿を写真に撮られたのだ。

この事件は男女の仲とはあまり関係していなかった。「この時から、彼女の恋人に対する疑惑が晴れることはなかった。会っている時だけではなく、手紙でも、彼女は彼を非難し、説明と保証をしつこく求めた。自分の気持ちは誠実で、彼女の疑惑には何の根拠もないと恋人は説得しようとしたが、無駄だった」

フロイトはこの女性と二度面接した。置時計、カメラ、そして実際にその他の何からも音は出ていなかったと、フロイトは結論を下した。階段で男たちとすれ違ったのはまったくの偶然だった。それでは、なぜ恋人が写真を撮らせる手はずをして、ふたりの関係を壊そうとしたと、彼女は信じたのだろうか？　この考えは彼女の防衛であったとフロイトは述べている。「被害妄想という方法で、彼女は恋人への愛から自分自身を守った」というのである。しかし、彼女はなぜ防衛を必要としたのだろうか？　パラノイアに隠された目的はどのような役割を果たしたのだろうか？　フロイトによると、女性の無意識において闘いが続いていたという。自分の母親との「同性愛的愛着」とその愛着から逃れたいという願望の間で、彼女は引き裂かれていた。恋人の求愛を受け入れることは、彼女の母親に対する依存への打撃となった。しかし、母親はあまりにも強力だった。「ある偶然の状況を独創的に利用することによって、(彼女の被害妄想は) 愛を打ち壊し、母親コンプレックスの目的を達した」

フロイトの見解ではこれは一度限りではなかった。

この経験に疑問を感じ、私は数年間に、チューリッヒのC・G・ユング (C. G. Jung) とブダペストのシャーンドル・フェレンツィ (Sándor Ferenczi) と会って、私が経験した妄想性障害の数例についてこの点を検討した。この調査の情報となった患者の病歴は、男性、女性、さまざまな人種、職業、社会階級が含まれた。すべての症例において、疾患の原因となる葛藤の中心に同性愛的願望に対する防衛が明らかに認められて、全員に悲嘆をもたらすような同性愛の無意識の強化を支配する試みを発見して、私たちは驚いた。

この理論を現在どう解釈すべきだろうか？　多くの二一世紀の精神科医とは異なり、フロイトが患者の妄想思考に非常に関心を払っていたのはたしかである。妄想的思考は空虚なものではなく、意味に満ちたものであるとフロイトは考えていた。しかし、科学者たちがフロイトのパラノイアのモデルを支持する証拠を探したものの、発見できなかった。実際のところ、被害妄想の患者には同性愛的思考を述べる者がむしろ多かったと、現在までに実施されたさまざまな研究に関する一九七五年の総説は結論を下した。しかし、パラノイアが防衛として機能しているという考えは一九九〇年代に再燃した。パラノイアは同性愛的願望に対するのではなく、その防衛や否定的な自己観に対抗する機能を有すると主張された。しかし、想像上の脅威は異なるが、その機序は同様であった。内的な心理的苦痛を減らすために、無意識的に感情を外在化する。自尊感情が低いためにもたらされる苦痛を、他者への恐怖心で覆い隠そうとする。悪いのは自分ではなくて、他者なのだ、というわけだ。

エアー織機から飛行機へ

パラノイアが深く埋もれた恐怖に対する防衛であるという理論に、私はけっして納得できなかった。それは、フロイト派の無意識よりも、むしろ意識的思考についてであると、私は考える。この点に関して、そしてそれ以外にも多くの点で、私の考えは、別の非常に影響力のある医師アーロン・ベック（Aaron Beck）の考えと合致する。

ベックは二〇二一年に一〇〇歳で死去したが、認知行動療法（cognitive behaviour therapy: CBT）の創始者であり、二〇世紀でもっとも重要な精神科医であることに疑いない。一九九八年末にベックから電子メールが届いた時以来、彼は私の恩師でもあった。私が電子メールが誤送信されたのではないかととっさに思ったのも当然である。当時、私は精神医学研究所で臨床心理学の博士課程の研修生だった。どうしてベックが私の名前を知っていたのだろうか？　フィラデルフィアで開催される、精神病の妄想について研究している認知療法家の会議に、ベックが私を招待してくれたのだ。ぜひ出席したいのだが、私には旅費がないことを、恐る恐る説明した。「問題ない。費用はこちらが負担する」と彼は例によって気前よく返事をしてくれた。素晴らしい経験だった。ベックは費用を負担してくれて、帰途に私ははじめてニューヨークを訪れることもできた。そして、私は今でも大学の売店で購入したペンシルバニア大学のロゴ入りTシャツを着ている。最初の晩に、会議の参加者は午後六時にフィラデルフィアのダウンタウンにあるスポーツバーに集合することになっていた。私は時間通りに到着した。しかし、バーに入ると、そこにはベックしかいないのに気づいてひどく驚いた。私は心配する必要はなかった。ベックはその人だけが彼が話をしたかったただひとりの人だと感じさせるような特別の能力を持っていた。ベック自身は恥ずかしがったのだが、私はその認知療法家の会議をベック祭と名付け、今日まで毎年参加し続けている。

　ベックは一九五〇年代にフィラデルフィア精神分析研究所でフロイト派心理療法の研修を受けたのだが、精神分析医という地位にけっして満足できなかった。「精神分析とは、深く腰掛けて、患者の話に耳を傾け、『ふうむ』と言うだけで、なにか秘密が姿を現してくるという考えだった。そして、あまりの無力さにすっかり疲れ果ててしまうだろう」とベックは思った。ベックは進路を変えようと決めた瞬間を思い出した。女性患者が自分の性的関係を述べているのを聞いて、ベックは次のように質問した。「このことを話して、あなたはどのように感じていますか？」「不安に感じています」と女性は答えた。「何か自分の性的願望に直面しなければならないので、不安なのです」とベックは言った。「そして、あなたは私にその願望に反対してほしいと思っているので、不安なのです」「その通りです、ベック先生。私は先生を退屈させてしまうのではないかと恐れているのです」とその女性は説明した。

心理的問題についての説明、そしてその解決法は、無意識の「秘密」の中にあるのではなく、意識的な思考の中にあるのだと、ベックは私たちに教えてくれた。自分が考えていることが、自分がどのように感じるかを決める。したがって、セラピストは長期間埋もれていた願望や記憶を掘り起こす必要はない。むしろ、患者が自分の思考、感情、経験について語ることに注意を払わなければならない。苦痛を感じるという被虐的願望のためにうつ病になるという理論を、フロイト派の一員として、ベックは調査したことがある。しかし、隠された動機は見当たらなかった。むしろ「自分自身をそのようにとらえるから、人は自分を負け犬であると見てしまう」というのだ。

同じことがパラノイアについても当てはまる。パラノイアは、抑圧された同性愛願望あるいは無意識的な自尊感情の低さに対する防衛ではない。むしろ、パラノイアは、個人の脆弱性の感覚に根ざし、それによってさらに強化されている。そして、この脆弱性は無意識の奥深くに隠蔽されているのではない。それを発見するには、患者の語ることを傾聴すればよい。ベックが述べたように、「注目すべきはむしろ表面である」。たしかに、パラノイアに陥りやすい人というのは次のような言葉をよく発する。**「私は愛されていない。私には価値がない。私は弱い。私は傷つきやすい。私は悪い人間だ。私は負け犬だ」**。そして次のように信じている。**「他の人は敵意を向けてくる。他の人は厳しい。他の人は許してくれない。他の人は悪人だ。他の人は信じられない。他の人は嫌な奴だ」**。これは驚くべきことではない。結局、自分自身を弱くて価値がないととらえると、他の人々は強くて冷酷であるので、恐怖は合理的な反応に思える。次章で取り上げるが、恐怖は精神病患者だけに認められるのではない。実際のところ、ありとあらゆるところに広がりつつあるサインである。

第4章　仮想の地下鉄

「奴らは私を罠にはめようとしていると思う」

二〇〇〇年初頭の多くのイギリスの精神科病院と同じように（そして、悲しいことに今でも）、私がモーズレイ病院で働いていた頃の待合室はまるで飾り気のないプレハブ住宅のようだった。大きな箱型の部屋で、いくつものプラスチックの長椅子とウォータークーラーがあるばかりで、他にはほとんど何もなかった。壁には小さな窓があり、患者が呼び出されると、そこから処方箋を渡された。そこは古びた煙草の臭いが強く残っていた。飾りといえば、患者の描いた絵がいくつか壁に飾ってあるばかりだった。闘いはすでに敗北していた。怠慢の雰囲気が拭い去れないような感じだった。スタッフの多くは優秀だった。しかし、その部屋を見て、ここが不幸な人がやってきてよりよい気分になれる場所だと誰が信じただろうか。

今日、私はゲイル氏を連れて、いくつか鍵のかかったドアを通り、階段を上がって三階まで行った。私は患者を小さなエレベーターに乗せたりはしない。他の人々に囲まれ、容易に逃げ出せそうもないとなると、それは妄想的思考を生ずる典型的なきっかけとなる。もっとひどかったのは、数年前、エレベーターが階と階の間で激しく揺れた。そして、ラッシュアワーの通勤電車内の乗客のように四人が閉じ込められた。その中に、私と、厚生省が自分を困らせるためにわざと問題を起こしていると信じている急性の妄想患者がいた。私たちは一〜二分間閉じこめられただけだったのだが、私の評判を二度と回復できなくするには十分な長さだった。

モーズレイ病院の当時の診察室は階下の待合室と同様にけっして居心地がよいものではなかった。普通は、古びた机、数脚の椅子、ひとつの椅子は机の後ろに、それよりも少しばかり座り心地のよい椅子は机の前に置かれていた。しかし、たとえいかに質素な部屋であったとしても、患者を面接する部屋があること自体に私はすぐに感謝するようになった。診察室を手に入れるには、いくつかの手順を踏む必要があった。そのうちのひとつは事務的なものであった。階下の受付係のところにある台帳に細々と記入した。さらに、より重要な手順は愛想のよさだった。受付係の誰とも親し気に振る舞う必要があった。難しいことではなかったが、それでも問題が生じる可能性はあった。患者を後ろに従えながら、廊下を歩いて行き、必死でドアを一つひとつ開けていき、空いている診察室を探すことがどんな感じであるか、すべてのセラピストが知っていた。抜け目のないセラピストはずっと前から予約しておいた。空き部屋はきわめて少なかった。部屋を確保すると、まるで勝利したようにいつも感じた。

「あなたは誰があなたを罠にはめようとしていると思いますか？」と私は尋ねた。

キーラン・ゲイルは苦笑いしたが、私は彼のパラノイアがいかに重症であるか理解した。実際、だから彼は今私と一緒に診察室に座っているのだ。一〇年前、大学二年生の学期が始まろうとしたまさにその時、問題が起きた。（これはごく普通のことである。精神病はしばしば若年成人期に発症する。）彼は当時さまざまなストレスに立ち向かっていた。学業の心配をし、友達とルームシェアの問題を抱え、ガールフレンドとの仲もうまくいっていなかった。大学入学前は彼は自信満々だった。ところが、物事が突然明らかにうまくいかなくなり、「すっかり自信を失ってしまった」という。不安になり、気分も沈んだ。自分には宗教的な力があり、その結果、悪魔と手を組んだ人々が自分を監視していると信じるようになった。目を見ることで、誰がそんなことをしているのかわかる。瞳が異常に大きかったり、小さかったりするのだという。ゲイル氏は長年にわたって薬を服用してきたが、ごくわずかな改善しか認められなかった。パラノイアのために今でも問題が生じていて、結局、私たちの専門のクリニックに紹介されてきた。彼は三〇歳であるが、もっと若く見える。色褪せたジーンズとよく磨かれた靴を履いていた。

彼は両掌を上に向けて首をすくめた。「わかりません。誰か力のある人です。おそらく、警察です。私を盗聴しています。私の考えすべてを。私の悪い考えを。おそらく私は誰かを殴りたい。そうでなければ、何かを盗みたい」。彼はおずおずと私を見つめる。「馬鹿馬鹿しく響きますね。これが妄想だと自分でもわかっています。いつもはそれほど信じてはいません。でも、まるで現実そのもののように感じることもあります」

「そういった人々が何をしようとしていると、あなたは考えますか？」と私は尋ねた。

彼は一瞬間を置き、ため息をつく。「それについて話すのは恥ずかしいです」。ふたたび間が生じる。そして、深く息を吸い、まるで助走をするかのようにして、今度は一挙に話し始める。「私を刑務所に送りこむためです。そこで私を拷問にかけるのです。私を殺すでしょう」。彼は椅子に深く沈みこんで座る。「私はカモなんです。誰でも私を簡単に騙すことができます。奴らはそれを知っています。私はまさにそんな人間なのです」

「あなたはまだ刑務所に入れられていません。なぜだと考えますか？」

「私は警戒しています。奴らがやっていることを私が警戒していると、奴らもわかっています。時間稼ぎをしているのです」

「人々があなたを監視しているとどうして考えるようになったのですか？　何に気づきますか？」

「ただの気分です。誰かが何かをしているのを見たわけではありません。でも、そうしたとしても私は気づかないでしょう。奴らはアマチュアではありませんから」

「その気分を私に話してくれませんか？」

「う〜ん」。ゲイル氏は指を髪の中に入れて、頭皮を掻きむしる。「自分自身への意識が高まっているような感じがすることがあります。私の身体、思考、私がどこにいるのか、といったことです。少し不安に感じます。もっと極端な時もあります。頭の中が考えで一杯になってしまいます。いろいろな考えが頭の中を飛び回るのです」。ゲイル氏は視線を床に落とす。「自分のコントロールを失ってしまうような感じです」とゲイル氏は述べた。

それから九か月間、私は毎週ゲイル氏の診察をした。

結局それほど稀ではない？

ゲイル氏のように、統合失調症と診断された人のほとんどが被害妄想を呈する。約五〇パーセントは幻聴を呈する。イギリスでは毎年、一〇〇〇人当たり約七人が統合失調症類似の障害に罹患している。全世界では、二四〇〇万人が罹患すると推定されている。しかし、このような数字を額面通りに受け止めてはならない。精神障害の有病率を測定することは比較的新しい試みである。長期間にわたり、入手可能な唯一のデータは入院患者のものだった。当時でさえ、診断は十分に統一されたものではなかった。精神障害に関する標準的な分類体系がなかったため、患者の症状を解釈するにあたって、臨床家の診断はそれぞれに大きく異なった。個々の患者の問題の性質について一致を見ないばかりか、患者がそもそも問題を抱えているかについても意見が異なることが多かった。デヴィッド・バーロウ（David Barlow）とV・マーク・デュランド（V. Mark Durand）は次のように述べた。「一九五九年には、世界中で心理学的障害を分類するための少なくとも九種のさまざまな有用性の異なる体系が存在していた」。一九八〇年代に二つの画期的な分類法が一般的に承認されて事態は劇的に変化した。すなわち、米国精神医学界の『精神障害の診断と統計マニュアル（Diagnostic and Statistical Manual of Mental Disorders: DSM）』と世界保健機関（World Health Organization）の『疾病及び関連保健問題の国際統計分類（International Classification of Diseases and Health Related Problems: ICD）』である。両者が発展していき、そのアプローチは協力しながら進展していった。精神保健の専門家は次第に同じ音符で歌を歌えるようになってきているのだ。

標準化された診断によって、標準化された研究が急に可能となった。たとえば、一九八〇年代後半では、精神科医療機関を受診しない非常に多くの人の中の精神障害の有病率を誰も知らなかった。しかし、今ではそれを調査することが可能になった。当初は精神科病院の統合失調症患者に投げかけられていた質問が、広く残りの人口にも質問された。初期の努力の結果は調査者自身にも大きな驚きをもたらすことが時々あった。アメリカの国立精神保健研究所疫学受け持ち区域プログラム（National Institute of Mental Health Epidemiologic Catchment Area Program: ECAP）のデータを用いて、アレン・ティーン（Allen Tien）とウィリアム・イートン（William Eaton）はアメリカの五都市の一万五〇〇〇人以上の人口における精神病の率を分析した。

登録されたデータ（すなわち、入院患者に基づくデータ）による統合失調症の率はおそらく過小評価されているだろう……ＥＣＡＰが社会人口学的パターンという観点から調査したところ、臨床的に統合失調症と類似した症候群の有病率は年間人口一〇〇人当たり〇・二人と推定され、これは入院患者を対象とした研究の率よりもはるかに高いと考えられた。

私たちが統合失調症について何か知っているとするならば、ＥＣＡＰ調査の対象となった人々の多くが妄想的思考を呈していたことはきわめて明らかである。しかし、統合失調症の診断基準に該当しなかったり、実際に精神障害の診断に該当しなかったりする一般人口の大多数についてはどうなのだろうか？　彼らがパラノイアを呈することはなかったのだろうか？　私たちにはその答えはほとんどなかった。データもほとんどなかった。二〇〇四年に、一二〇〇人の学生にざっくりとしたインターネット調査を行った。（精神医学研究所はその数年前にキングス・カレッジ・ロンドン（King's College London）と提携関係となり、大学全体に電子メールを送るのが容易になった。）参加者の約三分の一がつねにパラノイア思考に悩まされていることが明らかになり、私は驚いた。少なくとも週に一回、多くの場合はそれ以上、五〇パーセント以上が他者を警戒しなければならないと感じていた。四二パーセントは他者が自分について否定的なことを言っていると考えていた。四八パーセントは、見知らぬ他人や友達が自分のことを批判的に見ていると信じていた。そして、三四パーセントが自分は人から笑われていると心配していた。

もちろん、対象者がすべて同年齢で自主参加であり、オンライン調査であったことを考慮すべきであって、理想的ではない。しかし、本調査では、ほぼ合理的で正確な指針となった。その後の調査は、パラノイアが予想をはるかに超えて幅広く認められるという考えを支持した。二〇〇七年にはイギリスで全国的に実施された成人精神障害罹患率調査（Adult Psychiatric Morbidity Survey: APMS）を見てみよう。ＡＰＭＳの目的は「イギリスの個人所有の住宅に在住の一六歳以上の成人について精神保健のデータを収集することであった。その調査範囲はあえて幅広いものであり、「治療、あるいは未治療の精神障害の両者の有病率」を測定するという目的である。評価のためのさまざまな質問を調査していき、パラノイアに直接関連する質問を発見して私は興奮した。面接された七〇〇〇人の成人のうち、一八・六パーセントは他者が過去一二か月間のある時点で他者が自分に敵対してきたと考えていた。八パーセントは他者が意図的に自分に害を加えようとしていたと信じていた。ほぼ二パーセントがいくつものグループが意図的に自分に重傷を負わせようとしていたと信じていた。八五八〇人のイギリス人の成人に関する他の全国調査では、過去一二か月以前について質問されて、二一パーセントは他者が自分に対して敵対してきたと時々感じたと報告し、九パーセントが自分の考えが操られているのではないかと疑い、一・五パーセントが重傷を負わせようとする陰謀があったと怖れていたと述べている。マンハッタンの一般医に登録されている一〇〇五人の成人についての調査では、一〇・六パーセントが人生のある時期に追跡されたり監視されたりしたことがあると考えていた。七パーセント近くが自分は陰謀の犠牲者だと信じていた。約五パーセントが秘密裏に何らかに試験の対象にされていると疑っていた。概して、地域におけるパラノイアの率は驚くべき高さだった。

精神科病棟で過ごしたことのある人ばかりでなく、心理的な問題があると診断されたことのない人の間でさえ不信感が幅広く認められるという事実は、パラノイアについてだけ何かを語っている訳ではない。精神保健一般の画期的に異なる概念についても物語っている。このようなデータに照らし合わせてみると、パラノイアは統合失調症患者といったごく一部に限られるという考えはもはや該当しない。私たちは社会的存在である。私たちは非常に複雑で、多様性に富み、動的な関係を他の人々との間に保ちながら、生きている。自分の感情を打ちあける友人がいる。夜間外出を終えて、自宅まで送り届けてくれるタクシーの運転手がいる。クレジットカードを渡す給仕がいる。次から、次へ、そしてまた次へと、他者との関係が現れる。道には多数の人々がいる。この点についてめったに考えることはないのだが、私たちは日々他者を信頼すべきか否かいくつもの選択をしている。そして、他者が何を考えているのかほとんどわからないので、その意図を誤解しがちである。この観点からは、パラノイアはかならずしも病気の症状ではない。むしろ、連続した経験のひとつの指標である。このスペクトルのもっとも端に位置するのは、パラノイアをまったく経験したことのない少数の人であり、その正反対の端にいるのは深刻で長期間持続する苦痛に満ちた妄想を呈している人である。私たちのほとんどはその両極端の間に位置し、正確な位置は時間とともに変化するだろう。この意味では、疑惑は、幸せ、悲しみ、心配、自信、恐怖などと変わりはない。実際のところ、一般の精神保健と同様であるのだ。精神保健と精神疾患の間に明確かつ確固たる線を引くことはできない。これは、「私は精神的に健康である」あるいは「私は精神的に病気である」、そのどちらかだといった二元論的な主張ではない。むしろ、強弱とか意味合いについて考えるべきで、人は人生において前述したスペクトルの上を前に進んだり、後退したりするのだと考えたほうがよいだろう。

私はさまざまな数値を紹介してきたが、パラノイアを測定するというのは実に難しいというのも事実である。結局、報告された脅威が現実のものか否かをどのように判断するのだろうか？　調査データは、実際に生命の危険がどれほどあるかということよりは、空想上の恐怖の率をより低く示しているのだろうか？他者が自分に敵対していると疑っている回答者の中には、その考えが実際に正しい人もいるかもしれないではないか？　ある患者が外出して買い物をしていた時に、男にわざと肘で押されて道路に倒れそうになったと私に話した。彼女を例にとってみよう。彼女の話が正確か、あるいはたまたま偶然の出来事を被害妄想的に解釈しているのか、私には知る由もない。もしも私がその出来事を目撃していたとしても、男がわざと彼女を道路側に倒そうとしたのか、私にはわからないだろう。（その意味で、私はいつも中立的な立場を保つことにしている。治療的には、私の関心は未来にあり、過去に何が起きたか、起きなかったかという点にはない。）

しかし、こういった種類のデータを確証する方法はある。そして、データが示す全容が正しいことも明らかになった。二〇二三年に私が関与したイギリス人一万人の調査では、四〇パーセントが必要以上に他者に恐怖を感じたことがあると述べた。同様の率の人が他者が自分を困らせようとしていると誇張された恐怖感を報告した。次に、他者を信頼できるように助けがほしいかと質問したところ、三八パーセントが「たぶん」、一七パーセントが「はい」と答えた。このような人々が他者からの敵意を報告していなかったことに注目してほしい。何らかの形で犠牲になっていると主張しているのではない。単に実際の被害を報告しているのではないかと疑問に感じる必要はない。反対に、彼らがいかに他者を信頼できなくなっているかと伝えている。重要な点は、このような反応がパラノイアの質問紙に対する答えと密接に関連していることである。他者によって危害がもたらされると怖れていると言う人は、自分の不安が誇張されたものであると認める傾向もある。言い換えると、パラノイア評価に回答している内容は、実際の脅威ではなく、理不尽な疑惑であるのだ。

したがって、さまざまな種類の調査結果を相互検証することで多くのことを明らかにできる。しかし、調査結果を補足するために、私が本当にしたかったことは、パラノイアに関する実験的検証である。多くの人々に同一の安全な経験をさせたとして、どの程度の人が不信や疑惑で反応するかを検証したい。次に、なぜそのように不信で反応したのかを、私は調査したいと考えた。もしも状況がまったく脅威をもたらさないものであることを確認できれば、参加者の回答は経験ではなく、参加者の心理に基づくものである。しかし、どのようにしてそういった実験を創り出すことができるだろうか？　この難問に対する答えは、たまたま私が洞窟を訪れた時に思いついた。

洞窟の中へ

「仮想現実（virtual reality）は現代の科学的、哲学的、技術的フロンティアのひとつである。包括的な幻想を産み出す方法であり、異なる場所、おそらく幻想的でまったく異なる環境に、それも超人間的な身体で体験できる。そして、認知や認識という観点で人間とは何かを研究する最高の装置でもある」

ジャロン・ラニアー（Jaron Lanier）(5)

『新奇の夜明け（Dawn of the New Everything）』(2017)

今日、私はうらびれたロンドン南部の郊外を去り、テムズ川を越えて、ジョージ王時代の豪勢さを遺すブルームズベリーを目指していた。二〇〇一年のことで、私自身の宇宙への旅を始めたところだった。私はユニヴァーシティ・カレッジ・ロンドン（University College London: UCL）の中心部にあるコンピューター・サイエンス部で行われるメル・スレイター（Mel Slater）教授の発表に向かう途中であった。メルは仮想現実と呼ばれる分野の先駆者であると、私は聞いていた。最近、メルはBBCのラジオ4に出演したのだが、それが私の同僚であるポール・ベビントンとエリザベス・キューパーズの想像力をかきたてた。ポールとエリザベスが今日の実演を用意してくれた。それ以来長きにわたり、私はメルのすばらしい心理学的実験に魅せられてきた。しかし、その時はどんなことが起きるのかほとんど何もわかっていなかった。私はまだ旅の途中だった。

UCLのコンピューター部に向かって、私たちは長い廊下を歩いていった。その途中で、古びた服を着て、大きな帽子をかぶり、杖を手にした、親し気な表情の紳士の脇を通った。彼は前面がガラス張りの大きな木箱の中で椅子に腰かけていた。これは哲学者ジェレミ・ベンサム（Jeremy Bentham, 1748-1832）、正確には、ベンサムの骨格に服を着せて、頭部は蠟《ろう》の複製という、彼の「自己標本（auto-icon）」だった。ベンサムは自分の頭をそのまま使い、眼窩にはガラスの眼球を入れておき、それを通じて外界が見えるようにしておくようにと常に指示していた。しかし、頭部のミイラ化は成功しなかった。あまりにもおぞましい出来になり、とても陳列できるようなものではなかったので、蠟で作った頭部が代わりに置かれた。ベンサムはその遺言の中に、自分の遺体は友人の外科医トマス・サウスウッド・スミス（Thomas Southwood Smith）に献体するようにと記した。遺体は「連続講義で提示されて、そこには科学者や文化人を招待するように」とベンサムは示唆した。これはベンサムの政治的行動だった。彼の死亡した一八三二年までは、医学研究に遺体を献体するのは違法であった。ベンサム自身がデザインした自己標本は、サウスウッド・スミスが遺体を解剖した後に残った部分を一八五〇年にUCLに寄贈したものである。

私たちはようやく目的地に達した。ベンサムの古い像と、UCLの仮想環境教授の研究室で進行していることとの間の対照は、これ以上驚きようのないものであった。

一九六二年にマサチューセッツ工科大学（Massachusetts Institute of Technology）の博士課程の若き大学院生

（5）Jaron Lanier（1960-）アメリカの計算機科学者、作曲家で、仮想空間分野の創始者。

イヴァン・サザーランド（Ivan Sutherland）がスケッチパッドを発明した。これによって、ライトペンを使ってコンピューターのスクリーン上にイメージを描けるようになった。これは革命的な発明だった。サザーランドは最初のグラフィカルユーザーインターフェイス（graphical user interface）を創った。以前はそれが当然であった複雑にプログラムされたパンチカードや磁気テープを使わなくても、人間がスクリーンを通してコンピューターと相互作用することが突然可能になった。サザーランドの仲間であり仮想現実の先駆者ジャロン・ラニアーは次のように述べた。「その衝撃は素晴らしかった。すべての時代のコンピューターの最高の実演としばしば呼ばれる」。一九六九年にはサザーランドはヘッドセットを作り、それを装着すると、彼が「仮想世界（virtual worlds）」と呼んだものを見ることができるようになった。(6)

サザーランドのヘッドセットはダモクレスの剣として知られるようになった。（実際のところ、その名は元々頭上に張られてヘッドセットを支える梁《はり》を指していた。それがなくてはヘッドセットが重すぎて、身に着けられなかった。）この巨大な技術は今日ではコンピューターの基本的な標準となったのだが、今でも仮想現実にとって不可欠な要素である。コンピューターがイメージを創り、ディスプレイ装置が感覚情報を示し、ヘッドセットを使用している人はイメージの中で自分の位置や方向を感知する。自分の行動に反応して変化する仮想の世界に関する情報が自然の世界に取って代わる。メタやソニーといった企業の莫大な資金力に支えられて、仮想現実は今日では電気消費者市場にとっての客寄せパンダの役割を果たしている。ゲーム技術の分野ではおそらくもっとも華やかな玩具である。最近のヘッドセットはたった五〇〇グラムほどの重量で、サザーランドが創った原型よりもはるかに軽く、着け心地がよい。これがもたらす夢中になるような経験は息を呑むほどに洗練されていて、サザーランドが創った不確実で空虚な世界よりも何光年も先を行く。しかし、技術的モデルは本質的には変わらない。市場は大騒動だが、仮想現実（virtual reality: VR）の基本は実際には大きく変わってはいないのだ。

仮想現実がどれほど素晴らしいものであるか、その可能性を伝えるのはほとんど不可能である。音楽について文章で表現することは、建築について踊りで説明するようなものであるとよく言われるが、仮想現実について言葉で述べることにも同じことが言えると私は考える。その力を知るためには、自分自身で実際にヘッドセットを着けてみる必要がある。仮想現実について多くの驚くべきことがあるが、そのうちのひとつは、イメージが現実ではないと分かっていながらも、心や身体はそれがまるで現実であるかのように動き出すことである。たとえば、仮想現実空間で、街を見おろす数百メートルの高さの崖に立ってみれば、思わず本能的にあとずさりするだろう。その体験が引き起こした感情には人工的なものは何もない。心理学者にとっては、この感情の迫真性が、どのようにして心が動き、第13章で取り上げるように、精神保健の問題を治療するかを理解するための心躍るような可能性につながるのだ。しかし、私は当時まだそれに気づいていなかった。

メル・スレイターの仮想現実研究室は、地下の窓のない大きな部屋で、黒い壁と厚い吸光性のカーテンで囲まれていた。中心に立方形の空間があり、そこでマジックが起きる。これがケイブ（CAVE 洞窟）自動仮想環境である。この名はプラトンの「国家（対話篇）」の一文から付けられた。それによると、プラトンは洞窟の壁に描かれた絵から現実について学んだという。仮想現実の洞窟の中で、イメージは三つの壁と一つの床に投射される。望遠眼鏡を装着し、操作レバーを使って選んだ方向に動いていくと、仮想空間

（6）情報の提示に画像や図形を多用し、基礎的操作の大半をマウスやタッチスクリーンなどによる画面上の位置の指示により行うことができるもの。

を歩いて行くことができる。

「今度はあなたの番です」と、メルは微笑んで、眼鏡と操作レバーを私に手渡した。「ああ、靴を脱ぐ必要はありません」。やや緊張気味に、そして靴下の大きな穴を気にしながら、私はケイブの壁の中に身を置き、そして待った……私は何が起きるかよくわかっていなかった。突然、私は大きな明るい寄せ木細工の床の図書館にいた。最初はとりあえず、そして、徐々に自信満々に、私は新たな環境を探っていった。私の方に向かって、がっちりした青い背広を着て、奇妙に先の尖った黒い靴を履き、真っ赤なネクタイをした若者が歩いてきた。仮想現実の人物をアバター（avatar）であるとメルは説明した。その後、私は仮想空間のパブを訪れたが、そこで喧嘩腰のアーセナル贔屓《ひいき》のサッカーファンにからまれた。（これこそが四〇人のアーセナルのファンに囲まれた時の社会心理学の興味深い実験の原型であった。傍観者たちが自分の贔屓チームという理由で見知らぬ人に救いの手を差し伸べるかどうかを、メルのグループは調査した。結論は、彼らは助けたのだ。）これは興味深い結果だった。コンピューターが創り出したこの光景は間違えようがなかった。それにもかかわらず、私にはどこか目新しく、そして、意義のあることを経験したように感じた。これはなにか光のトリック以上のものであった。

たしかにその技術は新鮮であった。私はこういった経験をこれまでにしたことがなかった。仮想現実によって社会状況を創出し、制御できることに、心理学者として私は魅せられた。ヘッドセットと操作レバーをメルに返すと、このような状況が十分に現実的な反応を引き起こすことが可能だろうかと私は疑問に思った。（メル、ポール、エリザベスに見つめられていて、私は自分の夢中な感じを十分に味わえなかった。）仮想現実を利用する人はアバター（コンピュータ上の人物）を思考、意図、感情を持った人として見るのだろうか？もしもそうであるのならば、不可能を達成する方法を得られるかもしれないと、私は突然気づいた。それは実験室の状況でパラノイアを観察することである。

発見する方法はただひとつあった。メルの仮想図書館の空間を修正して、実験を計画する。壁には書棚が並んでいる。コンピューターが創り出した学生（アバター）達は二つの机に座っていて、アバターの誰かは被検者の後ろに座るように位置する。時々、アバターは微笑んだり、顔を上げたり、互いに話をしたりする。とても機嫌がよかったり、あるいは、少なくともどのような表情か読めないようにプログラムする。もしも被検者がアバターから敵意を感じると報告するのであれば、それはパラノイアであるとわかる。この予備研究のためにＵＣＬの学生二四人を募集したが、そのほとんどがコンピューター科学者であった。（この研究のための資金がなかったので、研究は単純かつ安価なものにする必要があった。）彼らの課題は直接的であった。「その部屋を探ってください。そして、あなたが他の人についてどう考え、他の人があなたについてどう考えるかという印象を浮かび上がらせるように試みてください」。各参加者はその仮想現実の図書館で五分間過ごす。予想通り、ほとんどの参加者はこの経験を楽しんで、アバターは親し気で、自分を歓迎してくれたと思った。しかし、参加者の一部はアバターを怖ろしいと感じた。

「彼らはとても無知で愛想がありませんでした。敵意をむき出しにしたり、無礼にすら見えました。そこは彼らの空間であって、私たちは部外者なのです」

「彼らは私にどこかに行ってしまえと言ってきました」

「ある人はとても内気で、もうひとりは私を嫌っていました。二人の女性はとても怖ろしく見えました」

二四人の参加者のうち九人が、その部屋の誰かが自分に悪意を持っていると述べた。一三人はアバターが裏で自分について何か言っていると思った。そして、このような人々は外界においても猜疑心を訴える傾向があった。仮想の図書館への旅を終えた後、私は参加者に面接し、合点がいった。仮想現実という媒体がいかに強力なものであるか私は理解し始めた。仮想現実はあまりにも強力で、それを用いる者は、コンピューターが創り出したアバターがまるで実物であるかのように思いを寄せ、感情的に反応した。見た目には、私たちの仮想の図書館やその中にいるアバターは大雑把で出来合いのものであり、写真のような現実感とは程遠いものであった。しかし、実に幅広い反応を引き起こしたのは驚きだった。さらに、このような反応は、私たちすべてが出来事に対して主観的に解釈を創りあげている方法を完全に示していた。すべての人に同じ経験を示すことはできるが、同一の反応を得られるとは考えられない。さらに、私は仮想現実が臨床心理学にもたらす大きな可能性に気づいた。今や私はその信奉者である。物事を前に進める時が来たのだ。私はウェルカム信託財団の補助を申請し、それが認められた。その目的は、仮想現実を用いてパラノイアについて研究することであった。

仮想の地下鉄

二〇〇六年夏に、キャット・ピュー（Kat Pugh）と私は、キングス・カレッジ・ロンドン（King's College London: KCL）周辺から一〇〇人の男性と一〇〇人の女性に「仮想現実における人間の反応」と呼ぶ研究に参加するよう呼びかけた。（私は長年にわたり非常に有能な多くの心理学助手を得ることができて幸運であった。キャットはその第一番目だった。）実際に、この研究はパラノイアについての最初の大規模研究だった。統合失調症や他の重症の精神障害の既往歴（したがってパラノイアへの脆弱性が高まる可能性）のある人は除外された。換言すると、このグループは地域の成人の人口を代表していた。

参加者はKCLにある私の新たな仮想現実研究室に招かれた。クッションが壁に並んでいる中規模の部屋で、ヘッドセットを着けている時に自分がどこにいるのか容易に場所がわからないようにするのに便利だった。自慢げに、私たちは参加者に最新のヘッドセットの着け方を示した。たしかに二〇〇六年にはそれは最新式であった。ヘッドセットとコントローラーだけが必要な現在の仮想現実とは異なり、当時の仮想研究VR1280ヘッドセットは高性能のコンピューターに電線でつながっていた。そして、参加者の動きを追うのはヘッドセットに組みこまれたカメラによってではなく、天井に設置された多くのセンサーによってであった。ウェルカム信託財団の資金援助がなければ、この研究は実施できなかっただろう。仮想現実の設備だけで四万五〇〇〇ポンドもかかった。さらに重要なことに、仮想現実のコンピューターの専門家を雇う必要があった。メルが再び一肌脱いでくれて、弟子のひとりであるアンガス・アントリー（Angus Antley）を紹介してくれた。アンガスは仮想現実のソフトウェアのプログラムを創りあげ、そのハードウェアの面倒も見てくれた。これにはすべて非常に多くの専門性を要した。今日では、わずか数百ポンドのヘッドセットで同じような、いやおそらくはるかに素晴らしい重要な体験をすることができるだろう。研究者とコンピューターをつなぐ目に見えない多くの電線が絡まりあっているのではないかと心配する必要はないだろう。当時の複雑怪奇な仮想現実は、実験の参加者と研究者が蛇のように巻かれた電線を踏みつけないように不格好に踊りを踊っているように見えたかもしれない。

仮想現実で準備したシナリオは、ロンドンの地下鉄という、すべての参加者がよく知っているような状況を選んだ。パラノイアの人がなんとか生き延びなければならない多くの対人的交流が生じる状況であった。モーズレイ病院での生活と同様に、圧倒されたり、罠にはめられたと感じられるような、すなわち、パラノイアを生じるきっかけとなり得る状況を用意した。（私たちがデザインしたもうひとつの仮想現実はエレベーターであったが、単なる偶然の一致ではない。）ロンドンの地下鉄は毎日二〇〇〇万人が利用している。二七〇の駅と二五〇マイルの線路があり、ラッシュアワーには五〇〇以上の電車が走り、世界でももっとも過密な首都交通のひとつである。参加者はビクトリア線の二つの駅の間を仮想現実で二分間乗車するという、超満員の車内を体験する。仮想の車内には、コンピューターが創り出した何人かの乗客も乗っている。以前の実験と同様に、行動にとくに問題がないように見えるアバターをプログラムしておいた。もしも参加者がアバターをある時間以上見つめたら、アバターはその方向を見て、時には微笑み返して反応するようにしておいた。しかし、アバターがけっして敵意を持っているとは見えないようにできるだけ努力した。

参加者がヘッドセットを外すと、他の乗客たちについてどのように感じたかを質問した。多くの参加者はアバターについて特別なことは感じなかった。

「いつもの地下鉄のように感じました。人々は自分の行きたい場所に行こうとしているだけでした」

「誰も私のことを気にしているとは思いませんでした。皆自分のことにかかりきりでした。誰も私のことなど気にしているようには見えませんでした」

「彼らは地下鉄に乗っているごく普通の人たちでした。笑っている人もいれば、私をまるで無視する人もいました。他人に構っていなかったと思いました」

これは意外ではなかった。アバターはまさにそのように見えるように正確にプログラムされていた。他の参加者たちの反応はより興味深いものだった。

「素敵でした。現実の経験よりも快適でした。現実の状況ではそれほど感情を素直に表しません。彼らは本当に親し気でした」

「人々は一般的にとても親し気でした」

「ひとりの男性は私をじっと見つめて、お世辞を言いました」

「微笑みかけてくる人がいて、それはとても心地よかったです」

「ピンクのジャンパーを着た男性は私に話しかけようとしていました」

しかし、少数ではあったものの、かなりの参加者はアバターを中立的とも親し気とも思わなかった。むしろ、不快で怖ろしく思われた。

「数人の男たちが集まっていて、ひどく不快でした。私が通り過ぎようとすると、座っていた女性が私を笑いました」

「攻撃的な人がいました。私を脅して、不安にさせようとしました」

「ある男はすっかり頭に来て、私を指さしたのです」

「私をじっと見つめる男がいました。でも、私はその男を刺激しないようにしました。喧嘩でも始めようとしているのではないかと考えたからです」

「なんだか派手な男がいました。何かをしでかそうとしているようでした。誰かに襲いかかる、爆弾を仕掛ける、妙なことを私に言ってくる、突然乱暴をふるうといったことです」

二〇〇人の参加者は全員同じものを見て、聞いていた。ところが、彼らの反応は非常に幅広いものであった。ある状況にどのように反応するかは、出来事の解釈によって決定されることは明らかである。私たちはこの世界やその意味を創り出しているのだ。他者の行動を解釈するというのはなんとも難しい仕事である。意図を判断する信頼できる方法がない。自分が見ていることやこれまでの経験に基づいて、他者が何を考え、何を感じているのか、ただ推測できるだけである。誤って物事をとらえがちである

私たちの実験結果は、物珍しいということもあって、サン紙[7]で特集された。「イギリス人の三人に一人が

パラノイア（心配無用。読者のことではない）」との見出しが新聞に掲載された。私たちが行った仮想の地下鉄乗車の実験では、たしかに三分の一にパラノイア思考が生じた。アバターがこの反応を引き起こしたのではないことは明らかであった。というのも、そのように意図的にプログラムされたものであったからである。ここで明らかになったのは、いかに不信が幅広く存在するかという点である。非常に多くの人々にとって、不信は困り果てた状況に見える。脅威に対して過敏で、危害を加えられるという予感につねに警戒している。いつも戦いに備えているように感じる。

しかし、私たちの仮想現実のシナリオに何か特別なことがおそらくあったのだろうか？　現実に地下鉄に乗車した時には人々の反応は異なるのだろうか？　それはあり得ない。人々は現実の生活と同様に、仮想現実においても行動することを、数十年の研究結果が明らかにした。確認のために、日常生活でパラノイアを報告する人と、そうでない人の反応を比較した。前者は仮想現実においても被害的思考を経験する傾向が明らかに高かった。

実験でパラノイア思考を経験した人に何かその他に明らかな差はないかを確認したいと私は考えた。それを探るために、仮想現実を経験する前に、参加者に九〇分間の心理学的評価を実施した。パラノイアを呈しやすい人は不安や抑うつを呈しやすいことが明らかになった。対人感受性（interpersonal sensitivity）という専門語で知られる領域の点数が高かった。たとえば、自分はカモであると見られやすいといった傾向、とくに他者と比較した際の自己不全感や劣等感である。そのような人の自尊感情は低かった。さらに、

（7）イギリスの日刊タブロイド紙。世界でもっとも発行部数が多い英語日刊紙であり、二〇〇二年二月の発行部数は約一二〇万部。社としては保守党を支持している。

他者を否定的にとらえやすく、たとえば、他者を信じられない、情け容赦ない、ひどいと信じがちだった。考え方に柔軟性がなく、他の選択肢を考えたり、状況に適応しようとできなかったり、そうしようとしない傾向があった。彼らは心理学者が知覚異常（perceptual anomalies）と呼ぶことを経験する傾向が高い。たとえば、音、光、匂いに過敏であり、妙な身体感覚を覚えたり、他の人々にはわからないものが見えたり聞こえたりしがちであった。さらに家族関係にしばしば問題があった。この結果は、パラノイアを理解しようとする努力にとって大きな前進となった。私が築き上げてきた心理学的モデルの重要な要素であった。こうしてパラノイアの定義を手に入れた。すなわち実験室と一般社会の双方でパラノイアについて測定する方法を手に入れたのだ。原因について理解するために全速力で前に進む時が来た。

第5章　人は信じられない

「二〇一五年のパリ同時多発テロ事件は、直接私に関係する出来事ではありません。愛する人を亡くしたわけでもないし、目の前で誰かが撃たれたのを目撃したわけでもありません。その時、私はバタクラン劇場近くのバーから出られずに、何時間も過ごし、テロリストが私たちを襲ってくるのかどうかもわからず、ひどく警戒していたとだけ言えば十分でしょう。

こうして私はまさに広場恐怖症になりました。公共交通機関を利用するのを止めました。飛行機に一度だけ乗りましたが、通路側の席に座り、酸素を吸入しました。めったにレストランやバーに行きません。ショッピングモール、映画、駅、広場にも行かなくなりました。出勤していますが、その往復はタクシーを利用して、新聞社のオフィスではいつテロリストが私たちを殺しにやってくるのかばかりを考えて過ごします。火災報知機が鳴ったりすると、全身を震わせながら、外に飛び出し、帰宅します。そして、泣き、それから何時間も眠ります。編集長はとても理解があるので、私は幸運です。

他に私が怖いのは、電動アシスト自転車に乗っている人、たくさんの人が乗った自動車、持ち主不明のスーツケース、かさばったコートを着ている人です。頭上の飛行機を見上げて、空から落ちてくると思いこんでしまいます。クリスマスには、低空飛行しているヘリコプターを見て、私はすっかり縮みあがってしまい、浴室に閉じこもっていました」

作家のリアノン・ルーシー・コスレット（Rhiannon Lucy Cosslett）は二〇一〇年に暴行を受けた。その後、誰かがどこかで、その犯人が始めた計画を最後まで遂行するのではないかと恐れるようになった。つねにびくびくし、悪夢に脅え、イメージとして浮かび上がるフラッシュバックに襲われた。トラウマに焦点を当てたCBTによって回復を助けられた。しかし、一三〇人が死亡し四〇〇人以上の負傷者が出た、二〇一五年一一月のパリ同時多発テロの際に、彼女は「世界が私を殺す陰謀を企てている」と確信するようになった。この恐怖から逃れることはできなかった。「起きている間中ほとんどずっと、私は今にも死んでしまうのではないかといった感じがしています」と彼女は語った。

パラノイアとトラウマ

悲しいことにリアノン・ルーシー・コスレットの話はごく一般的である。イギリスの成人の約三分の一が少なくとも一回の心的外傷体験を経験したと述べている。すなわち、自分自身や近しい人が重傷を負う危険や死亡した経験がある。このような経験をした人は心的外傷後ストレス障害（post-traumatic stress disorder: PTSD）に罹患することがある。PTSDでは、危険な状況を生き延びる助けになるはずの恐怖感（有名な「闘争か逃走か（fight or flight）」の反応）が、状況が去った後も長期にわたり持続する。警報が鳴り続けて、緊急事態はいつまでたっても続く。PTSDの人はトラウマ的出来事を想起させることを必死で避けようとするのだが、しばしばその記憶が蘇る。イギリスでは二〇人に一人が現時点でPTSDに罹患している。一六歳から二四歳の女性では、その率は約一三パーセントに上る。

トラウマ的出来事はパラノイアを引き起こすのかと、私は疑問を抱いた。それは大いにあり得るだろう。他者によって意図的に引き起こされた（そして、もちろん、意図的でない場合もあるが）トラウマが、自分自身や他者に関する感覚を変化させて、自分自身の脆弱性や他者が弱みに付けこんでくるのではないかとの不安感をかきたてる。疑問に答えるための第一歩として、私たちの仮想の地下鉄実験への参加者二〇〇人に対して行った一連の心理検査の中に、トラウマの評価を含めた。このロンドン市民の七〇パーセントがこれまでの人生で少なくとも一回トラウマ的出来事を経験していた。四分の一は児童期の身体的あるいは性的虐待の経験を報告した。七・五パーセントは重度の性的虐待の犠牲者だった。臨床心理士で、精神障害に対するCBTの先駆者であり、トラウマとの関連に最初に焦点を当てたデヴィッド・ファウラー（David Fowler）と協力して、私はトラウマ体験とパラノイア思考の間に非常に明白な関連があることを発見した。実際のところ、被害念慮を報告する率は、幸いトラウマの経験のない人に比べて、トラウマを経験した人では二・五倍高い。これは横断的な研究であり、多くの場合過去数年間に起きたことについての参加者の記憶に基づいた調査である。したがって、トラウマがパラノイアを引き起こしたのかについては断言できない。もしもトラウマからパラノイアへの因果関係があるとするならば、その経路は不安であるだろう。怖ろしい出来事が、悪意を持った他者が自分に危害を及ぼすという長期にわたる恐怖を引き起こす可能性がある。

私の仮想の地下鉄研究を大規模にした、成人精神障害罹患率調査（Adult Psychiatric Morbidity Survey: APMS）が二〇〇七年に実施され、その点について明らかにされた。APMSではイギリスの一般人口を代表する七〇〇〇人以上に面接した。第4章で解説したように、APMSのデータを分析したところ、パラノイアはきわめて広く認められることが明らかになった。「過去一年間に他者があなたに敵対してきたと感じたことがありますか？」という質問に対して、一八・六パーセントが肯定した。八パーセントは他者が自分のことを意図的に傷つけようとしていると感じたことがあると述べた。約二パーセントは、あるグループが自分に重傷を負わせようという陰謀を企んでいると思ったと答えた。APMSのトラウマのデータを検討すると、パラノイアは疑いもなく存在した。実際、PTSDの診断の可能性のある人が重症のパラノイアである率は、そのような診断を下されていない人に比べて、二七倍の高さであった。

暴行への反応

「毎年、数千人の人々が暴行を受けて、救急部に搬送されています。この研究はこれからの六か月間に起こり得る暴行への反応について調べます。どれほど多くの人々が暴行に対処するのに問題を抱えるか（すなわち、暴行のために苦痛が残るか）、そして暴行によって比較的影響を受けない人はどのくらいいるのか（すなわち、暴行について考えることが稀であるか）について探りたいのです。重要な点は、さまざまな反応につながるような要因を同定したいと考えています」

研究参加者への説明

トラウマとパラノイアが密接に関連していることは明らかである。しかし、トラウマがパラノイアを引き起こすのだろうか？　これを証明するのはなかなか難しい。ある人にトラウマ経験を与え、そして他の人にはそれを与えないというのを実験的に行うことはできない。それにもかかわらず、APMSや仮想の地下鉄の実験データは明らかに因果関係があることを示唆している。トラウマを経験すると、パラノイアを呈する確率は高まる。しかし、それはなぜだろうか？　その説明はトラウマに対する心理的反応に求められるだろう。その点を明らかにするためには、横断的研究では成功しない。数か月にわたってどのような思考や感情が生じるのか追跡する縦断的方法をとる必要がある。そこで私たちは二〇一〇年にPTSD研究と治療の世界的指導者のひとりであるアンケ・エーラーズ（Anke Ehlers）と共同研究を実施した。過去一二か月間に暴行を受けたためにKCL附属病院の救急部に入院した成人一〇六名に研究への参加を求めた。

参加者の話は悲惨なものであった。多くの参加者はある種の衝突の際に暴行を受けた。たとえば、喧嘩の仲裁に入ろうとして、かえって殴られてしまった。およそ四分の一は偶然に暴行の犠牲者となった。ある男性は、人通りの多い歩道を歩いていて、背後から数人の少年に殴られたのを、私は覚えている。バッグを渡すのを拒んだために殴られた女性のように、二二人は強盗の被害者だった。一九人は友人や家族との一度限りの喧嘩によるもので、八人は職場で暴力をふるわれた。ある不運なヘルパーは介護している少年に暴行を受けた。このような暴行の結果きわめて重症な外傷を負い、軽度の切傷や打撲で済んだのは一〇六人中わずかに四人だけだった。四分の一以上は骨折した。三分の一は頭部外傷を負った。七一人は重度の外傷や打撲傷を負った。

ほとんどの事件は私の当時の自宅近くで起きていた。このような事件について知り、ロンドンでの生活に対する私のどちらかといえば気楽な態度がもちろん変わってしまった。外出すると、周囲をよく見回すようになった。夜の公園を歩くのも控えた。これは危険に対する過剰な反応だろうか、それとも合理的な反応だろうか？　これは私たちの救急部での研究により関連のある疑問である。結局、暴行を受けた人に関して「パラノイア」という術語を用いるのは公正だろうか？　もしも彼らが他者を怖れるようになったとしても、それはまったく合理的であるだろうか？　これ以上の被害を避けるための適応的な戦略だろうか？　答えは場合に依るだろう。私たちが把握したかったのは、恐怖についての一般化であった。すなわち、特定の有用な不安が、広範囲にわたり悪影響をもたらす極度の恐怖へと発展していく過程について理解したかった。（コスレットの場合、また襲われるのではないかという恐怖が、全世界が自分を殺そうとしているという確信へと憎悪していった。）

当然の恐怖心と、過度の疑惑を区別するのが難しい時があるが、トラウマを経験した人を治療している場合には、それがとくに難しい。そこで、研究助手のクレア・トンプソン（Claire Thompson）とナターシャ・ヴォロツォワ（Natasha Vorontsova）とともに、パラノイアの包括的評価についてこれまでに最大と思われる調査を実施した。私たちは救急部に入院した四週間後に参加者に最初に会った。そして、ＰＴＳＤとパラノイアの双方を評価した。さらに、三か月後と六か月後にも再評価した。パラノイアの評価では標準化された質問紙を用い、暴行した人についての思考や感情を含めないようにと指示した。参加者は仮想のロンドンの地下鉄にも乗った。第4章を思い出してほしいのだが、地下鉄には中立的に振る舞うようにプログラムされたアバターが乗っていた。アバターは親し気にも攻撃的にも見えず、ただ無関心に見えるように設計されていた。もしも参加者がアバターから敵意を感じたのであれば、それはパラノイアである。しかし、これだけですべてを評価したのではなかった。時間をかけて参加者と面接し、彼らの恐怖心が自分の手に負えないものであると信じているか確かめようとした。たとえば、今ではすべての男性が怖ろしいとか、いつでも自宅を出るのが怖くて仕方がないとかいったことを確認した。このような面接で参加者のパラノイアを評価したのであって、単に彼らの自己報告だけに頼ったのではない。さらに、暴行の張本人に関する恐怖心を除外したのだ。

調査の結果、何が明らかになったのだろうか？　暴行の四週間後には、参加者の三分の一がＰＴＳＤの診断に該当する症状を呈した。六か月後には、一六パーセントに減った。この率は暴行後に私たちが予想したものである。パラノイアに関しては、率はきわめて高かった。たとえば、四週間後には、参加者の八〇パーセントが他者を過度に恐れるようになったと報告した。約一〇パーセントは臨床レベルのパラノイアと考えられた。私たちはパラノイアのさまざまな評価法を用いたが、すべてが同様の結果を示した。時間の経過とともに非常に高かった疑惑のレベルは下がっていったが、下がり方はそれほど大きくなかった。調査終了時点でも三分の二が未だにパラノイア思考の傾向を認めた。もちろん、暴行を受ける前から参加者の一部は重度のパラノイアを呈していたのかもしれない。もしもそうでないのであれば、そして参加者の多くが暴行後により疑い深くなったと信じていたのだが、この結果からはトラウマが信頼感に長期間にわたって影響を及ぼすことが明らかになった。参加者たちは単にまた暴行を受けるのではないかと心配したのではない。彼らは一般的にとくに男性を怖れるようになった。さらに、どのようにして暴行に対して心理的に反応したかだけでは、その後ＰＴＳＤを呈するかどうかを予測することはできなかった。それはパラノイアとも強く関連していた。それでは次に、トラウマをＰＴＳＤへ、そして信頼をパラノイアへと発展させてしまうような反応を見ていくことにしよう。

「人は信じられない」

暴行後にすべての人がＰＴＳＤになるわけではない。そして、すべての人が他者に対してひどく疑いを持つようになるのでもない。それはなぜだろうか？　その差は何だろうか？

当然のことながら、トラウマの性質が重要である。トラウマが重度で、長期にわたり、予測できず、他者の手によってもたらされたものであると、ＰＴＳＤは起きやすくなる。パラノイアに関しては、ある種の暴行、たまたま起きたのではなく、予想外に起きた暴行がとくに危険であることを、私たちの救急部における研究が明らかにした。自宅から離れた場所でまったく知らない人から受けた暴行が一般的な疑惑を生みがちだと、私たちは仮説を立てた。その結果、ほとんどすべての人や場所が脅威に満ちたものに見えてくる。しかし、実際にはその反対が事実だった。自宅近くで、よく知っている人から襲われることがパラノイアを引き起こす傾向が高かった。これはおそらくこの種の出来事は安心への期待を極度に打ち壊すためであるのだろう。ほとんどの人は、よく知っている人と一緒にいたり、あるいは自宅にいると、安全だと感じる。そのような状況で暴行を受けると、信頼感は打ち壊されてしまうのだ。

しかし、それほど単純ではない。関係するのは出来事だけではなく、それをどのように解釈するかなのだ。たとえきわめて衝撃的な状況についての心理的打撃も、少なくとも部分的には、それに対する反応で決まる。すなわち、トラウマ体験の最中とその後の双方において、どう考え、感じ、行動するかによって、打撃の深刻さが決まる。（しかし、心理的問題が自分の落ち度であるといった意味ではないことを強調しておく。ある状況でなぜ反応したのかということについてはつねに完全に理解できる理由は存在する。）

アンケ・エーラーズ（Anke Ehlers）とデヴィッド・クラーク（David Clark）の先駆的業績のおかげで、どのような反応がＰＴＳＤへと発展する危険がもっとも高いか明らかになった。ＰＴＳＤとは、トラウマ的出来事が済んだ後でさえ、まだ危険であるという確信に根づいていると、彼らは主張する。なぜこのようなことが起きるのだろうか？　それには二つの主な理由が考えられる。第一は記憶に関連する。第二は自分自身や自分の周囲の世界をどのようにとらえるかということから生じる。まず、記憶から始めよう。ＰＴＳＤは根拠のない出来事についての記憶から生じる。それはまるで「多くの物が大急ぎででたらめに食器棚に突っ込まれて、戸を完全に締めることができない。そして、突然物が落ちてくる」ようなものである。言い換えると、記憶を適切に処理できていないために、それがいつでも意識に侵入してきやすい。ほんの少しでもトラウマを呼び起こすような感覚、たとえば、色、匂い、ほんのわずかでも似た感じがあるだけで十分だ。それが起きると、過去と現在の差が失われてしまう。そして、トラウマ状況にすっかり囚われてしまう。「何かちょっとしたことが起きると、私はそこに戻ってしまう。暴漢の手が私の首を絞めていて、私が叫び声をあげていた、あの歩道に」とリアノン・ルーシー・コスレットは述べた。私たちは何が起きていたのか完全には実感できない。その記憶をコントロールすることはできない。したがって、人生を前に進めることができなくなってしまう。私たちの救急部研究では、突然の出来事の記憶だけがＰＴＳＤの特徴ではなかった。それはまた持続するパラノイアとも明らかに関連していた。

　苦痛に満ちた記憶にどのように対処すべきだろうか？　ＰＴＳＤの人は食器棚の扉を必死になって閉めようとしているかのようだ。彼らは苦痛に悩まされたくない。そのことについて話したくもない。むしろ、記憶を消そうとしている。記憶があまりにも苦痛に満ちたものであると、そのやり方は理解できる。しかし、うまくいかない。むしろ一層ひどくなり、そのような記憶はさらに侵入してくるようになる。読者が疑問に感ずるのであれば、これから数分間、大きな黄色い象について考えないようにしてみてほしい。とても難しいことに気づくのではないだろうか？　象はむしろ心の中にありありと残り続ける。このように、苦痛に満ちた記憶があたかも存在しないように振る舞うのでは、それと折り合いをつけることはできない。救急部研究の参加者も、暴行について何度も何度も思い出すことによって、他者への恐怖心がますます強化されていた。

記憶とともに、ＰＴＳＤとパラノイアの両者が発展していくうえでもうひとつの重要な要素がある。それは、トラウマが自分や自分の周囲の他者に対する見方に害をもたらすことである。救急部研究の参加者の多くが自己報告尺度に記入した例を以下にいくつか挙げる。

「私には力がない」
「私は悪いことが自分に起きるのを止めることができない」
「私は悪いほうに永遠に変ってしまった」
「人は信じられない」
「誰が傷つけてくるかけっしてわからない」
「世界は危険な所だ」

もちろん、これは断定的な言い方である。恐怖心と自己非難は単なる二つの点を強調する物言いとなる。すなわち、私は弱くて傷つきやすい、そして、他者は強力で残忍だ。このように考えるのであれば、不信はけっして非合理的には思えない。実際のところ、自分とより悲惨なトラウマの間の仲立ちをするように感じられるだろう。結局、誰が自分を傷つけるのかけっしてわからないのであれば、警戒を緩めるわけにはいかない。つねに危害を回避する準備をしておくことになる。

私たちの研究の参加者の中には、暴行を受ける前からこういった悲観的思考を呈していた人がいたのかもしれない。しかし、こういった考え方は、トラウマ的出来事の最中にどのように感じたのかの結果であることがしばしばである。「自分がもう人間ではないように感じました……心理的に諦めきってしまいました……私は負け犬です」。「心理的敗北を経験した患者は、他の犠牲者と比べて、自己を否定的に見る証拠としてトラウマを解釈する傾向が強い。たとえば、自分はストレスに対処できない、価値のある人間ではない、つねにトラウマの被害者だと考えがちである」とエーラーズとクラークは述べている。身体的、心理的、感情的にすっかり打ち負かされてしまったと感じると、自己についての極度の脆弱性の感覚が広がっていくだろう。自分自身を守ることができなければ、何か怖ろしいことが再び生じるのを防ぐことが一体できるだろうか？

トラウマは記憶ばかりでなく、自己や他者をどうとらえるのかも変化させてしまう。どのような行動をとるかも決定する。一般的には、困惑するような記憶を引き起こす場所や人から距離を置こうとする。しかし、過度の警戒心を引き起こすこともあり、周囲を常に監視して、危険の兆候を探ろうとするだろう。たとえば、私たちの救急部の研究では参加者が次のように述べた。「私は何が周囲で起きているのかいつも確かめられるようにしています」「私はかならず電話機を自分の傍に置いておき、いつでも助けを求められるようにしています」「私は周囲の人が疑わしく見えないかチェックします」「私は周囲が安全かとくに努力して確認します」。こういった策略は私が防衛と呼んでいるものであり、PTSD、不安症、そしてパラノイアでもきわめてよく認められる。（第1章のロバートを思い出してみてほしい。彼は政府から監視されまいとして、家の中に身を潜めていた。）

パラノイアを呈した暴行被害者は、その怖ろしい経験を思い出させるようなことを必死で避けようとするようになるだろう。それはまさに絶対に思い出したくないことであるのかもしれない。しかし、それは絶えず苦しめてくる。それが不随意の記憶であろうが、意識的な決定であろうが、繰り返し、彼らの心はKCL附属病院に搬送される原因となった暴行に戻される。過去に起きたことをつねに想起することや、将来起こるかもしれないことについての心配は、PTSDの特徴である。**この怖ろしい状況をどのようにして避けることができただろうか？　どのような別のことをすべきだったのだろうか？**　心配し、繰り返し考えることによって、トラウマの瞬間に戻され、苦痛、恐怖、絶望の感情が燃え上がり、そして過去と未来の両者の感覚に悪影響が出る。暴行について言えば、自己の脆弱性と他者の残虐性に満ちた世界に引き戻される。もちろん、この種の思考パターンはPTSDを増悪させるだけではない。これはまさにパラノイアの火に油を注ぐ思考法でもある。

危険な環境

「私の好きなバンドについてインスタグラムのページを作って、同じような興味のある人とオンラインで友達になりました。ところが、同じ学校の人がそのページを見つけてしまい、私はひどい目にあわされました。本当はそのバンドが好きでもないのに、私が勝手なことを言っているなどと、さんざん悪口を言われました。私は仲間外れにされて、皆が私に反対してくるようになりました。私はもう学校に行きたくありません。学校はとても危険な場所になってしまったように感じます。男の子たちのグループの脇を通りすぎると、学校にいた時のような気分になり、その子たちが何か言うのではないかと心配になります」

「私は上司からパワハラにあいました。その上司と私の同僚が何かひそひそと話していました。一緒に昼食に出かけてしまい、私は誘われませんでした。私も加わろうとすると、ふたりは冗談を言い合って笑い、私を馬鹿にしたように見つめました。私はとても惨めで馬鹿馬鹿しく感じました。上司は私とふたりだけで話し合いの場を持ち、私の性格、能力、業績を非難してきました。上司が私に何かするように命じ、そして私の仕事ぶりを非難し、もう二度と私に仕事を頼まないと言おうとしました。私はひどく不安になり、職場を離れると、もう二度と戻るのは嫌でした」

どれほど長い年月が経とうが、学校時代のいじめっ子について忘れないはずだ。必死になって避けようとした子（いじめっ子）。弱い子を見つけて、その人生を惨めなものにした子ども。あなたの人生をおそらく惨めにした子ども。そのような記憶は長く続く。その体験から逃れられない者もいる。いじめは学校時代にとどまらない。全体的には、職場では少なくとも一〇人に一人がいじめにあい、その率が五人に一人というものもある。

いじめは、勝つことができない相手から犠牲者が辱めを受けるというあからさまで残忍な関係を築き上げる。予想されるように、精神保健に及ぼすその影響はきわめて重大である。不安、抑うつ、自殺念慮、PTSDなどが生じる。これらすべてがいじめと関連していることは明らかである。これはまたパラノイアにも重要な要因であることがわかる。ナポリ大学のジェナーロ・カトーネ（Gennaro Catone）主導の研究において、私たちはイギリスの二〇〇〇年と二〇〇七年のAPMSのデータを分析した。これは一般人口の一万六〇〇〇人が対象だった。両調査において、児童期あるいは成人期にいじめにあった者は、精神病に一般的な重症の被害妄想を呈する傾向が高かった。前述したように、APMSのような横断的調査は因果関係を検知するようには作られておらず、単に両者の関連を示すばかりである。しかし、二〇〇〇年のAPMSでは、元の対象の一部は一八か月間にわたって追跡調査された。追跡調査の結果、いじめとパラノイアの間に単なる関係があったばかりでなく、いじめは将来のパラノイアを予測した。実際、いじめは将来パラノイアを発症する危険が二倍高かった。いじめが自己脆弱感を容易に増長させることを考えると、これは驚くべきことではない。もしもこの人物が私に向かって冷酷に振る舞うのであれば、他者が同じことをするのを防ぐには何をしなければならないかと考えるのは容易だろう。

表面上は、偶然の悪意が幸福感を破壊し、自身や他者に対する認識を歪曲するという意味で、いじめは完璧な一例である。しかし、実際には少なくともある例では、その機会は予想以上に強くはない。いじめを受けることと、それによって引き起こされるパラノイアの間には部分的には遺伝子が原因であると、バークベック脳と認知発達センター（Birkbeck's Centre for Brain and Cognitive Development）のアンジェリカ・ロナルド（Angelica Ronald: 以下ジェリと呼ぶ）は示唆している。イングランドとウェールズに一九九四年から一九九六年までに生まれた双生児早期発達研究（Twins Early Development Study: TEDS）の約五〇〇〇人の双生児に関するデータをジェリは分析した。二卵性双生児と一卵性双生児の差のおかげで、ジェリのような双生児研究は遺伝学的影響を検討するうえで有力な方法である。二卵性双生児は、別々の精子によって別々の卵子が受精することから発育してくる。一般的な兄弟姉妹と同様に、二卵性双生児はそれぞれの遺伝子の五〇パーセントを共有する。しかし、一卵性双生児は、まったく同じDNAを持つ。すなわち、一卵性双生児はひとつの卵がひとつの精子によって受精し、それが分裂して二つの個体になる。もしも心理的問題の率が二卵性双生児よりも一卵性双生児で高いのであれば、これは遺伝子が原因であると合理的に判定できる。

TEDSのデータを検討して、ジェリは小児期のいじめとその後のパラノイアの間に中等度の関連を発見した。いじめを受けた場合は、その後パラノイアを呈する可能性は高いとした。これは驚くべきことではない。さらに注目すべきは、いじめを受けることと将来パラノイアを呈することの双方に遺伝子が関与している可能性があることだった。いじめでは三五パーセントに、パラノイアの事例では五二パーセントに遺伝が関与していた。しかし、もっとも興味深い点は、いじめを受けることと将来パラノイアを呈することの関係は共通の遺伝的影響でほとんど完全に説明できることであった。言い換えると、いじめを受けることと将来パラノイアを呈することの双方の危険を高める遺伝的傾向が存在する。

この遺伝の数字は何を意味しているのだろうか？　いじめを受けやすい人の三五パーセントは遺伝子の結果であるという意味ではないのだろうか？　むしろ、一般人口において脆弱性のレベルにおそらく三五パーセントの差があるということを示している。成人の人口で身長が五フィートから六フィートの範囲にあり、身長に遺伝子が一〇パーセント関与している。人の身長を決定するにあたって遺伝子が実際に何ら関与していないという国というのを想像してみるとよい。人の身長は多くは環境的な原因により変わり得ると思われる。そこで、遺伝子については、何か他のことを念頭に置かなければならない。この仮定の国では、首相は五フィート一一インチで、その妻はちょうど五フィートとしてみよう。このふたりの一一インチの差の割合を遺伝的要因にどうやって関連させることができるだろうか？　それを決める方法はない。全か無か、あるいはその両者のどこかの点かであるだろう。遺伝的数字は個人について何も語っていない。それが示しているのは一般人口レベルのパターンに過ぎない。

たしかにこれはひとつの研究に過ぎないが、ある子どもは他の子どもよりもいじめを受けやすくて、その後、パラノイアを呈する可能性が高いことを示しているようだ。その理由は部分的には遺伝に求められる。人生の経験は遺伝的要素によって影響を受けるという、遺伝・環境関連について明らかになっている。それでは、どういった遺伝要因がいじめに関与しているのだろうか？　ひとつはパーソナリティであるだろう。ほとんどの人にとって、パーソナリティはとても安定している。少なくとも成人になるまでには、それほど大きく変化しないようになる。では、その安定性がどの程度遺伝に関連し得るのだろうか？　パーソナリティは本質的にはDNAによって決定される生物学的要因の産物であると主張する科学者がいる。たとえば、外向性のレベルは神経系の機能によるものであると、ハンス・アイゼンク（Hans Eysenck）は考えた。たしかに非常に外交的な人は比較的生理的感受性が低い。それが何を意味するかというと、そのような人は、激しいスポーツや登山といった強い感覚刺激を求める傾向にある（専門のスポーツ選手や登山家はきわめて外交的であることを研究が示唆している）。一方、内向性の高い人はあまり強い刺激を求めず、冒険をそれほど好まない。すべての人がこのパーソナリティについての生物学的説明によく当てはまるわけではない。しかし、現在、パーソナリティに遺伝が関与するのはおよそ四〇〜五〇パーセントだろうと考えるのが妥当だろう。そして、いじめについては、内向的で、不安で、自信がないような子どもがとくに危険が高いだろう。同様に、パラノイアを呈しやすい人にも同じような傾向がある。

もちろん、パーソナリティは、遺伝子がいじめを受ける脆弱性を高める唯一の説明にはならない。二〇一六年に国連児童基金（United Nations International Children's Emergency Fund: UNICEF）は世界中の一八か国で一〇万人の若者について調査した。三分の二がいじめの犠牲者であると報告した。若者の四分の一は身体的外観によっていじめの対象にされたと述べた（他の研究もこれがいじめの原因のひとつであると明らかにした）。四分の一は人種や国籍のためにいじめられたとした。（たとえば、移民してきた子どもはとくに危険が高い。）他の二五パーセントは性別や性的志向のためにいじめの対象とされたと感じた。ＬＧＢＴ（レズビアン、ゲイ、バイセクシャル、トランスジェンダー）の子どもはとくにひどいハラスメントをしばしば受けている。たとえば、ニュージーランドの研究では、レズビアン、ゲイ、両性愛の生徒は異性愛の若者に比べて三倍いじめを受けていて、トランスジェンダーの生徒では五倍であった。このすべての事例では、いじめに認めたのは、明らかな差に対する罰である。差別を受けている人はパラノイア思考を呈する可能性もより高いことを示す他の客観的証拠と、これは合致する。身体的外観、人種、性別などに及ぼす正確な遺伝的影響はさまざまであるのだが、これが一般的に重要な影響を及ぼしていることに疑いはない。

いじめとパラノイアの関連についてさらに客観的証拠を明らかにしたのは、臨床心理士ジェシカ・バード（Jessica Bird）（当時、私が指導していた博士課程の大学院生であった）の研究だった。二〇一九年に、ジェシカはレスターシャー州の彼女が卒業した中学校に行き、一一歳から一五歳の八〇〇人の生徒のデータを集めた。残念なことに、パラノイアはおどろくほど広く認められた。たとえば、三二パーセントの生徒は見知らぬ人から何かをされるのではないかといつも怖れていた。三〇パーセントは少なくとも週に二回は他の人々が自分にあえて嘘をつくと考えていた。四分の一は学校でしばしば自分が除け者にされようとしていると疑っていた。二三パーセントはいつも襲われると信じていて、五人に一人はどこに行っても危険を感じると述べた。私たちの知る限り、このグループに特別なことは何もなかった。レスターシャー州の中学校はおそらくイギリスのどの学校とも大差はないだろう。子どもは子どもなのだろう。

このようなパラノイア思考を報告したティーンエイジャーは以前にいじめを受けたことがあると言う傾向が高かった。しかし、いじめの犠牲になったことは、パラノイアに関連するいくつもの不幸な経験のひとつに過ぎなかった。彼らには睡眠の問題もあった。自分の身体イメージについても心配していた。確固たる友人関係を築くのにも苦労していた。基本的に彼らは少なくとも何らかの程度抑うつ的で、不安が強かった。こういった情緒的な問題のために、パラノイアを含めて他の問題を抱えやすかった。これは成人にも共通して認められ、抑うつ気分が不信を産み出す。(この点については第8章で詳しく取り上げる。)世界は荒涼として危険な場所に見えてくる。ところが、回復力は紙のように薄く感じられる。

成人ではパラノイアの全般的な率は男女で同様である。しかし、重要な差異がある。女性に比べて、男性のほうが重度の猜疑心を訴えやすい(たとえば、「過去一年間に、あるグループの人々があなたに深刻な危害や外傷を負わせる陰謀を企んでいると感じたことがありましたか?」)。一方、女性は比較的中等度のパラノイアの率が男性より高い(「過去一年間に、人々があなたに敵対していると感じたことがありましたか?」)。しかし、レスターシャー州のティーンエイジャーでは、パラノイアは女子でとくに急性だった。これは驚くべきことではなかった。男子に比べて、女子のほうが対人関係で不安に満ちていて、仲間外れにされることを心配し、他者を信頼できない。人生において思春期ほど対人関係が重要であるのに、それをうまく保つのが難しい時期はないだろう。不安や抑うつの率は思春期の男子よりも女子に一般的であり、二倍高いと示唆する研究もある。

次に、女性がしばしばその対象となるハラスメントや暴力の問題がある。この話題に関しては莫大なデータから数例を見ると、二〇二一年のイギリス議員連盟(All-Party Parliamentary Group: APPG)が国連女性に関する報告に提出したデータでは、イギリスの女性の七一パーセントが公の場で何らかの形の性的ハラスメントを経験したという。一八歳~二四歳の女性では、その率は八六パーセントに上る。この若い女性では、いかなるハラスメントも受けたことがないというのはわずかに三パーセントだった。アメリカでは、五人に一人以上の女性が人生のある時期に強姦あるいは強姦未遂を経験したと報告した。彼女らの八〇パーセントは二五歳以下でこのような経験が起きていた。四三パーセントの女性は強姦、性的強制、不同意の性的接触といった性的暴行を経験していた。このような統計を考えると、レスターシャー州のティーンエイジャーの中で、見知らぬ人が自分に危害を加えるのではないかというパラノイア思考がもっとも多く認められた理由を見て取るのは難しくない。

「奴らに私は殺される」

特有の性的ハラスメントや暴力が若い女性の世界観にどのような影響を及ぼすのかは、私たちの地域の国民健康保険病院の精神保健サービスを利用した一一歳から一七歳の思春期の一二人とジェシカの会話が十分に示している。一二人（男子三人、女子九人）はパラノイアの重症度が高く、大規模研究で評価した三〇〇人の中から選ばれた。

この三〇〇人の若者の多くは不安症やうつ病のために受診した。しかし、彼らは重度のパラノイアも呈していた。半数以上が他者は意図的に嘘をつくと考えていた。四〇パーセント以上は見知らぬ人を怖れていた。三五パーセントは自分の身の回りはどこも安全ではないと感じていた。全般的に、率はレスターシャー州の生徒の群よりも二倍高かった。しかし、パラノイアは臨床録には問題として記録されておらず、たった一人だけがその恐怖心をセラピストと話しあっていた。注目すべきもう一点は、過度の不信感が幅広く存在していて、他の心理的問題に関連しているか、精神保健の専門家の間でさえ真に理解されていないということである。

オックスフォードシャー州でも、パラノイアは男子に比べて女子に多かった。四一パーセントの女子が少なくとも中等度の高さのパラノイアを報告したが、男子ではその率は「わずかに」が二四パーセントであった。ここでも自分の安全に関する恐怖心が大きく姿を現した。実際、私たちが面接した若者のうち少なくとも一二人に一人が、他者、とくに見知らぬ人が自分に身体的な危害を加えると心配していた。全体のうちの一〇人は自分が誘拐されるのではないかと恐れていた。九人の女子のうち五人は男性から性的暴行を受けるのではないかと恐れていた。

ニュースでいつもいろいろなことを聞きますし、最近ではたくさんのことが起きています。母はいつも注意するし、祖父や祖母もいつも気をつけるようにと言います。だから、そんなことを考えないほうが難しいです。私は女の子だからとくにそうです。私は性差別をしたりはしないけれど、女子のほうが暴行などの的にされやすいのです。（クロエ、一四歳）

私は男の人を信じません……男の人があまりにも近づいてくると、「大変だ、あの人たちが私を連れ去ろうとしている、誘拐しようとしている、何かを企んでいる、奴らに殺されてしまう」などと考えてしまうのです。（ケイティ、一六歳）

女性はつねに性的暴行の被害を受けやすいのだが、身体的暴行となると、若い男性も同様であり、おそらくとくにその危険が高い点に注目する必要がある。したがって、程度は低いかもしれないが男子においてもパラノイアの懸念はあるだろう。たとえば、イギリスの国家統計局（Office for National Statistics: ONS）は二〇二二年に、女性に比べて、男性は暴力の犠牲になりがちであると報告した（男性では二・二パーセント、女性では一・六パーセント）。ただし、家庭内暴力は有意に過少報告されている点に留意すべきである。若者は年長者に比べて大きな危険を受ける傾向が高い。ＯＮＳの調査では、暴力的犯罪については、一八歳から二四歳では三パーセント、二五歳から三四歳では二・九パーセント、六五歳から七四歳では〇・六パーセントと報告されている。

年齢を重ねるにつれて、若い頃に思っていたほど、世界はいつも平穏ではないと気づき始める。一六歳のソフィーは次のように述べた。「そうね、私が育った世界は、安全な何かではなかったのです。自分を守ることができないだろうから、いつも注意していなければなりませんでした……とても怖かった。というのも、だんだん大きくなっていって、自分の力で物事に立ち向かっていかなければならないと分かっているけれど、どうやって立ち向かえばよいのかまったくわかりません」。クロエのように、家族、友達、メディアから得た教訓のひとつは、男は激しやすく、不快で、身体的に危険であり、女性はとくに傷つきやすいというのだ。やはり一六歳のメーガンも「いろいろな男が私にすり寄ってきて、私は自分が売春婦のように感じたり、見えたりするので、自分のことを汚らしく感じることがあります」と述べた。したがって、とくに女子は場にふさわしいような行動に修正しなければならないと理解するようになる。どこに行くか、誰と一緒に行くか、そこにいる間はどのように振る舞うか（着る服にまで気を配る）といった点である。つねに警戒し、他者を疑い、**注意深くしている必要がある**。

ジェシカ・バードが話したオックスフォードシャー州の若者たちは極度の恐怖がもたらす被害についてひどく警戒していた。

> 私はまだ一五歳なのだから、友達と外出ができて、楽しむことができて当然です。私は誘拐されたり、殺されたり、何か他のことが起きるなどと心配する必要はないはずです。私はまだ幼いし、こんな心配をしながら大きくなるべきではありません。私の人生を楽しむことができて当然です。（ホリー、一五歳）

それほどすてきなことではありません。SNSで誰かと知り合って、パーティーに出かけるとか、一緒に時間を過ごすとか、私はそんなことをするほど人を信頼できません……家にいてとても悲しくなってしまう、外出したい、でも外出するとすぐにパニックになってしまう。だから外出なんてしたくない。（エミリー、一六歳）

たしかにそれは困難ではあるが、挑戦によって、若者は安全を保つのに必要なスキルを発展させ、同時に自らが選択する人生を生きていく力を得ていく。さらに重要であるのは、多くの思春期の人々、そして多くの大人も、危険に曝すような男たちの行動を変化させることができるのだろうか？

本章の最後の言葉をリアノン・ルーシー・コスレットに託すことにしよう。認知行動療法と薬物療法を数か月間受けて、コスレットのパラノイアとPTSDは軽快した。

私はふたたび外出するようになった。飛行機にも乗る。日光浴もする。バーにも行くし、外食もする。ラッシュアワーの地下鉄にも乗る。私はもはや、死を怖れつつ生きながら、永遠に続くような恐怖を止めるために迫りくる自動車の前に身を投げたいと思うような、相矛盾した気持ちで生きることはしない。これはまるで奇跡のようだ。

第6章　血の中に？

「子どもたち全員です。少なくともほとんど全員です。とくにティーンエイジャーたちです。あいつらは私が嫌いだから、私に逆らってきます」

六〇歳のマイケル・アレンは結婚していて、成人の子どもが数人あり、保険会社で非常勤社員として働いていた。（私がまだ精神医学研究所に勤務していた頃）ロンドンの南部クロイドンにある国民健康保険クリニックで私たちは毎週面接した。面接の最中に、マイケルは診察室を神経質そうに見まわした。まるで、今にも何か面倒なことが起きそうに感じていて、逃げ道を探そうとしているかのようだった。

「彼らはどうやってあなたに逆らおうとするのですか？」

「私を怒鳴りつけたり、笑ったりします。歩道から道路へ突き落そうとすることもあります」

「最近の例を教えてください」

「今朝のことです。先生のところに来るバスの中でした」

「何が起きましたか？」

「私はバスの一階の前方に座っていました。二階に上がるのも、後方の席に座るのも好きではありません。

あの連中が私をからかってくるのが聞こえたからです。何がおかしいのかわかりません。奴らはゲラゲラ笑って、叫んで、一体何がおかしいのやら。もう慣れっこになっています。でも、ひどく気に障ります」

「どうして彼らはあなたを笑っていると考えましたか？　他の説明もできるのではないでしょうか？」

「そうですね」。彼はおずおずとした、しかしきっとした笑みを浮かべた。「でも、私は知っています。ええ、わかっています」

「若者たちがなぜあなたをからかうのだと思いますか？」

彼は一瞬間を置き、もう一度、部屋を見回した。

「わかりません。おそらく私はいいカモなのでしょう。あるいは誰かが私に呪いをかけたのかもしれません。私は難しい子どもでした。少々手がかかりました。あまり愛想もよくないこともありました。だからそのことで罰を受けているのでしょう」

私と出会うまでに、アレン氏は三〇年間にわたって妄想を抱いていた。当時、彼の不信感は地域の若者に焦点を当てられていた。近所の人が彼の家に監視装置を設置し、嫌がらせをしてくるとも信じていた。妻も家族も彼が勘違いしていると思っていた。彼なりの解釈を支持する客観的な事実はないと、彼らは考えていた。しかし、それでもアレン氏は自分が絶対に迫害されていると確信していた。初回面接で、私は彼にそれをどの程度確信しているのか、〇から一〇〇パーセントの尺度で測るように依頼した。何の躊躇《ためら》いもなく、はっきりと頷き、「一〇〇パーセント」と答えた。

アレン氏はひっきりなしに恐怖感を覚えていた。つねに恐怖に脅え、囚われていた。「恐怖がふと頭に浮かびます。私がテレビを見ていたり、料理をしていたり、寝ようとしたりすると、ふと浮かび上がってきます。それを抑えることができません。それが私を支配しています」

「その恐怖心のためにあなたは不快に感じていると、私は思いますが」

「ひどいものです。胃がムカムカします。悲しいです。泣きたいような気持ちです」

　彼は自宅にいる時だけ安全に感じるので、妻と一緒でなければ外出するのを徐々に避けるようになった。「私はまるで囚人のようです」と彼は私に言った。「でも他に私は何ができるでしょうか?」。出勤がとても大変だった。そのうち仕事にも行けなくなるだろう。そこで、さらに心配の種が増したのは、失業してしまうのではないかという怖れだった。「そうしたら、私に何が起きるでしょうか？　この歳で、私の職歴では、もう二度と仕事は見つけられません」。他者との交際も稀である。「あまり外出しなければ、すぐに忘れられてしまいます。友達も離れていってしまうでしょう。でも、私は彼らを非難できません。誰も私のような人間と付き合いたいと思いません」。最悪なのは、長年にわたり妻に「重荷」を負わせてきたという罪責感に圧倒されていることだった。「妻には辛い思いをさせています。もっとよい暮らしをして当然です。妻にはごく普通の生活をする権利があります。それが私の心を萎えさせてしまうのです」

　アレン氏が述べている孤立感は精神病患者にはよく認められる。私が診察する患者の多くは未婚である。多くの人は援助を求めようとしても、せいぜい、ごくわずかな社会的ネットワーク（一般的には家族）しかない。最初の精神病エピソードを呈した人にも、この状況はしばしば当てはまる。たとえば、オリバー・ズュンダーマン（Oliver Sündermann）が実施した研究では、南ロンドンで初発の精神病を治療された人の三分の一は思考や感情を打ち明けられる人がいなかったと述べている。これはけっして例外ではない。新たに精神病と診断された人は、一般人口と比べて、相談相手がいない傾向は七倍高いと示唆する他の研究もある。ほとんど男性の若者であったが、平均して、週に四回しか友達や家族に会っていなかったと、ズュンダーマンの被検者は述べた。すべての人が多くの対人関係を必要としているのではなく、もちろん、量よりもその質が重要である。ズュンダーマンの研究の対象者はつねに孤独に感じていて、精神科的問題が生じると、さらに孤独感が強まっていった。

妻への心配の中に、アレン氏はもうひとつ精神病の典型的な影響を呈していた。自分の世話をしてくれる人への心配である。アンドレス・エストラーデ（Andrés Estradé）とジュリアナ・オンウメレ（Juliana Onwumere）による研究やテレンス・マッキャン（Terence McCann）らの別のオーストラリアでの研究でも同様の声を聞くことができる。ほとんどの場合、世話をする人の役割は、身近な人、しばしば両親や配偶者である。誰もが診断がもたらす大騒動への心の準備ができていない。「彼女が成長する間の年月、健康で幸せな娘が統合失調症で何もできなくなるのを目にするなどというショックや悲惨な状況に対する心の準備などできていませんでした……私たちはそもそも統合失調症について何も知りませんでした。ほとんど何の準備もできていなかったのです」。愛する人に何が起きているのか理解しようと必死になって試みて、世話をしている人は罪責感に圧倒される。「私は自分を責めました。誰かを非難できるものならば、そうしたかった」。まるでまったく見知らぬ人と暮らしているかのように感じる。「かつては魅力的で、自信に満ち、親切で、物分かりがよく、皆の人気者だったのに、世捨て人のようになり、ふくれっ面で、妄想を『ブツブツ』言うようになってしまいました」。喪失感は強い。「誰かが亡くなったというのならば、悲哀感は苦痛が強くても、いずれ平穏とか受容という感覚も生じます。しかし、まだ生きている者を喪失したという感覚、実際にそこに存在しているのに、もはや近づくことができないという感覚は、とんでもないほどの苦痛を伴います」。その人物は一体どこに行ってしまったのだろうか？　もしもできるならば、帰ってくることはできるだろうか？　「シンディが私を見つめて、私がきれいだとか、私の洋服が素敵だとか言ってくれた時のことをとても大切にしています……」。これは「本当の」シンディ、私の可愛くて、思いやりがあって、面白くて、賢い娘が話しているのだ。

精神病の人と同様、世話をしている人も世界が劇的に変化したと感じている。「まず明らかに変化したのは私たちの社会生活でした。友達や身内と一緒の時に、夫は彼らが陰謀を企てていると聞こえたと思いこみ、彼らを困惑させるような言葉を言うのです……そして、ほとんどの友達が去っていきました」。孤独になっていくことをしばしば感じるようになる。「精神病の問題という新しい状況で、愛情も支えもなくしました。どこに助けを求めたらよいかわかりませんでした。この重荷をわかってもらえる人もいませんでした。精神病の問題はすべてが、不思議で、予測できず、怖ろしかったです」。さらに疲労困憊する。「身体的、感情的、精神的にひどく緊張を強いられます。それがもたらすストレスはあまりにも大きいです」

精神病の人が必要としている保健サービスを求めようとしないために、事態はさらに複雑になっていく。「私はすべてに不満で、疲れ果ててしまいました。ただ、特定の人を非難することはできません。システム全体の問題です……誰かが何かをする前に、最低限のことをしなければならないとは、私は本当に考えませんでした」。彼らが耳を傾けてほしい、愛する人の治療の手助けとなるような専門家の指導がほしいと思っている時に、「私は多くの時間をかけて、一歩一歩苦しみながら学んできました。もしも、そんなことをしないで、誰かが私の夫の病気を理解するのを助けてくれたならばよかったです。もしも、逃れられない悪循環に陥る前に、自分の弱さに気づくことができていたならば、多くの苦痛を避けることができたでしょう」

ほぼ毎日、私のもとに精神病患者の世話をしている人から連絡が来て、自分自身と愛する人の双方にどのようにしたら援助が得られるか、あるいは家族が治療を拒否した場合にどこに行けばよいのかと質問される。パラノイアのために、自分の世話をしてくれる人が味方ではなくて、脅威ととらえている時には、状況はさらに複雑になることもある。愛する人が自分に敵対してくるように思える時はどうすればよいのだろうか？　愛する人を監視しているとか、他者に引き渡そうとしているとか、食物に密かに薬を混ぜているとか疑っているとしたら、どうしたらよいのだろうか？　しかし、世話をしてくれる人の愛情と支持は患者にとって多くをもたらすことに疑いはない。「私の家族は私の最高の財産であり、私の人生のもっとも重要な側面です。家族は私のことをよく知っていて、全面的に受け入れてくれます。病気の時にも支えてくれて、自力で『正常な生活』に戻れるように支えてくれています」

不信は遺伝か？

アレン氏は厳しい子ども時代を耐えてきた。両親は貧しいながらも六人の子どもを必死で育てた。「両親は苦労しました。いつもいくつもの仕事をしていました。父も母もです。でも、大丈夫でした。ご承知のように、子どもは子ども同士で面倒を見ます。何も変わりはなかったです。誰も非難できません。いつものことでした。不満はなかったです」。しかし、事態はおそらくそれほどよくはなかった。子ども達は両親から払ってもらえるはずの関心が欠けていた。「あまり両親の姿を見ませんでした。というのもいつも外で働いていたからです。たまに家にいても、疲れ果てていました。会話はあまりというか、全然ありませんでした」。アレン氏は放っておかれ、自分の人生に無関心な世界の世捨て人のように感じていたに違いないと、私は想像する。このような幼少期の逆境が、後年のパラノイアの下地になったのだろうか？　遺伝子で受け継がれた脆弱性にまでさらに遡らなければならないのだろうか？　もしもあるとするならば、遺伝子は不信のどの部分に役割を果たしているのだろうか？　パラノイアは単に人生の経験の産物だろうか？

重症の精神障害は主として生物学的起源を持つという数世紀にわたる古い概念がある。すなわち、精神障害は脳の欠陥、障害、あるいは疾患の結果であるというのだ。これは精神保健に関してしばしば優勢な概念であり、現在でも強い影響力を持つ。ＤＮＡが発見されるはるか以前に、「脳の脆弱性」が親から子へと伝達されると主張する者がいた。一九世紀末には、この概念はとくに優生学者から次のように主張されるようになった。

親の狂気の結果として子どもに遺伝される精神病性神経症はたしかに、身体的特性を有する障害である。てんかん性神経症がやはり身体的起源を持つのと同様である。人間の中には精神に生来の欠陥を有する者がいて、世界中のすべての訓練や教育を施しても、畜生の水準にまでも高めることができないというのは議論の余地のない、絶対的な事実である。邪悪な先祖の影響の結果として、そのような欠陥や、あるいは自然界の歪曲として生まれてきた者は、世界中のいかなる介護をもってしても、邪悪な人間、犯罪者、狂人になることを予防できない……誰もこの組織の暴虐から逃れられない。誰もこの存在に備わっている運命から逃れることはできない。

これはイギリスの代表的な精神科医ヘンリー・モーズレイ（Henry Maudsley）が一八七三年に書いたものである。（モーズレイは「ロンドン郡議会を説得し、三万ポンドの寄付で精神病の初期治療のための病院を建設した」。その病院はようやく一九二三年に開院し、私も長年そこに勤務した。開院は、モーズレイが最初に郡議会に働きかけてから一六年後であり、彼の死から五年が経っていた。）モーズレイは精神科治療を精力的に主導し、影響力のある数多くの本を出版し、医学教育に精神保健の義務過程を含めることを提案し、それに成功し、精神科看護師の全国的な研修制度を導入した。しかし、治療を受けやすくしようという彼の決意も、精神保健問題の原因に関する当時の絶望的な運命論に沿ったものであった。このような概念はモーズレイだけではなく、ビクトリア朝の社会で優勢だった。聖書の預言者のように、ラグビー校校長トーマス・アーノルド（Thomas Arnold）は次のように述べた。「父の罪は血の頽廃の中で実際に子に伝わるというのは、我々には変えることができない神意の法である」。精神病への傾向が遺伝した人は医師によってケアされるべきだとモーズレイは考えた。思慮分別のある配偶者を選ぶことによって、子どもが同じ運命をたどる機会を減らすことができるだろうというのだ。しかし、「病気の素質」が家系で持続するのであるならば、結局、自然が介入するだろう。子孫は子どもを産む能力を失うようになり、「人種の永遠の退化」は避けられるとされた。

重症の心理的問題はしばしばその起源が生物学的なものであるとされていたことは、勃興しつつあった科学としての精神医学の基本概念であった。第3章で解説したように、神経症（たとえば、不安や抑うつ）と精神病の両者を識別した。神経症は人生の経験によって引き起こされる心理的問題と見なされたのを、読者は覚えているだろう。精神病は生物学的疾患の結果と理解されていた。カール・ヤスパース（Karl Jaspers）は一九一三年の著書で、神経症と精神病を誤診しないように精神科医に警鐘を発した。

病的症状は玉葱のように層をなす。変性症状……もっとも外側の層をなし、内に進むにつれて過程症状（統合失調症）となり、最後のもっとも内側の層が器質的な基盤のある症状である。患者を診察する過程で達するもっとも深い層が決定的である。当初ヒステリーの症例と思われたのが多発性硬化症だったり、神経衰弱の疑いが実際には進行麻痺であったり、メランコリー型うつ病が生物学的過程であることが明らかになったりする。

すでに述べたように、パラノイアは精神病症状と見なされ、したがって、身体的基盤のある疾患の結果であると考えられていた。

心理学的現象に関する生物学的解釈の勢いは実際には消え去ることはけっしてなかった。しかし、現代の遺伝子科学の到来（そして一九七〇年代のCTスキャンの発達）によって生物学的精神医学はその勢いをはるかに増していった。ヒトゲノムのマッピングは二〇〇三年に完成した。身体疾患に関与する数百の遺伝子が同定された。しかし、心理的障害に関する進歩ははるかに遅い。たとえば、数種の明確な遺伝子がうつ病や不安障害を引き起こすと実際に信じている者はいない。現実ははるかに複雑であるのだ。しかし、ほとんどの心理的特徴と同様に、精神障害においても遺伝子が何らかの役割を果たしていることは明らかである。たとえば、うつ病では遺伝は約四〇パーセントが関与すると推定されている。不安症でもその率は同程度である。摂食症では遺伝は約五〇パーセントである。アルコール依存症では六〇パーセントほどとなる。ある人物のうつ病の四〇パーセントがかならずしも遺伝子に起源があるという意味ではないことに注目すべきである。むしろこれが示唆しているのは、たとえば、イギリス全土でうつ病の重症度に四〇パーセントの差があるのが遺伝によるものであるということだ。遺伝は個人に関しては何も示していない。これが明らかにするのは全人口レベルのパターンである。

数年前、私は大学の委員会で、著名な遺伝学者のロバート・プロミン（Robert Plomin）の隣に座った。休憩時間中に、遺伝子がパラノイアに関与しているかどうか興味があると、私は彼に話しかけた。長年にわたって、統合失調症の遺伝学的研究が行われてきたが、私はとくにパラノイアについて知りたかった。人間はどの程度「自然に」不信感に陥るのか私は興味があった。これは共同研究の可能性をほのめかす私なりの巧妙な試みであった。幸い、ロバートはごく自然に興味を示した。「やってみよう」と彼は言い、彼の以前の博士課程の大学院生で、当時はバーベック脳と認知発達センターの新進気鋭の研究者であるジェリ・ロナルド（Geli Ronald）に紹介してくれた。

ジェリを主任研究者として、ロバートの双生児早期発達研究（Twins Early Development Study: TEDS）に参加したイングランドとウェールズの五〇五九組の思春期の双生児に関して、私たちは精神病的体験について分析した。パラノイアの遺伝率は五〇パーセントであることが明らかになった。これは統合失調症の診断に比べて有意に低い。統合失調症の遺伝は約80パーセントである。しかし、パラノイアの遺伝率は不安症と同程度である。（パラノイアと不安の間に共通点があることを考えると、単なる偶然の一致ではないだろう。）驚くべきことにTEDSでは、パラノイアの重症度には遺伝とは関係がなかった。臨床的な被害妄想を引き起こす手助けとなる同じ遺伝子が、日常的な不信でもある役割を果たしている可能性がある。たとえば、これは他の精神保健の問題と同様に、パラノイアにもスペクトルがあるという考えを支持していた。統合失調症と診断された人が呈するパラノイアは、単に日常生活の不信感の極端な例である。原因、そして問題を引き続かせる要因は、本質的に同様である。

ジェリはいくつかの可能性のある遺伝子を同定したが、どの遺伝子がパラノイアに関与しているのかまだ明らかではない。しかし、他の心理的問題と同様に、全体像が徐々に明らかにされれば、多くの遺伝子が関与していることを明らかにできそうである。一つひとつの影響は小さいだろう。しかし、多遺伝子が相互に関与すると、全体的な関与は決定的なものになり得る。しかし、パラノイアの重症度の差が、五〇パーセントが遺伝子によるものだとすると、他の五〇パーセントについてはどうだろうか？　もっとも簡単な答えは、環境的要因の結果である。この状況での環境とは実に広い意味であり、概念の生じた瞬間からありとあらゆるものが含まれる。しかし、パラノイアについて言えば、ある種の経験がとくに決定的であるように思われる。ストックホルムのカロリンスカ研究所のマーク・テイラー（Mark Taylor）の研究では、TEDSのデータに戻って、とくに次の五つの影響について検討した。すなわち、いじめ、大麻使用、タバコ使用、否定的な人生の出来事（例：失恋、犯罪の被害）、低出生体重についてである。前章を読んでいれば、いじめや暴力犯罪の打撃についての知見に驚かないだろう。しかし、これらの人生の経験の五つ全部が実際には、パラノイアを引き起こす遺伝子よりも重要であった。（大麻とタバコについては後の章で取り上げるが、低出生体重に関しては、パラノイアとの関連は出産時の合併症に求められるかもしれない。かならずしも低出生体重児とならないこともあるのだが、脳の発達に影響を及ぼすかもしれない。）スウェーデンで実施された小児思春期双生児研究の六四三五組のデータを検討したところ、同様の結果が得られた。パラノイアの遺伝的感受性の高い者がいる。しかし、猜疑心を引き起こす人生の出来事がなければ、パラノイアへの傾向は明らかにならないかもしれない（これは遺伝・環境の相互関係と呼ばれる）。一方、悲惨な人生の出来事が決定的な人もいる。たとえば、子どもの頃ずっといじめられ続けていたならば、パラノイアを呈する可能性は十分に高い。遺伝子構成の役割は比較的小さいだろう。

この箱の下に何があるかな？

「赤ん坊が生まれた時には、人と人を区別できないどころか、人と物の区別もほとんどできない。しかし、一歳の誕生日までには、人を観察するようになる。よく知っている人と知らない人をすぐに区別できるようになるばかりか、知っている人の中から好きな人を選ぶようになる。そのような人は喜んで迎えられ、どこかに行こうとすると追いかけられ、姿が見えなくなると探そうとする。その人がいなくなると不安や苦痛を引き起こし、帰って来ると安心し守られている感じを覚える。このような経験が基礎となって、情緒生活の残りの部分が築かれていく」

ジョン・ボウルビー（John Bowlby）精神科医・心理学者

私たちは子どもが恐怖を両親から学習することを知っている。実際のところ、子どもは親の反応を見て、ある状況においてどのように反応すべきかの手本とする。これはフリーデリーケ・ゲラル（Friederike Gerull）とロナルド・ラピー（Ronald Rapee）の実験においても似たような結果が出た。オーストラリア人のよちよち歩きの子ども三〇人に、口を開けて牙を見せている九〇センチメートルのゴム製のヘビと、黒・緑・紫色のクモを見せた。子どもの母親に「箱の下に何があるかな？」と言って、玩具を示して、恐怖と不快感あるいは幸せな感じを表すように依頼した。後に、ヘビとクモをもう一度子どもたちに見せるが、母親は感情を表さないままでいる。子どもたちは母親が最初に示したのと同じように反応した。母親が意気軒高として、励ますような態度を示すと、子どもも同じように反応した。反対に、母親が恐怖や不快感を示すと、子どももその玩具を避けるようになった。

子どもがいかに巧みに親を手本として行動を学習するかと考えると、不信（結局、不信も不安や恐怖のひとつの形と考えられる）もまた学習されると考えられる。このような教訓も、たとえば、言葉を通して、意図的に伝達されるだろう。あるいは、たまたま観察して伝えられることもあるだろう。しかし、意図的であろうがなかろうが、他者は信頼できない、ずる賢い、危険だと、子どもの頃に教えられると、そういった世界観を拭い去るのは難しいだろう。多くの人々がこの種の世界観とともに育ってきていることを示す兆候がある。

一九九七年にマンハッタンでデンマーク人の女性が逮捕された。彼女の犯行は何だったのだろうか？

彼女と夫がレストランで一杯飲んでいる間、外に一四か月の子どもを乳母車に置いたまま放置した罪だった。アネッテ・サアアンスン（Anette Sørensen）はレストランの窓越しに娘を繰り返し注意して見守っていたと主張した。しかし、警察に通報されて、彼女と夫は子どもを危険に曝したとして逮捕された。サアアンスンは身体検査され、三六時間留置所に拘留された。デンマークではサアアンスンは犠牲者と見なされたが、アメリカでは不注意で怠慢な母親とされたのだ。「学生時代にニューヨークに住んでいたので、もちろん、街中であまり乳母車を見かけないことは知っていました」とサアアンスンはメディアに語った。「でも……私はコペンハーゲンに住んでいて、コペンハーゲンで娘を産みましたし、私もデンマークで育ちました……デンマークではこんな具合に生活しています。アメリカでは人々が恐れおののいて生活していま す。子どもが遊園地で独りで遊ぶのも許されない」

彼女は興味深い点を指摘していた。二〇二一年のイギリスでは、一一歳以下の子どもが誰にも見守られずに外で遊ぶことは一般的に禁止されていた。ところが、その親たちは九歳までに外で遊ぶのを許されていたと報告していた。「以前と比べて、今は過保護になり、子どもの自由を制限する雰囲気が明らかに見て取れる」とリーディング大学の児童心理学教授ヘレン・ドッド（Helen Dodd）は述べた。子どもが前の世代よりも外で遊ぶことが減っているのは問題だろうか？　イギリスの国民健康保険の調査によると、二〇二一～二〇二二年には入学年齢期（四～五歳）の児童の一〇・一パーセントが肥満で、一二・一パーセントが平均体重を超えていた。一〇～一一歳では、二三パーセントが肥満、一四・三パーセントが平均体重を超えていた。この傾向がさらに強まっている。ここにいくつかの要因が働いていることは明らかだが、運動不足のライフスタイルが増えていることがその要因のひとつであるだろう。

さらに、外で遊ぶことは身体的健康だけに重要であるのではない。ヘレン・ドッドが指摘するように、「独力で危険を評価し、対処する能力を発達させる機会を十分に得られないまま、子どもたちが小学校の卒業まで至るのを最近では見かける」。場合によっては、この結果として、かえって子どもが危険に身を曝すことになるとも考えられる。私の考えでは、子どもが過剰な危険の感覚の中で育ってしまい、それに対して反射的な不信感が芽生えてしまうのではないだろうか。実際には、イギリスでは二〇二二年に、半数弱の人（四六パーセント）がほとんどの人を信じられると考えた。アメリカではその率は四〇パーセントに満たなかった。この数字、この恐怖感は、きわめて状況依存的である。たとえば、スウェーデンでは回答者の三分の二が、ノルウェーでは約四分の三が他者を信じられると答えた。（ワールド・トラストの調査によると最近の調査で繰り返し最下位だったのがジンバブエで、ほとんどの人が信じられると感じたのはわずか二パーセントだった。）

次に、犯罪率についての認識を見てみよう。二〇一六年（データの入手可能な最新年）には、イギリスの成人の六〇パーセントが過去一二か月間に犯罪が増加したと考えた。実際には、六パーセント減少していた。アメリカではギャロップの年次調査によると、実際には減少傾向にあるものの、ほぼ毎年ほとんどのアメリカ人が犯罪は増加していると信じている。二〇二二年には、回答者の七八パーセントが全国的に犯罪は増加したと考えた。（正式発表がまだされていないので、アメリカの犯罪数は実際に増加した可能性は残っている。犯罪の認識が現実とはほとんど関係なかったとしても、これはおそらく問題外だろう。）全国的な犯罪率を過大評価する傾向があるばかりでなく、個人的な脆弱性を過大評価する傾向もある。たとえば、イギリスの成人の九パーセントが強盗をひどく心配しているが、これは実際の犯罪率よりも三〇倍高い（二〇一六年三月末までの一年間に強盗の被害者となったのは成人の〇・三パーセントだった）。二〇二二年にはアメリカ人の五六パーセントが一二か月前よりも地域の犯罪が増えたと信じていて、これは一九七二年以来最高だった。四〇パーセントが暴行を怖れていた（前年より七パーセント増）。三六パーセントが自動車運転中に襲われることを怖れていた（前年より七パーセント増）。二九パーセントが殺されるのではないかと心配していた（前年より一二パーセント増）。

他者に対して悲観的にとらえがちな成人は、同じように子どもを育てる傾向にあるだろう。このような人々は、ゲラルとラピーの実験の母親のように、無意識的に不安のモデルとなってしまうのかもしれない。そして、他者から見ると過保護と見えるような子育てをしようとするかもしれない。親の過剰な警戒心はパラノイアの子どもを産むだろうか？　オックスフォード大学の私のチームの優秀な博士課程の大学院生ポピー・ブラウン（Poppy Brown）はこの疑問に答えるために、アメリカ人のティーンエイジャー一万人以上の精神保健に関する大規模評価である二〇一〇年全国重複罹患調査思春期版（National Comorbidity Survey-Adolescents: NCS-A's）の結果を分析した。平均二時間半かかる徹底的な面接であるNCS－A'sの一連の質問に、パラノイアについての短い評価法を含めた。参加者は次のような意見に賛成するかどうか質問された。「人はしばしば陰で私を笑っている」（ひとつの質問ではあまり多く感じないし、より多くの質問のほうが望ましいのだが、実際にはこの特定の質問はパラノイアの程度を測定するのに十分に合理的かつ効果的な方法である。）ポピーは次にオックスフォードシャー州の成人一二八六人について調査を実施して、結果を検証した。

アメリカの参加者の二三パーセントが、そしてイギリスの参加者の一八パーセントがパラノイア思考を報告していた。この種の思考が一般人口でどれほど広く認めるかは今後明らかにすべき疑問である。しかし、とくにアメリカの調査では、自分の親が過保護の傾向が高かったと報告していたことは明らかである。因果関係があるのか、単に関係があるに過ぎないのだろうか？　これらのデータからはこのどちらかを判定する方法はない。こういった研究はまさに第一歩である。しかし、過保護な子育ては子どもに脆弱性の感覚を育んでしまうというのはたしかなようだ。もしも自分が弱々しくても、世界が危険に満ちていないのであれば、両親が私のことをそんなに心配する必要はないのではないだろうか？

しかし、パラノイアについては、他の子育てのほうがより影響力が強いかもしれない。心理的問題はほとんどつねに多くの要因が相互に関係して生じるので、他の要因だけでは十分ではないだろう。そして、もちろん、過度の不信を経験した多くの人でも子育てに問題が生じないこともあるだろう。しかし、イギリスの調査でもアメリカの調査でも、アレン氏のように、冷淡で、愛情の乏しい、虐待の多い子育てを受けた人はパラノイア思考を報告する傾向が高かった。信頼感という点でもっとも有害であったのは、母親の無関心と父親の（言語あるいは身体的）虐待であった。たとえば、パラノイアを報告する率は、言語的虐待（例：「侮辱あるいは悪態、叫び、怒鳴りあるいは悲鳴、殴るとの脅し」）をしばしば経験した人では、そうでない人と比較して、四倍以上高かった。繰り返すが、この種の子育てが子どもにパラノイアを育むことは、ポピー・ブラウンの研究では証明されなかった。この研究が示しているのはむしろ一枚の写真であって、映画や複数の写真ではないので、映画の中のいくつもの要素の関係を測定するよい方法ではなかった。しかし、因果関係はありそうだ。子どもの自尊感情を傷つけ、他者は無関心で敵意に満ちているというメッセージを送る経験を思いつくのは難しい。

ところで、この種の子育ての態度は意外に多いように見えることを忘れてはならない。（「ように見える」というのは、調査参加者の自己報告に基づいて話を進めなければならないからである。彼らの発言についてさらに詳しく尋ねることはできない。）アメリカの調査参加者の二九パーセントが、イギリスでは約一八パーセントが、母親の過保護な子育てを報告した。たとえば、時々あるいはしばしば父親からの言語的虐待があったと報告したのは、アメリカの思春期の一五パーセント、オックスフォードシャー州の思春期の二五パーセントだった。イギリスの群のほぼ一六パーセント（アメリカのティーンエイジャーはわずかに四パーセント）が、父親から時々あるいはしばしば「押しつけられ、胸倉をつかまれ、揺すられ、物を投げられ、叩かれ、殴られた」と述べた。

陰謀論については、子育てに関するアメリカの大規模調査からさらなる客観的証拠を得た。シェフィールド大学の指導的なパラノイア研究者であるリチャード・ベントール（Richard Bentall）と協力して、全国重複罹患調査・追試（National Comorbidity Survey-Replication: NCS-R）の一部として二〇〇一～二〇〇二年に面接した五六四五人のアメリカ人のデータを私は分析した。「世界では多くの出来事の背後に陰謀があると、私は確信している」との意見に、参加者の四分の一を少し超える同意があった。（もちろん、これはトランプ大統領やQアノン(8)よりもはるか前のことであった。）このような人は、産みの両親と暮らしていない、あるいは長期間自宅から離れて暮らしていたといった、破壊的な可能性のある養育を小児期に経験したと報告する傾向が高かった。さらに、自宅でしばしば殴られる、押しつけられる、胸倉をつかまれる、揺さぶられる、物を投げつけられるといった経験を語る傾向も高かった。繰り返すが、こういった経験は、大人は信頼できない、子どもの幸せに自分の願望を押しつける、子どもを傷つけさえするといったことを、子どもに教えることになる。そこから得られる教訓「私は弱々しいし、近くにいる人でさえ私の弱さに平気で付け込んでくる」は残忍なものである。不信が生じたとしても何も不思議ではないだろうか？

(8) 世界規模の秘密結社が世界を裏で支配しており、救世主ドナルド・トランプがこれと密かに戦っているという説。

第7章　「私が疲れているとすべてがうまくいかなくなる」

「……午前三時、忘れ去られた小包は死刑宣告と同様の悲劇的な意味を持つ。治療には効果がない……そして、魂の真の闇夜にいつも午前三時だ。毎日、毎日」

F・スコット・フィッツジェラルド（F. Scott Fitzgerald）
『崩壊（The Crack-Up）』（一九四五）

「睡眠はどうですか？　ほとんどの夜はよく眠れますか？」

アンドリューは頬を膨らませた。

「正直なところあまりよくありません。まったくあまりよくないです」

驚くことはない。アンドリューは疲れているように見えた。私たちがここにいるのは、他者の手で危害を加えられるという彼の恐怖心についてて話しあうためだ。しかし、彼の眼の下には暗いくまがあり、私たちが立ち向かわなければならない別の問題があることも明らかである。

「いつもはどのくらい眠りますか？」

彼は苦笑した。

「十分には眠れません。寝付くまでにひどく長くかかるのが普通です。そして、寝付いても夜のうちに何度も目が覚めてしまいます。私はドキドキして、あれこれと心配になってしまうのです」

「昼寝をしますか？」

「はい」とアンドリューは頷く。「そうはしたくないんですが。わかるでしょう、一日が滅茶苦茶になります。何もできません。もうクタクタです」

「一緒に睡眠を改善していくのはどうでしょうか？」

彼はただちに、そしてきっぱりと答えた。「もちろんです。ぜひそうしたいです」。アンドリューは微笑んだ。「いつから始めますか？」

私がクリニックで治療しているほとんどの人はアンドリューとよく似ている。パラノイアのために私に紹介されてきたのだが、良質な睡眠もとれていない。皆が承知している通り、それもそのはずである。何日か眠れない晩があるだけで気分は落ちこむだろう。おそらく不安になり、ストレスに圧倒され、気分も沈むだろう。日常の決まりきった仕事も大変な苦痛を伴うようになるだろう。患者は睡眠の問題が健康状態に悪影響を及ぼすことをよく承知しているので、だからこそ私たちのFSP治療には睡眠改善のモジュールを含めているのだが、ほとんどの精神保健の専門家は興味深いことにこの自明の事実に取りかかるのにひどく時間がかかる。これは根深い見落としである。

習慣を打ち破る

一九三三年一月、ニューヨーク州立精神科病院の二人の臨床家に不思議な実験が提案された。ジークフリート・キャッツ（Siegfried Katz）とカーニー・ランディス（Carney Landis）のところに二四歳の男性が訪ねてきた（キャッツとランディスは彼をZと呼んだ）。Zの理論では、睡眠は単なる習慣であり、破ることができるというのだ。一週間以上眠らないようにするので、この実験をキャッツとランディスに見届けてほしいという。「一週間眠らずにいたらいつか『元気を取り戻して』、その後は何の苦もなく一日二四時間覚醒したままでいられるようになるだろう」というがZの仮説であった。そうすることで、「人類に利益をもたらすことができるだろう。というのも、Zが提唱する睡眠習慣を破る努力によって、すべての人の人生で三分の一以上の時間を増やすことができる」というのだ。キャッツとランディスはこの実験に参加することに決め、Zは不眠の長旅を約束通り始めた。

Zが覚醒していることを確認するために、精神科医たちはZに「夜警の記録時計と鍵」を渡した。Zは一〇分毎に鍵を回して、時計の中の紙片にその時間を刻印するようにと指示された。一〇日間の実験期間中、Zは計五時間一五分間の昼寝をしたのだが、キャッツとランディスは多くの生理学的・心理学的試験を実施した。Zのタイピングの能力は五日目に下落した。目を傷めて、紙に集中していられなくなったのだ。

キャッツとランディスによると、Zは疲労感を訴えることはなかったという。しかし、三日目までにZは幻覚を呈した。海辺の小屋、浴槽に漬かっている老人、鯨の幻覚が生じた。六日目までに、失見当識が生じた。たとえば、机を水飲み場と間違えたり、自分がどこにいるのかわからなくなってしまった。Zはひどくイライラし、怒りっぽくなり、パラノイアを呈した。実際のところ、二三一時間後に実験が中止された主な理由はZのパラノイアであった。

強制的な覚醒を続けているうちにZはパラノイアを呈し、被害念慮を実験者のひとりに向けるようになっていった。Zは実験者のひとりが自分の人生を悲惨なものにしようとしていると信じるようになり、病的な精神機能として自分の行動を解釈した。このような傾向は覚醒実験の最後の二日間で顕著になり、いつ実験を中止するかを決める主な基礎となった。Zの抗議、動機や行動の誤解はひどく極端で、手に負えないものとなり、実験に関連した時間や注意に囚われていった。実験が終了して六か月後に、Zはまだこの空想上の迫害の体系に部分的には留まっていた。

キャッツとランディスがこの実験を実施しようとしたのは、長期間にわたる断眠が精神や身体に有害であるという考えを検証する絶好の機会ととらえたからである。「しかし、長期間の覚醒が精神疾患や死を引き起こすとは実際のところ医学文献には記録がない」。「どこか風変りな」Zは自ら名乗り出てきた実験用モルモットであった。彼らが観察したことからはZの理論、そしてそれが基礎とする断片的な証拠は誤っていると思われた。Zの「組織の高次機能と精神生活の総体が何らかの程度影響を受けているように見えた」と気づいていたにもかかわらず、キャッツとランディスは次のように断定した。

約一〇日間眠らなくても、生理学的影響や、パーソナリティや精神機能の永遠の変化は実際には起きないと、この事例で示された。……私たちが観察したZに起きたすべての変化は、Zの全般的なパーソナリティや性格という基礎からある意味合理的にとらえ、説明することができる。

このような結論に至るには、もちろん、ある点について選択的に少しばかり見落しがあったからである。どの程度の期間Zのパラノイアが続いたのかわからないが、私はたしかにそれを精神機能の重要な変化ととらえる。キャッツとランディスがしなかったことは、当時のパラノイア思考に関連した意味、あるいは意味が欠けていることについて何かを語っているのかもしれない。あるいは、おそらく彼らはZがずっとパラノイアを呈しやすいと考えていたのかもしれない（もしもそうだとしても、彼らはそのようには述べていないのだが）。

今日では睡眠の重要性、そして充分な睡眠がとれないと引き起こされる不幸な結果について、さらに多くのことがわかっている。それだからこそ、キャッツやランディスの実験は今日では許されるものではない。一九六四年にカリフォルニアの高校生ランディ・ガードナー（Randy Gardner）が打ち立てた二六五時間の断眠世界記録を、将来誰かが破るかもしれない。しかし、その名はギネスには記録されないだろう。長期間の断眠はあまりにも危険で、それを推奨することはできないからである。身体的には、不眠は脳卒中、アルツハイマー病、慢性疼痛、癌、糖尿病、心臓病、不妊、体重増加、肥満、免疫反応の低下の危険を増してしまう。しかし、患者ではなく、むしろ多くの精神保健の専門家が、心理的健康に関して睡眠の重要性を今も過小評価している。睡眠の件が他の心理的問題とともに生じても、それは主に他の問題の結果であるととらえる傾向がある。その結果、それ自体を治療する必要はないと考えられた。たとえば、うつ病、不安症、精神病といった主要な障害を治療すれば、患者は赤ん坊のように熟睡するようになるというのだ。（二〇一三年に出版されたアメリカ精神医学会編『精神障害の診断と統計マニュアル第5版（fifth edition of the Diagnostic and Statistical Manual)』で初めて、「二次的な」睡眠問題を独立した障害として診断し治療すべきだと提唱された。）

アーリアー・レーマン（Aliyah Rehman）、アンドリュー・ガムレイ（Andrew Gumley）と私たちのチームがグラスゴーとオックスフォードシャーで精神病患者を治療しているスタッフについて調査したところ、睡眠についての臨床的態度に関して重要な考えが明らかになった。一一一人が調査に参加し、そのほとんどが精神科看護師と精神科医であったが、臨床心理士、職業訓練士、ソーシャルワーカーも何人か加わった。全員が患者の睡眠の問題について報告し、一般的には不眠（入眠障害や中途覚醒）と過眠（長時間の睡眠）であった。調査の参加者はこのような問題は患者が日中に活動的に機能するのを難しくしていると認識していた。そして、睡眠の問題と精神病症状は相互に関係しているのであって、精神障害が単に睡眠の問題を引き起こしているのではないと、ほぼ全員が考えていたのには勇気づけられる思いがした。

しかし、睡眠の問題を診断して、治療するとなると、事態はそれほど楽観的ではなかった。正式な診断法を用いる臨床家はほとんどいなかった。一般的にはただ患者にどのような眠りか尋ねるだけだった。今では、完全に素晴らしい出発点に立っている。しかし、それでも何が起きているのか焦点を当て、事態をいかに変化させるかを測定するもっとも効果的な方法ではない。（以前は精神病患者が夜通し眠れなかったと訴えても、大袈裟に言っているだけだとして退けられてしまうことも広く知られていた。行動モニター法の発達により、患者の主張がしばしば完全に正確であることが明らかになった。）治療に関しては、ほとんどの臨床家が薬物を使用したり、いわゆる「睡眠衛生」について助言したりする。睡眠衛生の技法（たとえば、寝室は静かで快適な場所にするとか、日中に昼寝をするのを避けるとかいった助言）は多くの人にとって有効だが、それだけでは不眠の治療に有効ではない傾向がある。国立医療技術評価機構（National Insitute for Health and Care Excellence: NICE）が推奨し、睡眠障害に有効であるとされる認知行動療法を実施する臨床家はきわめて少なかった。

「私はここで眠ってしまいます」

「私はベッドに横たわって少しでも眠ろうとして何時間も過ごしたが、さまざまなことが心に浮かんできました。私はよく真夜中に目が覚めたり、ひどく朝早く目が覚めたりしたものです」

私は二〇〇八年に睡眠とパラノイアの関係について調査を始めたのだが、妙なことをしていると感じた人もいたようだ。実際のところ、私は精神医学研究所の上司からキャリアを狭めてしまう（それもよい意味ではなく）可能性があると忠告された。「そんな非特異的なことに首を突っこむべきではない」と助言された。言い換えると、さまざまな障害に認められるが、ある特定の病気を指すわけではない問題に深入りするよりは、なにか特定の障害に焦点を当てるべきだというのだ。私は睡眠の問題についてほとんど何も知らなかった。最近でさえ、臨床研修のプログラムで睡眠の問題についてほんのわずかな関心しか払われていない。しかし、あまりにも多くの患者が睡眠の問題について私に語るので、この「非特異的な問題」は実際にはとても重要であると思われた。

睡眠不足が実際の苦悩を生み、他の心理的問題を悪化させていることに私は疑いを持たなかった。患者はとてつもない疲労感を訴えた。「私はいつも疲れきっています」。ある患者は疲労困憊していて、面接の真っ最中に、「私はこの場で眠りこんでしまいます」と強く訴えた。不眠は患者の感情に大混乱をもたらす。「眠れないと、私はますます神経質になり、心配しました」「私はいつも意地悪になりました」「二、三日眠れないと、私はますますイライラします」「一日中眠気が強くて時間を無駄にしているので、不安に駆られていました」「日中にしたいことに割く十分な時間がありません」「社会生活に影響が出ています」。要するに、「疲れていると、すべてが悪い方向に進んでいく」というのだ。

私がクリニックで目撃したことが現実を真に代表したものであるのか、私は確かめようとし始めた。被害妄想のある人にどれくらいの頻度で睡眠の問題を認めるのだろうか？　そして、一般人口においてはどのようなものだろうか？　不眠と日常のパラノイアの関係はどのようなものだろうか？　これを検証するために、モーズレイ病院で治療されている患者三〇人と、重症の精神障害の既往歴のない地域の成人三〇〇人を募集した。研究の初期ではしばしばそうであるように、研究費はなかった。そこで、私はこの研究を他の研究と関連させて、私が何かに向かっているのか否かを判断するのに役立つ追加のデータを収集することにした。患者群の大多数（八三パーセント）に睡眠不足を発見しても驚かなかった。五〇パーセント以上が臨床水準の不眠を、そのうちの半数以上が最重度の睡眠の問題をきたしていた。それでは、地域の群ではどうだっただろうか？　約三〇パーセントが不眠の症状を呈し、約一〇パーセントは臨床的障害の可能性を示すに十分な評点だった。そして、睡眠の問題とパラノイアの関連はきわめて明らかだった。たとえば、不信感の水準が最高の評点の人では、六〇パーセントが臨床的な不眠の閾値を超えていた。きわめて対照的なことに、パラノイアの評点が非常に低い人が有意に睡眠の問題を報告することはほとんどなかった（わずかに八パーセント）。不眠が重症であればあるほど、パラノイアも重症である。これはおそらく、睡眠の問題が気分に及ぼす悪影響のせいだろう。

二〇〇七年のイギリスの成人精神障害調査（Adult Psychiatric Morbidity Survey: APMS）のデータを分析したところ、同様の結果を得た。第4章で見たように、ＡＰＭＳは精神障害者に焦点を当てているのではなく、イギリスの一般人口を代表する八五八〇人を扱っていた。パラノイアは不眠の人では少なくとも二倍多い傾向を認めることが明らかになった。不眠が重症であるほど、パラノイアも重症であった。たとえば、慢性の不眠を呈した人は六・六パーセントだったが、これはあるグループの人々が自分に重傷を負わす陰謀を企んでいると信じていると報告する率が五倍も高かった。世界的にも同じ傾向が認められた。世界保健機関は二〇〇二年～二〇〇四年の間に世界保健調査を実施し、インドからコートジボワール、デンマーク、ドミニカ共和国に至る世界の七〇か国の成人二六万人を対象とした。平均すると、睡眠の問題がある人はパラノイア思考を報告する率が二倍高かった。

このような一度限りの研究で決定的なことを言えないのは承知しているのだが、これは単なる偶然の一致ではなかったことを私は確信した。しかし、睡眠の問題が実際に不信感を引き起こすという私の直感は、最初のAPMSへの反応を検討して、ますます強まった。調査の最初の面接は二〇〇〇年に行われ、その一部である二三八二人の参加者は一八か月後に再評価された。このことによって、事態がどのように変化し、仮説ではなく確固たるデータを基にこれらの変化の背後に何が存在するのか検討できるようになる。不眠はその後パラノイアを呈するようになる最強の予測因子であることが証明された（これは第11章で取り上げる心配と同様である）。実際に、最初の評価の際に不眠を報告した人は、そうでない人に比較して、後にパラノイアを呈する率は三・五倍高かった。

私のAPMS研究はパラノイアと不眠に関する最初の縦断的研究だった。時間経過とともにその率と両者の関係を追跡した最初の分析である。その結果は因果関係を証明するものではない。しかし、もしも睡眠問題を抱える患者を手助けできるのであれば、パラノイアに（そして実際のところ患者が呈している他の心理的問題も）対処するのはさらに簡単になるであろうという私の確信を強めることになった。私たちは患者が私たちに語るこの「非特異的なこと」に耳を傾けて、それに対して行動を起こさなければならなかった。

BESTからOASISへ

睡眠の問題はごく普通にある。毎晩、三人に一人が必死で眠ろうとしている。成人の約一〇パーセントは過去一二か月間に臨床診断に該当する不眠を経験している。二〇二三年にイギリス人の成人一万人を対象とした私の調査では、およそ二〇～二五パーセントが過去二週間に深刻な睡眠の問題を呈したと報告した。（ここまで読み進めてきた読者は、この人々の不信感が強かったと知っても驚かないだろう。）しかし、非常に効果的な治療法があるというのは吉報である。すなわち、不眠のための認知行動療法（cognitive behavioural therapy for insomnia: CBT-I）である。被害妄想のある人にとって残念な報せは、私たちがこれまで見てきたように、CBT－Iを受けた人がほとんどいないということである。状況がさらに悪かったのは、二〇一五年までのところ、精神病患者を対象としたCBT－Iの有効性を検証したものが誰もいなかったことである。

この点について私たちが何かを成すべき時が来た。私たちは長期間の不眠と被害妄想を呈している五〇人を募集し、睡眠改善トライアル（Better Sleep Trial: BEST）を実施した。どの診断でもそうであるように、不眠という術語は私たちの研究の参加者が経験している複雑で、多様で、悲惨な状態を示唆することができるだけである。夜の早い時間にベッドに入り、何時間も起きたまま横たわっていた患者がいた。夜明け間近になってようやくベッドに向かう患者もいた。ベッドと過去のトラウマを結びつける患者もいた。そして、ベッドがない患者さえいた。まったく眠ることができず、一晩中部屋の中をウロウロと歩き回っていた患者さえいた。不眠を治療するために処方された睡眠薬が事態をさらに悪化させてしまった患者もいた。彼らはつねに眠気があり、日中はずっとウトウトしていた。言い換えると、彼らの睡眠はひどく混乱していた。

参加者の他の半数は、対照群として、標準的な治療を続けた。抗精神病薬と、臨床チームによるケアを受けたが、睡眠の問題を直接扱うことはほとんど、あるいはまったくしなかった。他の群は、標準的ケアに加えて、一対一の臨床心理士とのセッションを八回行うという、睡眠に関する治療を実施した。その治療は個々の参加者の必要性に応じて内容を少々変えた。第一は、概日リズムの再調整で、日中の決まりきった仕事を整理することであった。これは、就床時間や起床時間を徐々に決まった時間にしていくことや、規則的に食事を摂ることである。第二は刺激のコントロールだった。その目的は、ベッドはテレビを見たり、食べたり、仕事をしたりする場所ではなく、ベッドと睡眠と関連づけるように学ぶことである。もしも眠気が出なければ、ベッドから出てしまう。第三はリラックスするような鎮静法を用いたり、日中の後半部分ではカフェインの使用を減らしたりして、夜間の不安や覚醒度を下げることである。最後に、日中の活動を増やすことによって睡眠の必要性を増す。

八回のセッション、セラピストと向き合う八時間、これだけで多くの患者がよりよい睡眠を得られるようになった。睡眠治療を始めて一二週後に確認したところ、二五人中九人（三六パーセント）はもはや不眠を呈していなかった。患者を二四週後に評価した際にも、効果は続いていた。患者は疲労感が減り、心理的幸福感が増していた。しかし、もしも治療の結果として睡眠について臨床的に大きな改善をもたらしたとするならば、パラノイアに対してはどうだっただろうか？　睡眠の改善が不信感を中程度減らしたようだが、この臨床試験はあまりにも小規模だったので、確証は得られなかった。必要なのははるかに大規模な研究であった。そこで私はイギリス中の臨床心理士に参加を呼びかけた。さらに私は専門家としてラッセル・フォスター（Russell Foster）にも声をかけた。彼は新設されたオックスフォード睡眠・概日神経科学研究所（Oxford Sleep and Circadian Neurosciences Institute）の所長で、概日リズムの神経生物学の先駆者であり、

（私はそれを知って心が躍ったのだったが）ロンドン科学博物館の理事でもあった。私たちは協力して、精神保健問題に対する心理学的介入についてのこれまでに最大の無作為対照化試験を実施した。

二〇一五年三月にまず、イギリスの二六大学三七五五人の学生を募集した。その半数はスリーピオ（Sleepio）と呼ばれるデジタルのCBT睡眠治療プログラムに無作為に割りふられた（スリーピオは臨床心理士コリン・エスピー（Colin Espie）が開発した）。スリーピオは六週間にわたり毎週ウェブ上で行われるセッションで、各回平均二〇分間である。他の半数は、ほとんどの場合不眠に対する治療はほとんど、あるいはまったく行わない普通のケアを受けた。これがオックスフォード学生睡眠改善研究（Oxford Access for Students Improving Sleep: OASIS）であった。学生は二二週間追跡された。そして、不眠を治療することで、睡眠に十分な改善があっただけではなく、パラノイアの率も減ったことは明らかだった。この減少は小さかったが、有意の減少であり、その後も維持された。睡眠治療によって、幻覚、悪夢、うつや不安も数例で改善し、一般的な心理健康度も上がった。ＯＡＳＩＳは不眠が単に精神保健の問題の副産物ではないことを明確に証明したのだ。むしろ、睡眠の問題は精神保健の問題を生ずる主要な役割を果たし得る。たとえ、他の問題への対処に苦しんでいたとしても、睡眠の問題を真剣に治療することによって多くを得られることを、ＯＡＳＩＳそしてそれ以前のＢＥＳＴが表裏一体となって示してくれた。

ひとつの利点として、精神科病院で過ごす時間が減る可能性がある。これは明らかに患者にとって望ましいばかりではなく、一般財政上にも恩恵をもたらす。入院治療は成人の精神保健に対するイギリスの国家予算の二〇パーセントを占める。この出費は入院への圧迫となっていて、平均的な病棟はその病床数以上の患者を受け入れている。そのため、患者は自宅からかなり離れた所に入院しなければならないことがしばしばである。睡眠と精神保健の関係について本章で述べてきたことを考えれば、これは何も驚くことではない。残念ながら、精神科病棟は良好な睡眠への助けとはなっていない傾向にある。病棟は騒がしく、スタッフが患者を観察するために一晩中定期的に灯を付けなければならず、十分な自然光を取り入れられないかもしれず、それでなくても不規則な体内時計をさらに混乱させてしまう。

オックスフォードの精神科病棟に勤務する、素晴らしい精神科医アルバロ・バレラ（Alvaro Barrera）は私に連絡してきて、彼の担当患者に心理療法をしてほしいと依頼してきた。彼は病棟を案内してくれたが、彼が患者やスタッフからとても温かく迎えられていることに私は驚いた。私たちの睡眠研究が入院患者を助けることができるかを検証するのにこれ以上よい場所はないだろうと、私は考えた。そして、ルイーズ・イシャム（Louise Isham）とジョシー・マキナニ（Josie McInerney、私たちのチームの研修生で、アメリカンフットボールの選手）の協力を得て、ブリョーニィ・シーブズ（Bryony Sheaves）が治療を始めた。まず試験的に、成人男性病棟への新入院患者の不眠を治療する二週間のCBTを行った。ほとんどの患者は精神病あるいは双極性障害の急性エピソードのために入院となり、全員それぞれに個室に入院していた。治療は三つの戦略に基づいていた。第一に、日中は積極的に活動するように働きかけ、就寝時間には疲れているようにした。第二に、リラックスして適切な就寝時間を迎えるように働きかけた。精神科病棟に収容されて、苦痛に満ちた心理的変化を呈していると、穏やかな気持ちで眠りを考えることはしばしば非常に困難なものである。第三に、ベッドと睡眠の間の心理的関係を強化しようとした。

しかし、状況を整えるには柔軟に考える必要があった。たとえば、他に至適な空間がなければ、患者がベッドを睡眠のためだけに使用するのは難しい。さらに、被害妄想のある患者にとって、病棟の共有空間はけっして足を踏み入れてはならない場所に感じられてしまう。そして、スタッフや他の患者を怖れないような人にとっても、ひどく明るい場所は夜間にリラックスするために最適な場所とはならない。そこで、患者の部屋にお手玉を置いた。大きな音は立たないし、時間を過ごすのに心地よくて、静かな場所となる。これがベッドは睡眠のためだけにあるという意味を示す。安心して休息できる環境を整えるために、アイマスクや遮光カーテンを用意し、リラックスするための体操の音楽や安らぎの音楽をUSBスティックに録音し、患者が利用できるように電池で動くラジオも与えた（自殺企図の紐として用いられる可能性があるので、電線の使用は考えられなかった）。患者が日中覚醒し活動的であるように手助けするために、病棟のスタッフと協力して、院内の庭や地域の公園を散歩するようにした。昼寝は病棟での睡眠をもっとも妨げる。というのも、患者はしばしば退屈していたり、病気や薬のせいで疲れ果てていたりするからである。そこで、患者が普通昼寝したいと思うような時に、しばしば散歩の時間を設定した。重症で病棟を離れられない患者や、病棟を出ることを許可されていない患者には、一回に三〇分間一万ルックスの光を当てることにした。（一万ルックスというのは自然光に匹敵し、睡眠・覚醒リズムを整えるのに不可欠である。それとは対照的に、患者が普通浴びる人工光は一〇〇～三〇〇ルックス程度である。）そして、歩数を徐々に増やしていき、実際の進歩を測定できるようにした。

精神科病棟は研究にはなかなか難しい環境ではあるのだが、患者の不眠を改善するうえで治療はきわめて効果的だった。その治療を受けなかった者に比べて、治療を受けた者は八・五日早く退院できた。このとても励まされるような結果ははたして一般化できるのだろうか？　この点については将来の検討を待つ必要がある。病棟レベルでの介入を実証するには、私たちはまだ十分な研究費を手に入れてはいない。

睡眠の問題を治療することは、精神病を発病するのを防ぐのに役立つかもしれない。典型的には、問題は思春期に「精神病様経験」として始まる。このような問題はそれほど激烈ではなく、パラノイアも含めて、精神病独自に見られるある種のよくある問題の一種である。精神病様経験はしばしば不眠の時期に続いて起きる。不眠は持続する傾向があり、臨床的な障害へと発展していく。したがって、睡眠の問題を真剣にこの群に含めるだけの数多くの理由がある。しかし、研究はごくわずかしかなかった。実際のところ、私たちがジョナサン・ブラッドリー（Jonathan Bradley）やフェリシティ・ウェイト（Felicity Waite）と協力して二〇一七年に始めるまで、誰も治療を試してはいなかった。私たちのパイロット研究には一五歳から二二歳までの一一人が参加した。全員が精神保健サービスを利用していて、重症の精神保健の問題の危険がきわめて高いと考えられていた。（このグループの若者の約二〇人が後に精神病を発病した。）彼らがどのような状態から問題が生じていたのか知ることは意味がある。彼らは次のように語った。

「私は一日中眠っていそうな感じで、他の人に接する時は、気分や精神にも非常に強い緊張をもたらしました。そのために私の人生はひっくり返されたと考えました。一晩中起きていました。一晩中眠れないのだから、昼間は起きていられません。日中に寝ているので、外出もできないし、誰かに会うこともできませんでした。私はただ……私はとても不健康だと考えていました」

「……眠りに落ちることもできないし、眠り続けることもできませんでした。そして日中はすっかり疲れ果てて、実際に何もできないのです。そのためにすっかり気分が落ちこんでしまいました」

この不吉な状態から、八回のセッションからなる治療後に睡眠の改善を見たのは実に勇気づけられる思いだった。このグループのうちの六人は臨床的な不眠の基準にはもはや該当しなかったし、九人は参加者を募集した際に用いた睡眠の問題の閾値以下であった。不安や抑うつの程度も改善し、参加者はパラノイ

ア と他の精神病的経験が有意に減少したと報告した。

「……身体が疲れ果てていていつもはできなかったこと、今ではそれをするだけのエネルギーがあります。そういったことができて、したいことができないということにストレスを感じなくなったので、私はとても幸せに感じています。前よりもずっと幸せに感じます」

「うつはとても大きな問題でした。それが本当によくなりました。前のように、すぐそばにはありません」

「不安にもとても役立ちました。困った場面にもずっとうまく立ち回ることができるようになりました。それは私がうまく睡眠がとれるようになったからだと考えています」

フェリシティ・ウェイト（Felicity Waite）を主任研究者として、私たちは最近ある治療を検証した。今ではそれはスリープウェル（SleepWell）と命名されていて、精神病の危険が極度に高く、精神保健サービスを受けている若者四〇人についての無作為化対照試験である。スリープウェルはパイロット研究で期待される結果を残し、参加者の睡眠に実質的な改善をもたらした。そして、治療後九か月にそのグループを再検したが、睡眠の状態は改善したままであった。他の好結果もあり、うつ、不安、パラノイアのすべては治療中に改善していた（そして追跡調査の時点でも改善を認めた）。参加者が精神病の診断を下されている患者と同等の水準のパラノイアを呈していたことを考えると、その改善はとくに目覚ましいものと思われた。もちろん、より大規模な臨床試験が必要であり、現在、フェリシティがそれを実施している。そして、その見込みはきわめて希望が持てる。

断眠の再登場

睡眠が精神保健にとっていかに重要であるかを示すひとつの方法は、不眠を治療して、それがいかに幸福度に影響を与えるかを確認することである。もうひとつの方法は、もちろん、睡眠を制限することである。これはキャッツとランディスが一九三三年に行ったことであり、サラ・リーブ（Sarah Reeve）、ブリョーニィ・シーブズ（Bryony Sheaves）と私がそれから約八五年後に行ったことである。私たちはオックスフォードで七五人の若者を募集した。彼らの全員は睡眠に問題はなかった。少なくともサラの術中にはまるまでは。全員が健康な心理状態で、精神科的問題の既往歴もなかった。参加者は三日間いつも通りの睡眠パターンを守るようにと指示された。ごく簡単なことと思われた。しかし、（その三日間の前か後の）別の週には連続三日間、最長でも四時間しか眠ってはならないと指示された。たとえば、いつもは午後一一時から午前七時まで眠っている人は、午前三時から午前七時までしか眠れないようになる。参加者が眠っていないか確認するために、一時間ごとに電子メールで返事を送るよう指示された。さらに、彼らは運動検知装置を付けて、彼らの運動をモニターした。

それほど面白いものではなかった。少なくとも、私たちは誰にもZの行った一〇日間の断眠をもう一度やってほしいとは言えなかった。しかし、今回の参加者たちの努力は決して無駄ではなく、その結果は驚くべきものだった。参加者の中で、睡眠の減少はパラノイアの増加をもたらした（これは特定精神病経験質問紙を用いて測定された）。幻覚様体験や認知の混乱も引き起こした。パラノイアに類似した症状や、認知の混乱は精神病患者にしばしば認められた。さらに、この実験は、よく眠っている人と比較して、眠っていない人に多くの苦悩をもたらした。この実験だけでは十分ではないものの、三日間の断眠は、うつ、不安、心配を引き起こすのに十分であった。子どもの時に繰り返し言い聞かされてきたことだが、夜よく眠ることの大切さを軽く見てはいけない。

過眠と悪夢

「私は九時間の睡眠は要らない。眠りすぎると、人生は退屈だ」

不眠は一般的にもっとも頻度の高いものであり、被害妄想の患者にもっともよく認められる睡眠の問題である。しかし、それだけではない。サラ・リーブ（Sarah Reeve）（彼女こそが睡眠の問題に気づいたのだが）は、精神病の最初のエピソードを治療されている六〇人の患者を評価し、四分の一が過度の眠気を報告した。この眠気は、通常の睡眠で一晩九時間以上、あるいは、二四時間内に一一時間以上を過眠（hypersomnia）と呼ぶことにした。アリヤー・レーマン（Aliyah Rehman）が調査した臨床家の七一パーセントが、過眠は患者にもっとも多く見る睡眠の問題のひとつであると述べた。

過眠は抗精神病薬を服用していることの単なる結果であるとしばしば考えられている。薬物の影響について疑いの余地はない。ある国際的な患者調査では、日中の眠気を感じることは、抗精神病薬の第一の副作用であり、回答者の八三パーセントが経験していた。（この状況は複雑なものである。夜間に必死で眠ろうとしている患者にとって、抗精神病薬の鎮静作用は役立つ。しかし、服薬の時間と量の問題がある。誤った使い方をすると、日中フラフラになってしまう。バランスを保つのはとても難しい。）サラの分析は、薬物の影響以上のことが過眠にはあると示唆している。患者は多くの時間ベッドで過ごしているので、おそらく活動性の低下がひとつの要因かもしれない。不眠、悪夢、ムズムズ脚症候群のような睡眠関連運動障害といった、他の睡眠の問題も影響を及ぼすだろう。（脚が耐えられないほど不快で、脚を動かすことで、不快感は和らぐ。）言い換えると、これまでの長く続いた分断された夜のために、過眠に陥る。

患者は繰り返す悪夢についてしばしば訴えてくる。この群において悪夢がどの程度の頻度で生じているのか明らかにされていないので、決定的な研究を待つしかない。しかし、推定値はおそらく患者の九〜五五パーセントである。（一般人口ではおそらく三〜八パーセントだろう）。悪夢は単に疲労をもたらすばかりでなく、強い苦悩ももたらす。実際、頻回の悪夢は、精神病の診断を下されている人や一般人口のどちらにも、自殺念慮や自殺の危険を増す。怖れている危害のイメージが蘇るため、感情にもたらす悪夢の否定的影響のため、あるいはおそらくその両者のため、悪夢はパラノイアに特別な役割を果たす。まさにこのために、患者が受診してきても、悪夢はほとんど評価されず、治療もされない。

そこで、ブリョーニィ・シーブス（Bryony Sheaves）は短期間のCBT介入も試みた。この介入の中心は悪夢を治療するための標準的な技法、空想上の書き直し（imagery rescripting: IR）であった。IRの本質は、悪夢のストーリーを書き換えることである。自分が気に入ったように悪夢を変えていき、毎日短時間、心の中で新しいバージョンを思い浮かべる。二四人の患者を対象とした試行研究で、その半数はブリョーニィから治療を受けていたのだが、この種の最初の研究だった。この種の治療をこういった患者群に試みた者はそれまではいなかった。これは精神科治療における睡眠の問題への関心を物語っていた。結果は、この問題がいかに等閑視されていたかを示した。ブリョーニィはIRが精神病のない人にもたらしたのと同様に、悪夢の重症度をかなり減らすことができたとわかった。この介入法は、不眠にも大きな改善をもたらした。本章で見てきたように、睡眠を改善することができれば、パラノイアにも好影響をもたらすことができるだろう。そして、それがまさにここで起きたのだ。参加者の悪夢が減っていくと、被害妄想も同じように減り始めた。

*

誰がこんなことを考えただろうか？　「非特異的なもの」が心理的幸福に大きな影響を与えることが明らかになった。睡眠不足が気分を下げ、不安のレベルを上げ、パラノイアを引き起こす。睡眠障害はよくある出来事であるばかりでなく、臨床的な不眠を認めない私たちの多くは、健康な人よりも睡眠時間が短い。（過去と比べて、現代の私たちの睡眠時間が短いのか否かは議論の焦点であるが、過去六〇年間で大きな変化は認められないと思われる。）アメリカの疾病対策予防センター（Centers for Disease Control and Prevention: CDC）によると、成人の約一五パーセントがほとんどの晩寝つくのに問題があり、一八パーセント近くが睡眠の維持に問題がある。成人は一般的に毎晩七〜九時間の睡眠が必要であるのだが、ＣＤＣのデータによると、最低限の睡眠をとることができている人は約三〇パーセントに過ぎないという。この疫病並みの不眠のために不信感が引き起こされてはいないだろうか？

「あなたに言ったことが今は馬鹿げて聞こえるけれど、その時はまるで徴税人がドアを叩いて、『ドアを開けろ。返事をしろ。何をしているんだ。病休か？　お前はどうしてこんなことをしているのだ？　お前どうしてあんなことをしているのだ？』と叫んでいるようでした。私は今はそれが想像の一場面だったと分かっていますが、でも、その時は現実でした」

「誰があなたに責任を負わせようとしていたと考えましたか？」

「私が人生で説明をしなければならない人について考えていました。たとえば、私の上司です。そして、私は教師だったので、私の生徒達です。私の両親も。……私は自分について説明しなければなりません。何年も前のことですが、対応した店主。そういった人々が皆ひと固まりになって、『お前が責任をとれ』とひとつの大きな力になってしまいました」

「どのようにしてこのようなことがいつもいつも起きていたのですか？」

「私は窓の外を覗いてみたいなんて本当に思いませんでした。というのも、そんなことをしたら、誰かが家の中を覗きこんでいるのに気づいてしまうと思ったからです。頭がおかしいと思うでしょう……まるでスパイみたいです。『彼女はもう目覚めたか？　彼女は運動をしたか？　彼女は朝食を済ませたか？』その頃、私はほとんど食事をしていませんでしたから。そこで、私は窓に近づこうとはしませんでした。変なことを言っていると思うでしょうね。私もわかっています。私が知らないすべてのメール、すべての電話、すべての数字は、誰かが私を捕まえに来ようとしているサインだと考えました」

「すぐに自分のことを徹底的に批判しました。私自身のひどく些細なこと、私が下した結論、私が言った言葉、私が書いたこと、私が行った場所などを一つひとつ見てしまうのです。そして、そのことをあれこれ考えて、とても多くの時間を使ってしまいました。徹底的に粗探しをしました。そして、もしも誰かがそれに気づくとするならば、まさに私が見つけるのです。自分自身にとても厳しいこと、自分の粗探しをすることはむしろ心地よかったのです。長いことじっと座っていると、自分の否定的な点に気づきます。これはまるで目に見えないリストをまとめているようなものです。そうです。自分のくだらないものをすべて捨ててしまうのです。そうすれば自然になれます」

「なぜあなたはそうしたのですか？」

「どうしてそうしたのかよくわかりません。おそらく、人生で自分が下した結論が気に入らなかったからでしょう。私は家族の中で最初に大学に入学しました。ヨーロッパの外に出たのも最初だし、ボーイフレンドもひとりではなくてふたりいました。そのうちのひとりと結婚しました。すぐに気に入らなくなってしまいました。おそらく私の問題で、それは若かった頃からで、習慣のようになっていました」

「あなたはいつも自分自身に対して少々厳しかったのですか？」

「『少々』と言ってくださって、先生はとても優しいですね。いいえ、少々どころか、私は自分自身に対して『超』がつくほど厳しいです。でも、他の人に対してはとても優しくて、穏やかで、理にかなって、人好きもして、理解があります。ところが自分自身に対してはまったくの悪夢なのです」

「自分の部屋に引きこもっていて、そういう考えにとらわれている時に、あなたが実際に監視されているとか、考えていることが実際に起きるとかいった兆候はありましたか？」

「たとえば、上司から『いつ復職する予定ですか？』というメールが届いたとします。これはごく当然ですし、このようなメールも来るでしょう。でも、皆が私をつけまわしているという考えを裏打ちするものだととっさに考えたのです。私の仕事も私をつけまわしている。いや、違います。彼らはあなたのビザを整理する必要があるから、いつ復職するのか会社が尋ねているだけです。私の想像力はなんて逞《たくま》しいのでしょう」

パラノイアと自尊感情

私はまったくのクズだ。このチェリーの言葉は、彼女との会話はもはや数年も前のことなのだが、今も私の心に残っている。彼女の言葉は、心情をよくまとめていて、感情もこもっていて、私が出逢うほとんどの患者の心を表している。自尊感情がきわめて低かったチェリーと同様に、彼らの自尊感情は極端に低い。彼らは自分が他者とは異なり、能力も低いと信じている。チェリーと同様に、彼らは「自分自身に対して最悪の批評をする」。私が臨床の場で観察することは、数多くの研究でも支持されてきた。実際、それは一九九八年に私が最初に発表した論文の主題であり、被害妄想のある患者の約四分の三は自尊感情が非常に低いことを発見した。ある患者の自尊感情が低ければ低いほど、パラノイアの問題も重症で、持続する傾向を認めた。パラノイアのもっとも重症な型である被害妄想を有する人の福祉がしばしば議論されることは当然であるだろう。被害妄想のある患者は、精神病の患者の約半数であるが、一般人口の二パーセントを占めている。不幸なことに、重症のパラノイアときわめて低い自尊感情が併存すると、死の危険性が高まる。二〇一九年に私は持続的に被害妄想を呈している患者一一〇人について調査した。約四分の三がこの一か月間に自殺を考えたことがあった。約三分の二は少なくとも毎週自殺念慮を呈した。一般人口においては、同時期に一〇人に一人に自殺念慮を認めた。しかし、被害妄想のある患者では、自殺念慮はごく少数にとどまるのではなく、むしろごく普通に認められる。

自尊感情の低さはどのような意味があるのだろうか？　自己に対してどのような特定の確信がパラノイアの人に典型的に認められるのだろうか？　二〇〇六年にデヴィッド・ファウラー（David Fowler）と私は簡易主要スキーマ尺度（Brief Core Schema Scale: BCSS）という新しい質問紙法を開発した。この尺度には自信に関する否定的な六つの表現が含まれている。

- 私は愛されていない。
- 私は価値がない。
- 私は弱々しい。
- 私は傷つきやすい。
- 私は悪い。
- 私は負け犬だ。

デヴィッドと私が協力してＢＣＳＳを創って以来、研究が次から次へと、前述した文章に同意する人はパラノイアを呈する傾向が高いことが示された。精神保健サービスで治療されている患者ばかりではなく、一般人口においても、この点が確認された。自己についての否定的な考えはパラノイア思考だけに共存するのではなく、将来それが生じることも予測した。被害妄想のある人では、自尊感情が低いほど、パラノイアが持続する傾向が強かった。一般人口においては、自尊感情の低さは後年パラノイアを呈する率が二倍高い。

「私は自分が醜いと思う」

私の研究グループのフェリシティ・ウェイトが主導した研究で、自己に対する否定的な確信について新たな視点が明らかになった。相互に作用する数多くの要因からなるため、もちろん、自分自身についてどのように感じているのかというのは複雑である。しばしば、そのような要因のひとつが身体的外観である。結局、多くの人々が美しいと認めるような、自分がどのように見えるかということに重大な価値を置くのが現代社会である。たとえば、二〇二一年のユーガブ[9]（YouGov）の調査によると、イギリス人の九〇パーセント近くが、身体的外観は重要であるとし、「大いに重要」四六パーセント、「まずまず重要」四三パーセントだった。さらに、美人・美男はその見かけゆえに人生をうまくやっていくと、八七パーセントが同意した。（一般的に、これが正しいことを研究も支持する傾向がある。）被害妄想のある人の自尊感情にボディイメージがどのような役割を果たしているのかという点が見逃されているのには正直なところ驚く。私の経験か

（9）イギリスの国際的なインターネットベースの市場調査・データ分析会社。

らは、患者はしばしば自分の体重を気にしていて、それが対人関係での脆弱性の感覚を強めている。フェリシティと私が指導した博士課程の大学院生エミリー・マーシャル（Emily Marshall）が二〇二〇年に一二人の患者に面接して、この点が明らかにされた。

「私はありのままの私、私がどのように見えるか、他の人々の目にどう映るかがただ気に入らないのです」（エコー）

「僕はほとんどの時間気分がふさいでいます。太り過ぎの自分に腹を立てています。太り過ぎが嫌です。なんどスリミング・ワールド[10]に通っても、たいして減量できません。自分自身が腹立たしいです」（ジョン）

私たちが面接した人々の自尊感情を引き下げてしまう要因のひとつは彼らに処方されている薬物である。抗精神病薬は急激な体重増加をしばしば引き起こす。

「私は一四六キロにまで太ってしまいました」（エコー）

「これが私だなんて認めたくもないです」（ヒラリー）

「薬とうまくやっていくのは難しいと思います。というのも、必死でダイエットしても、薬のせいで食欲は増すし、いつもダイエットとの闘いです。薬のためにひどく欲しがるようになるので、ダイエットは成功

しません」（パーシー）

一四六キロにまで太ってしまったというのはひどく苦痛だが、肥満に対して過度の偏見がある社会では患者への心理的負担がひどく増してしまうだろう。心理学者のレベッカ・プール（Rebecca Puhl）とチェルシー・ホイヤー（Chelsea Heuer）が述べているように、「体重に対する偏見は、職場、医療施設、教育施設に満ち満ちている。肥満や太った人は怠け者で、やる気がなく、自制心がなく、能力が低く、規律に従えず、だらしないといった広く行き渡った偏見がある」。（もちろん、読者は正しく読むべきである。私たちは無知な子どもが発する悪口について述べている訳ではない。むしろ、雇用者、医療の専門家、教師などからさえ投げかけられる偏見と、それにとらわれてしまうことについて述べている。）

参加者の多くが自分の外観についての心配がパラノイアに直接悪影響を及ぼすとエミリーに語っていた。

「あの人たちが私のことを話しています……私の見かけで私を判断しています」（パーシー）

「人が私の脇を通り過ぎていったり、私の後ろについてきたりします。私は男の人が私の後ろについてくるのが怖いのです。私のことを笑っているように感じます。わかるでしょう、あの人たちは私をからかおうとしているのです。とても怖ろしい」

---

(10) スリミング・ワールド（Slimming World）とは、一九六九年にイギリスのダービーシャーに設立された、あらゆる年齢の男性と女性を対象とした減量団体。

「男たちがあなたのことを笑うかもしれないと、あなたはなぜ考えるのですか?」
「わかりません。おそらく私の見かけのためでしょう」(マンディー)

もう一度述べておくが、ここで私たちが患者を前に目にしているのは奇形ではない。フェリシティと私がアメリカの一般人口についてのデータを検討したところ、同様の状況が明らかになった。全国重複罹患調査・追試(National Comorbidity Survey – Replication: NCS-R)とその思春期版NCS−Aの双方の参加者に次の質問をした。「人生のある時期に自分がひどく太っていたり、肥満だとひどく心配したりしたことがありますか?」この質問に「はい」と答えた成人の三五パーセント、思春期の二八パーセントが、パラノイア思考を報告する傾向を認めた。

身長、自尊感情、パラノイア:仮想現実の調査

「あなたはずっと若い、それなのに、私には義務がある。あなたはずっと背も高いし、肩幅も二倍もある。あなたは彼を一瞬のうちに殴り倒すことができるでしょう。そうできると思わないこと?」

エミリー・ブロンテ(Emily Brontë)
『嵐が丘(Wuthering Heights)』(一八四七)

「私は何が重要なのか知りたい。私は身長について学びたいと思って、たくさん税金を払っている」

ポール・ダニエルズ(Paul Daniels)

マジシャン、テレビタレント

自己についての否定的な考えからパラノイアへと至る経路には学術的な意味がある。パラノイアは個人の脆弱性の感覚をさらに増していく。自分が弱々しく、価値がなく、魅力もないと信じていると、脆弱性の感覚に火に油を注いだようになる。私たちが長年収集してきたデータもこの考え方を支持しているように思われる。何かが他の何かに影響を及ぼしていることを証明するには、因果関係を証明する必要がある。そこで、もしも誰かを自分についてより否定的に考えるようにさせることができたら、何が起きるのか私は知りたかった。その人はよりパラノイアを呈しやすくなるのだろうか？　反対に、自尊感情を育むことによって、不信感を減らすことはできるのだろうか？　私は突拍子もない実験を計画し始めた。

　ほとんどの人は自分の身長を高く言う傾向がある。身長について何らかの利益が関わるのであれば、これは驚くべきことではない。同じ認知機能の背の低い人に比べて、背の高い人のほうがより長期間の高等教育を受けて、学歴も高い傾向がある。背の高い人は専門職や管理職に就く可能性も高い。身長が五フィート五インチの人に比べて、六フィートの人は三〇年以上の経歴で一三万五〇〇〇ドル以上稼ぐ可能性が高い。実際に、アメリカでは男性の身長が一インチ高くなる毎に、労働者に比べて、高い地位の職を得る可能性が一〇パーセント高まる傾向がある（女性ではこの数字が四・六パーセント）。これだけでは十分ではないかもしれないが、背が高いということは恋愛でも有利に働く。イタリアの諺に「身長は美の半分（「Altezza mezza bellezza」背の高い人は美しい）」とある。背の低い人に比べて、背の高い思春期の人は男女ともに一般的にデートの回数が多い。背の高い人のほうが長期間続くパートナーを見つける可能性が高い（ひとりだけでなく、複数のパートナーの場合もある）。二万組のイタリア人夫婦についての分析からは、背の高い人のほうが教育程度も高くて、高収入のパートナーと結ばれていることが明らかになった。

背の高い人が世の中で比較的自由に振る舞うことができるとすると、彼らが心理的に有利であることを享受していてもそれほど驚くべきことではないだろう。身長にはより高い幸福や自己肯定感が伴い、苦悩や悲哀も少なく、自殺率も明らかに低い。高身長が権力に結び付くという広く行き渡った傾向から、この心理的優位さが部分的には生じている。生後一〇か月の赤ん坊でさえ、身体の大きさが優越と関連していると思っている。この傾向は言語にも表れる。「上に見る、尊敬する（look up）」は優勢を示している。影響力の乏しい人は「一般市民、小さな人々（little people）」などと言う。アメリカのフォーチュン五〇〇[11]の会社では、社長の平均身長は六フィート弱であり、これはアメリカ人男性の平均身長よりも三インチ高い。これらの社長の三〇パーセントが六フィート以上である。アメリカ人全体では、六フィート以上の男性は四パーセントに過ぎない。アメリカ人男性の平均身長よりも低い大統領は一二〇年以上選出されていない。一八九七年の大統領選に勝利したウィリアム・マッキンレー（William McKinley）は五フィート七インチの身長であったため、しばしば新聞では「小男」と揶揄された。ナポレオン・ボナパルト（Napoleon Bonaparte）も似た運命に見舞われ、当時のフランス人男性の平均身長よりも二インチ高かったにもかかわらず、イギリス人からは「喚き散らす小男」とからかわれた。彼はナポレオン・コンプレックス[12]という俗説で泥を塗られたままである。背の低い男は身体的な劣等感を克服するために、決意、優勢、攻撃を過度に発揮しようとするという考えである。さらに、背の高い人は力強いと、私たちは思いこむばかりではない。自分には威厳があると感じると、自分自身の身長を高く見る傾向もあるのだ。

身長と自尊感情がそれほど密接に関連しているのであれば、平均よりも背が低いと感じていることの心理的結果はどのようなものだろうか？　私の直感は、背が低いと感じていると、自分を否定的にとらえて、地位や自身についての感情が低くなり、脆弱性の感覚が引き起こされるというものだ。したがって、不信感も抱きやすくなる。異なる身長の人がまったく同じ状況をどのようにとらえるだろうか？　一九五七年に『島の女（Boy on a Dolphin）』の映画撮影中に、ソフィア・ローレン(13)（Sophia Loren）は共演のアラン・ラッド(14)（Alan Ladd）よりも背が高く映らないように、穴の中に立つように指示された。（似たような方法は現在のエンターテイメント界でも行われているようだ。トム・クルーズ(15)（Tom Cruise）はこのような方法で利益を得ているひとりと考えられる。）さて、私は穴ではなく、仮想現実という別の方法をとった。

私の仮想現実の実験に参加したのは、過去一か月間にパラノイア思考を呈した六〇人の女性だった。（背が高いことは男女ともに優位な感情を持つことが知られているが、両性の間に若干の差があるため、女性だけで検証することにした。）参加者は重症の精神的問題の既往歴はなかった。参加者は第4章で解説した仮想の地下鉄に六分間乗車した。仮想現実世界の乗車時間中、地下鉄の音や他の乗客の会話など、ごく普通の駅や地下鉄内での音をヘッドフォンで流した。そして、実際の地下鉄のように、周囲には他にも多くの乗客がいた。この場合は、コンピューターで創られたアバターで、ごく普通に振る舞うようにプログラムされていた。

参加者は仮想の地下鉄に二度乗車した。一度は、周囲の人々が普通の身長で、もう一度は、自分が小さ

---

(11) Fortune 500: 雑誌フォーチュンが全米上位五〇〇社をその総収入に基づきランキングしたもの。
(12) 背が低いことで劣等感を抱き、その反動で大きなことをしようとして、ナポレオンのように好戦的・権力志向になるという意味。
(13) 身長一七四センチ
(14) 身長一六八センチ
(15) 身長一七〇センチ

くなったように変えて、頭ひとつ背が小さくなったら周囲の世界がどのように見えるかを検証した。（どのような順で乗車するかは無作為にした。背を変えずに始めた人もいれば、背を低くして始めた人もいた。）その結果は劇的だった。背が低く感じていると、参加者は自分が劣っていて、弱々しく、無能と感じる傾向が強かった。決定的であったのは、パラノイアを呈しやすくなり、たとえば、車内の誰かが敵意を抱き、じっと見つめて自分を困らせようとしていると考えたりした。このデータは単なる偶然ではなかった。パラノイアが増強したのは、自己についての否定的な思考の増加で完全に説明された。

実験中に参加者の身長を下げたことは参加者に伝えなかったが、それに気づいた人はほとんどいなかった。「二度で変わった感じがしました。最初のほうが傷つきやすい感じで、通路のほうに脚を伸ばして座っていた男が最初は何か敵意を持ってそうしているように感じました。二度目にも、男が同じように脚を伸ばしていたのに、私は前と同じようには感じませんでした。なぜかわかりません」。これが典型的な意見だった。他の参加者は次のように述べた。「最初はとても怖く感じましたが、なぜかわかりません。女性がずっと顔に手を当てていたり、青のTシャツを着た男が私に向かって首を振っていたりしましたが、ふたりとも私をじっと見つめていました」

私はこの結果に心躍らせた。初めて、自己についての否定的な思考がパラノイアの原因であるという証拠を私たちは得た。結果を報じた学術論文はメディアから多くの注目を集めた。しかし、メディア報道はかならずしも完全に肯定的なものばかりではなかった。研究がしばしば誤って解釈されて、背の低い人はパラノイアを呈しやすいとか、「小男症候群」は事実であったとか報道された。もちろん、研究がそういったことを示したのではないのだが、背は高くはないがパラノイアではないといったメールが今も私のもとに届く。背の低い有名人も駆り出されて、自分の地位を守ろうとした。今は亡きマジシャンのポール・ダニエルズ（一六五センチ）はBBCのチャンネル4のワールドアットワン[16]に出演し、その知見は「仮想世界の中にいる人」だけに当てはまると述べて、研究を批判した。「あなたはこれが好きでしょう……いや、それほどではないかもしれません、でもきっと気に入っていただけるでしょう。」というダニエルズの決め台詞は私の研究には当てはまらないことは明らかである。その放送後間もなく、他局のニュース番組で、私はウィー・ジミー・クランキー[17]（Wee Jimmy Krankie）と私の実験について話しあうことになり、驚いた（イギリス以外の読者はインターネットで調べてほしい）。そのインタビューについての私の記憶はもはやはっきりはしていないのだが、ウィー・ジミーはプロデューサーが期待していたよりははるかに私の考え方を受け入れてくれたたと思った。

あまりにも多くの批判を受けて、私は数年後に追試を計画した。このときは、オックスフォード大学の心理学の学生ステファニー・アサートン（Stephanie Atherton）との共同研究だった。ステファニーは二六人の男性を募集した。ここでも、参加者は最近パラノイア思考を呈したものの、精神病患者はひとりも含まれていなかった。過去の研究と同様に、参加者は仮想の地下鉄に二度乗車した。しかし、身長を変えるのではなく、自尊感情を上げたり、下げたりするような訓練をしてから仮想の地下鉄に乗るようにした。そこで、ステファニーは、参加者に自尊感情が最高だった時に、次のようなことについて探るように指示した。**「あなたがその時にパーティーに招かれていて、しばらく初対面の人と話しているところを想像してみてくだ**

(16) World at One: BBCラジオ4で平日の一三時から一三時四五分まで放送されるニュース番組で、厳密で独創的な調査で定評がある。
(17) スコットランドの有名コメディデュオのひとり。

さい。あなたが話している人についてどう思いますか？　あなたが話している人をどのように理解しましたか？　そして、相手があなたをどう考えていたと思いますか？」次も同じだが、自分について自信が最低だった時に焦点を当てて同じ質問をしてみる。

短い練習であったが、このような練習は仮想の地下鉄に乗車した参加者に重大な衝撃を与えた。

「仮想現実の中の人が実際に敵対しているように見えたり、何か私に危害を加えようとしているなどとは思わなかったので、とても不思議でした。でも、二度目の［自尊感情が低い］時は、なにか敵意をもって私を見つめているとたしかに感じました」

「一回目［自尊感情が低い時］はなんだかとても居心地が悪い感じで、向かい側の席の男が私を見つめていて、二回目［自尊感情が高い時］は男のほうが居心地が悪そうに見えました」

自尊感情が高い時、あるいは低い時で、仮想の地下鉄乗車は参加者の仮想現実経験の解釈に重要な影響をもたらした。自尊感情をひとつの測定装置と考えてみるとよいだろう。ステファニーと私が観察したように、否定的な自尊感情は疑惑に満ちた結果を生んだ。

「私は自信が増したように思います……」治療トライアル

もしも自尊感情の低さのために不信に陥りやすくなるのだとしたら、自分自身に対してより寛容な見方を育むことによって、理論的にはパラノイアに対処できるはずだ。しかし、毎度のことではあるが、仮説を立てるというのは難しい。そのうえ、それを検証するというのはさらに難しい。私はポジティブ心理学の技法を用いて六回からなる治療を開発した。（ポジティブ心理学は一九九〇年代にペンシルバニア大学のマーティン・セリグマン（Martin Seligman）が始めた。この心理学はもっぱら精神疾患に焦点を当てていたが、「肯定的な人間の活動や繁栄についての科学的研究」が必要だとセリグマンは主張した。それから三〇年後、ポジティブ心理学の技法は、うつ、不安、ストレス、そして人生の福祉や質の改善にも有効である可能性があると思われる。）

治療は、自分自身に対して楽観的で、希望に満ち、寛容な確信を育み、親友との支持的な会話を批判する内部の自己を徐々に消去していく。これを達成するために、三つの領域に焦点を当てる。第一に、自分の肯定的な面に気づくように患者に働きかける。まず患者に欠点や失敗について述べるように指示するが、それで何の問題もない。しかし、自分についてよい点は何だろうか？　しばしばその反応は完全な沈黙となる。患者はただ何も思いつかない。そこでセラピストは患者を励ます。両者は肯定的な可能性のある特徴についての長いリストを共有し、協力してその一つひとつの関連性を考えていく。たとえば、患者は徐々に自分は寛大で、親切で、信頼できることに気づき始める。私にはそれがわかるし、そして、患者自身も気づき出すのを手助けしていることがわかる。第二に、患者自身の力強さを発揮するように働きかけていく。これは、セラピストと患者が気づいた肯定的な特徴を実際に活用してみるような課題の活動を計画するという意味である。第三に、肯定的な特徴に注意を向けなおして、それをゆっくり味わうことである。時間をかけて、ある経験のすべての側面に注意を向けて、その瞬間の感覚に浸りきるということだ。この試みの一部として、どれほど小さなことであったとしても、毎日自分が経験した快適な出来事について記録するように患者に依頼する。たとえば、日当たりのよい場所で飲んだコーヒー、楽しい会話、大好きなテレビ番組などである。

二〇一二年〜二〇一四年に、私たちはオックスフォード国民保健サービス（National Health Service: NHS）基金の患者に対して治療の試験研究を実施した。もちろん、自尊感情は有意に改善を見た。参加者は自分自身に大いに満足を感じるようになった。抗精神病薬が妄想の改善をもたらさなかったにしても、これは大いに勇気づけられた。患者がこの技法に熱心に取り組んだということも喜ぶべきことだった。患者は治験研究をしばしばドロップアウトしてしまう。しかし、今回は全員が研究トライアルに最後まで参加した。追加のセッションにも参加を希望した。そして、決定的だったのは、従来の研究よりもはるかに多くの患者から感謝の言葉をもらったことだった。

「とても素晴らしかったです。私は自信がつき、積極的に考えるようになりました。以前はすべてが本当に大問題に思えて、ひどく心配していました。今も心配はありますが、それに対して何もできないこともあると自分に言い聞かせて、その代わり、それを書き出しています。そうすると気分はとてもいいです」

「今はとても自信がついて、少し違う態度がとれます。私自身についての考え方や態度が変わりました……バランスを取り直すのに役立って、振り子を元に戻すことができます。長年にわたって医者のもとに通って、何が悪いか話してきましたが、自分の力強さについて考えるようになったのは大きな変化です。私が診察を受けている医師やヘルパーに、学歴、職歴、ボランティア歴を書いた履歴書のコピーを渡し始めました。この履歴書を読めば、私がすっかり良くなったことを伝えられます」

これは小規模な試験研究であった。一五人がポジティブ心理学の治療を受け、対照群は標準的な治療を続けた。しかし、この試験研究によって、自尊感情は、パラノイアを克服する手助けとなる鍵であることを私たちは確信した。そこで、ＦＳＰに自尊感情を高めることに関するモジュールを含めることにした。

共感的なコーチ

「私は自分自身をとても大切に思うことができるようになりました。そして、それは実際にとても素晴らしいことです」

自分自身についてより肯定的に感じることができるように手助けする多くの方法がある。臨床心理士のポール・ギルバート（Paul Gilbert）はコンパッション・フォーカスト・セラピー（compassion-focused therapy）を創始したが、このアプローチは仏教の心理学から発想を受けたものであり、「コンパッションの癒しの特性は何世紀にもわたって記録されてきた。ダライ・ラマ（Dalai Lama）は他者が幸せであることを望むのであれば、コンパッションに焦点を当てるべきであるとしばしば強調している。自分自身が幸せでありたいならば、自分自身に焦点を当てるべきである」という。

しかし、何が正確に自己に対するコンパッションで、それを育むにはどうすればよいのだろうか？「自己に対するコンパッションとは、自己への温かさとか自己への親切さとかおおまかに言われる、自分自身に対する特定のタイプの感情を育むことに焦点を当てることである」とギルバートは述べている。私たちは自らの苦悩を認識する。それは人間であることを意味する不可避な部分であると理解する。そして、自分自身を赦す。この自己に対する親切さを育むためにギルバートは一連の技法を推奨していて、そのうちのひとつがコンパショネート・コーチ（compassionate coach）あるいは完璧な養育者（perfect nurturer）である。自分のためだけにそこにいてくれて、辛い時には励まし、支えてくれる人物を想像してみよう。完璧な養育者はあなたのことを心から思いやってくれる。あなたの最大の利益を心から考えてくれる。そして、人生の難題に対処する自信を吹き込んでくれる。自分自身のコンパッショネート・コーチを創り出すことで、自分が過去において困難な状況に置かれた時にどのように自分を助けてくれることができただろうかと想像できる。そして、その人を将来の同様の状況に連れていくこともできる。

これは長年にわたって被害妄想を呈している患者に効果的だろうか？　そして、これがパラノイアを減らして、自尊感情を増すだろうか？　最初に調査を始めたのはフェリシティと私が指導した優秀な博士課程の大学院生エイヴァ・フォーカート（Ava Forkert）だった。二〇二〇年にエイヴァは一二人の患者に対して四回のセッションからなる治療トライアルを開始した。週に二回、二週間にわたる治療だった。この治療は患者が自分自身への感じ方を劇的に変化させた。「私はとても気分がよくなりました……自分自身と肯定的に話しあうことができるようになりました」「自分をとても大切にすることができるようになり、それはとてもよい感じだと実際に思うようになりました」。参加者はありのままの自分が快く感じるようになったばかりではなかった。問題にうまく対処できるようになったとも感じた。「物事を異なる視点でとらえるのがうまくなり、前ほど混乱しなくなりました」「何かが起きても、うまく対処できるようになりました」

「自分の脳をコントロールできるようになりました」。パラノイアも同様に減った。「私は以前ほど恐ろしく感じなくなりました。少し安全に感じるようになりました。そうですね、前ほど弱々しく感じなくなりました」「他の人や、その人が何を考えているのか心配する必要がなくなりました。……前ほど被害妄想がひどくなくなりました」

エイヴァの知見はポピー・ブラウン（Poppy Brown）が実施した実験によって支持された。この実験では対象としたのは患者ではなく、オックスフォードシャーの地域住民の成人一〇〇名であった。すべての参加者がつねにパラノイア思考を呈していたが、重症の精神障害の既往歴はなかった。各回一〇分間のセッションを四回実施し、自分自身のコンパショネート・コーチを想像し、その人が非常に難しい状況でどのように助けてくれるだろうかと考えてみるようにと、ポピーは参加者に依頼した。各セッション後に、参加者は仮想現実の世界に入った。この時はエレベーターか仮想のロンドンの地下鉄の車内だった。覚えているだろうが、行動や態度はまったく中立的にプログラムされた、仮想現実のアバターではあるが、見知らぬ人々に囲まれるというのは、パラノイアを呈しやすい人には困難な状況である。このような仮想現実の経験は、参加者が想像上のコーチに助けられながら自己に対するコンパッションを試す絶好の機会であった。

私たちの期待通り、治験は参加者が自己に対する親切さを実際に増した。対照群と比較すると、パラノイアの水準に有意差も出た。不信感が自己に対する否定的な見方を強めることに対して他にも強力な経路があった。その悪影響を標的にすることで治療的に達成できることがあるだろう。自己へのコンパッションは、自分は弱々しく、不完全で、悪意ある他者からの絶好の標的だとつねに当てこすってくる破壊的な声を鎮める。

疫学的統計、実験、典型的な治療など、本章で解説してきた試みは、被害妄想のある患者が長年にわたって臨床家に訴えてきたことを確認した。それだけではなく、自分自身について不快に感じることは単に妄想の結果ではない（もちろんそのような場合もあるが）点が明らかになった。これはパラノイアのスペクトルの最重症の人だけでなく、そのスペクトルのどの点にも当てはまる。遺伝、養育、トラウマ、睡眠の問題と同様に、低い自尊感情は不眠の機序の一部である。次章ではさらに薬物について探っていこう。

＊

私はまったくのクズだ。チェリーにとって事態は悪化していた。精神保健の問題を呈して、パラノイアについて助言を求める人々のグループに加わり、チェリーは私と出会った。本書の執筆中、彼女は子どもを産んで、母親として新たな挑戦の最中であり、同時に私や私のチームの研究に引き続き参加してくれていた。彼女は支障なく日常を送っている。

幼かった私が何か価値のあることに貢献できるなどと正直なところ考えられませんでした。でも、おそらく何かの役に立てるとわかりました……将来、役に立つことができると考えるようになりました。そんなことは以前はとても信じられませんでした。自分が今感じていることが永遠に続きはしないなどとは信じられなかったのですが、私は私が考えているような自分ではないし、もっと良くなることができるでしょう……今の私はとても調子が良いです。

第9章　私はなぜ煙草をやめるのか

一七九八年七月、ナポレオン・ボナパルトの東洋軍はエジプトを支配下に置いた。ナポレオン（第8章で述べたように、彼はイギリスのプロパガンダとは異なり小男ではなかった）はエジプトにすっかり魅せられた。「私はエジプトでは退屈な文明の障壁から解放された。夢で一杯である。私は宗教を打ち立てることだろう。アジアに侵攻し、象に乗り、頭にはターバンを巻き、新たなコーランを手に持ち、私が必要とすることを創造するだろう」。しかし、ナポレオンはその地の人々がハシシュを用いていることに幻滅した。ハシシュはアジアから運ばれて以来、中世の間中よく用いられた中毒物質であった。さらに悪いことに、ナポレオン軍の兵士が盛んにこの未知の麻薬を使用した。というのも、イスラム教国のエジプトではアルコールが入手できなかったのも部分的な理由であった。ナポレオンはこの頽廃的な生活に終止符を打つために、部隊にアルコールの醸造を許可し、結局、次のように命じた。

エジプト全土で、イスラム教徒が大麻（ハシシュ）から作る飲料と大麻の種の吸引を禁止する。この植物の習慣的な喫煙者および飲用者はあらゆる種類の過剰に陥りやすい……ハシシュによる飲料製造をエジプト全土で禁止する。これを提供するカフェやレストランの戸は壁で封鎖する。その経営者には三か月間の懲役を科す。

しかし、これはうまくいかなかった。エジプト人は侵略者の命令をただ無視しただけだった。さらに、フランス軍は一八〇一年に敗北し、帰国したが、兵士は単に大麻の味を知ったばかりでなく、それを手に祖国に戻った。科学的な関心も高まった。ナポレオン軍のエジプト侵攻には、科学芸術委員会会員一五一人も同行していた。科学者の手によって、大麻は地中海全域に広まった。それまでは、「何世紀にもわたって大麻はヨーロッパで栽培されていたのだが、それは縄、キャンバス、布、紙を作るためであって、酩酊効果は広く知られていなかった」とレスリー・イベルセン（Leslie Iversen）は述べた。しかし、少なくともフランスでは、突然、大流行となった。

大麻の使用ははじめは、小説家、画家、ボヘミアンといったパリのエリート階層に主に限られていた。そのような人々の中には、バルザック（Balzac）、ボードレール（Baudelaire）、デュマ（Dumas）、ドラクロワ（Delacroix）、フローベール（Flaubert）などがいて、彼らは一八四四年に設立されたハシシュ秘密クラブで出会った。テオフィル・ゴーティエ（Théophile Gautier）は秘密クラブに最初に出かけた際のことを次のように述べている。「会員だけに理解され、他の者には読むことができないような謎めいた言葉で記された神秘的な召喚状に応じた」。サン・ルイ島の豪邸では、豪華な晩餐の前菜としてスプーン一杯の「ジャム」が小さな日本製の皿に載せられて、給仕された。ゴーティエがジャムを味わうのに長い時間はかからなかった。「私が飲んだ水は最高に絶妙なワインのようで、肉は、口に入るとたんに苺になった。苺、肉。私は魚と肉の区別すらできなかった」。時間が経つにつれて、ゴーティエは夢遊状態になった。彼はそれに浸りきっていた。

表現しようもない幸福感、終わりのない静謐。私は東洋人がキーフ[18]と呼ぶ、ハシシュの高揚感に浸っていた。もはや身体は感じられなかった。心と身体の絆は薄れ、私は望みさえすれば、何の抵抗もなくどこにでも移動できた……私はエーテルや天国の中を舞い、天国では永遠がいかにして通り過ぎていくか、その完璧さの程度によって、私はついに魂や天使の感覚を理解した。

しかし、この恍惚感に溢れた静謐は長くは続かなかった。次第に恐怖感やパラノイアにとって代わられた。警告を発する声が聞こえた。

「気をつけろ、周りは敵に囲まれている。目に見えない軍隊がお前を誘惑し、とらえようとしている。お前はここでは囚人だ。逃げるんだ、今ならできる」。私の心の目からベールがはぎとられた。クラブの会員たちは実は秘教のメンバーで、私を破滅へと追いやろうとしている魔術師に他ならないと、突然、明らかになった……私は絶望感に圧倒され、手を頭に載せて、頭蓋骨を開き、そして意識を失った。

しかし、西洋ではハシシュ・クラブでのこのような経験はあったものの、二〇世紀に至るまでは大麻が大規模に使用されることは稀だった。[19]アメリカの連邦麻薬局長官ハリー・J・アンスリンガー（Harry J. Anslinger）は一九三〇年代に「リーファー狂い」を取り締まろうとしたが、この薬物は主にニューオリン

（18）kief, 夢見心地の高揚感。
（19）マリファナ入り巻煙草。

ズや他の南部の都市のメキシコ系移民やジャズ界の黒人に限られていた。麻薬が広く使用される可能性は一九三七年のマリファナ税法によって防がれた。ヨーロッパでは少なくとも一九六〇年代まではこの種の薬物はほとんど使われていなかった。実際のところ、イギリスでは一九七一年に至るまで立法化の必要性は感じられなかった。

あなた好みの毒は何ですか？

今ではもちろん様相は大きく異なる。すべての精神活性物質の中で大麻が世界中でもっとも広く用いられるようになった。全世界で約一億八〇〇〇万人の成人がこの薬物を使用していると推定される。イングランドとウェールズの犯罪調査二〇二二年版によると、一六歳から二四歳までの年齢の人の一六パーセントが過去一二か月間のある時点で大麻を使用した。六〇歳以下の年齢にまで伸ばすと、七・四パーセントの有病率、約二五〇万人となる。それ以前では、大麻は多少の差はあるものの、イギリスでもっとも消費された不法な薬物であった。コカインは二番目に高い率だが、一六歳から五九歳までの人の二パーセントに使用された。（これは前年と比較して明らかに減少したが、おそらく新型コロナウイルスのためのロックダウンの影響で、パーティーが減ったことが原因だろう。）アメリカでは二〇二一年に一二歳以上の人の一三パーセントが過去一か月間に大麻を使用した。その率は一八歳から二五歳の人で最高であり、約四分の一（八一〇万人）が過去一か月間に大麻を使用した。過去一年間では、一二歳以上の五二五〇万人が大麻を使用した。

大麻の使用が増えているのか調べるのは難しい。この種の歴史的データを収集してきた国がほとんどないからである。しかし、アメリカの統計が入手できる。それによると、新型コロナウイルス流行に関連した過去数年間を除くと、近年劇的な増加を示している。実際に、二〇〇二年から二〇一三年にかけてアメリカでは大麻使用が二倍になった。（多くのアメリカの州では医学的な使用を合法化し、レクリエーション目的での使用を犯罪とは見なさなかったり、あるいは合法化したりした。しかし、このような流れは主として二〇一三年以後のことである。）イギリスでは、大麻を使用する若者の数は二〇一三年以来五パーセントの上昇を見た。一九七〇年から二〇〇二年の間に、一八歳以下で大麻を使用した人の数は一八倍増加したと推定される。

しかし、西洋において大麻の消費が劇的に増加したにもかかわらず、世間の関心は期待されるほど変化しなかった。立場によって、大麻は危険な物質であり禁止されるべきだという考えもあれば、快楽やリラックスや幸福のための概ね安全な薬だという考えもあった。大麻はさまざまな身体的問題に有益であると徐々に見なされるようになり、医学的使用はいくつかの国で合法化された。しかし、精神保健、とくに精神病との関連についての影響を大いに懸念する向きもある。

この懸念にさらに火をつけたのが、今日欧米で常用されている大麻で、一九六〇年代や一九七〇年代の比較的作用の穏やかな麻薬の効果を高めたものであった。その効力はきわめて強かった。大麻の効果を格段に上げたのは主にデルタ－9－テトラヒドロカンナビノール（delta-9-tetrahydrocannabinol）と呼ばれる化学物質で、ＴＨＣとしても知られている。一九八〇年に遡ると、典型的なアメリカの薬物に含まれるＴＨＣは二パーセント以下だった。二〇一五年までにはＴＨＣの含有量は二〇パーセントにまで跳ね上がった。イギリスでも同様だった。今や市場にはＴＨＣの含有量が平均一四パーセントのシンサミラ（sinsemilla）や「スカンク（skunk）」が溢れている。ＴＨＣの比率が増すにつれて、他の重要な化学物質の量が減っていった。カナビジオール（cannabidiol: CBD）には精神活性はなく、実際のところ、ＴＨＣの効果に拮抗した。欧米でかつてきわめて広く使用された大麻樹脂は、ＴＨＣの含有率は低く、ＣＢＤは比較的高かった。

それでは、大麻は精神保健の問題にどのような役割を果たすだろうか？　テオフィル・ゴーティエのパラノイアのように、大麻が一過性の精神病的体験を引き起こすことが知られている。しかし、長期間持続する効果はあるのだろうか？　大麻を使用し、しばしば使い続ける患者がいることは単なる偶然だろうか？　大麻は自己使用の薬物の一種だろうか？　パラノイアを引き起こす何らかの役割を果たしているのだろうか？　あるいは、パラノイアと大麻使用の両者に責任のある他の要因があるのだろうか？

ところで、イギリスの一般市民と同様に、精神病患者は大麻の使用以上に、飲酒する傾向があることは注目に値する。不安を和らげるために飲酒する多くの人々を私は目にする。そして、アルコールの問題は、そして薬物の問題は、重症の精神保健の問題のある人々に非常に多く認められることを客観的証拠が示唆している。残念ながら、アルコールは事態をさらに悪化させる傾向がある。リラックスするために、飲酒量が増えていく。第7章で解説したように、飲酒量の増加は睡眠に悪影響をもたらし、うつ、不安、パラノイアを悪化させる。アルコールとパラノイアの関係については十分にわかっていない。しかし、二〇〇七年のイギリス成人精神病調査を分析したところ、アルコール依存とパラノイアの間に明らかな関係が示された。さらに、二〇〇〇年の調査では、問題飲酒の人は一八か月後の追跡調査でもパラノイア思考を報告する傾向が高かった。明らかにここで何かが起きている。今私たちがなすべきことは、その何かを正確に見きわめるための研究である。

大麻と、パラノイアのような精神病経験については、その両者の関連を示唆する数多くの研究がある。繰り返しになるが、次のような疑問がある。何がこの関連の特徴だろうか？　たとえば、マイケル・ワインバーグ（Michael Wainberg）らがイギリス人の成人一〇万九三〇八人のデータを分析したところ、大麻の使用者は、精神病的経験、とくにパラノイアを報告する傾向が高いことが明らかになった。大麻の使用量が多いほど、パラノイアは頻回で問題が多かった（これは用量反応関係（dose-response relationship）として知られている）。一般人口の一七一四人について調査した私たちの研究が明らかにしたのは、パラノイアは大麻の使用歴のある人（三八パーセント）のほうがそうでない人よりも多かった。実際のところ、まったく大麻を使用したことがない人に比べて、大麻の使用歴のある人はパラノイア思考を報告する率が約二倍高かった。

これらの横断的分析の結果は、長期にわたって追跡された縦断的研究でも確認された。この種の最初の研究は、一九六九〜一九七〇年にスウェーデン軍に徴兵された一八歳から二〇歳の若者五万人を対象としていた。（当時のスウェーデンでは男性は全員強制的に徴兵されていた。しかし、二〇一〇年から二〇一七年の短期間の例外はあるものの、現在では男女ともに徴兵されるが、実際の徴兵数は格段に減っている。）入隊手続きの一部として、徴兵された者は物質使用について質問された。どの薬をもっとも頻繁に使っていたか？　どの程度の頻度で使用していたか？　最初に使った薬は何か？　入隊以前に大麻を使用していた人は、その後、統合失調症を発病する率が二倍高かった。同様に、ジム・ファン・オズ（Jim van Os）らはオランダの一般人口の四〇四五人を評価し、大麻を使用した者は、一年後、三年後の追跡評価時に、パラノイアや他の精神病経験を報告する率が三倍高かったことが明らかになった。大麻の使用が高頻度であるほど、パラノイアが重度であることが、ここでも確認された。

オックスフォードの酔っぱらい

大麻の使用は、パラノイアを含めて後年の心理的問題の発生を予想することが明らかになった。しかし、もう一歩踏み込むことはできるだろうか？　大麻がこの種の問題の原因に寄与しているのだろうか、そしてもしもそうであるならば、その機序はどのようなものだろうか？　オックスフォード大学の精神医学部に赴任して私が最初に行った実験で、それを発見しようとした。研究はＴＨＣの効果に関する当時最大の無作為化対照試験だった。一二一人のボランティアを募集したが、全員が大麻を使用したことがあり、この一か月間にパラノイア思考を呈したと報告していた（これは一般人口の半分に相当する）。精神障害の診断を下された者はいなかった。

苦労の末、薬学部の同僚の手助けで、スイスから輸入されたＴＨＣの薬瓶をとうとう手に入れることができた。（これで大麻の注射が可能になった。）参加者は、強いマリファナに相当するＴＨＣ一・五ミリグラムを静注する群と、生理的食塩水を静注する群に無作為に割り振られた。ＴＨＣが効果を現すのに五分かかり、その効果は約九〇分間持続した。これは実験にとって幸先のよいスタートとなった。私たちは注射前に各参加者に数多くの評価を実施し、次にＴＨＣが血中に留まっている間にも同じ評価を繰り返した。

本書ですでに指摘してきたように、パラノイアを測定するのはなかなか苦労する。真の脅威が存在するからである。誰かが自分は狙われていると言ったとすると、おそらくそれは正しいだろう。この問題に対処するために、私たちは多くの検査を実施した。検査を重ねれば重ねるほど、実験結果の妥当性は増し、何が起きているのかより正確に状況を確認できる。第一歩は行動課題であって、病院の食堂まで歩いて行って飲み物を買ってくるように参加者に指示した。ここで大事な点は、参加者が他者とたまたま出会う、とくに重要なのは知らない人に出会うということである。ただちにパラノイア質問紙に回答するように求めて、参加者の反応を測定した。それが済むと、仮想のロンドンの地下鉄に五分間乗る。最後に、私たちは参加者と一緒に座って、その体験について話しあい、パラノイア質問紙で参加者の反応を判定していく。

多くの評価が済むと、まるでアカデミー賞の授賞式のように、参加者は封筒を開けるようにと言われる。

封筒の中の紙には、参加者がどちらの群に属していたかが書いてある。これは参加者と研究者の双方にとって大発見になった。注射をする精神科医以外は、誰がTHCを静脈注射されて、誰が生理的食塩水を注射されたのか、誰も知らなかった。全員が驚いたこともあった。音楽業界でマネージャーとして働いていた男性のことを私はよく覚えている。彼は自分がプラセボを注射されていると確信していたが、おそらくそれは彼のロックンロール風のライフスタイルのためだったのだろう。THCのために彼は寒気がした。一方、対照群の中でひどく取り乱した者がいた。ゲラゲラ笑って、ジョークを飛ばし、研究者にいちゃつき始め、まるで大学のパーティーの時のように振る舞っていた。もちろん、それはパーティーなどではなかった。そして、最後に運命の封筒を開けると、滑稽なほど素早く元に戻った。実際にはトリップではなかったトリップは突然そして厳然と終わった。それはまるでローレルとハーディ[20]の一九三〇年の映画『酔っ払い（Blotto）』の名シーンのようであった。若者たちが禁酒法時代のナイトクラブに酒瓶を密かに持ちこみ、騒々しく酔っ払う。突然、ローレル夫人が彼らの飲んでいるのは実はアイスティーであると明かした途端に、彼らはまったくの素面に戻ってしまう。まさにこういったシーンで、スタン・アンド・オリーズ・レインボー・クラブ[21]（Stan and Ollie's Rainbow Club）のすぐ脇にワーンフォード病院[22]が建っているようなものである。

（20）サイレントからトーキーの時代にかけて活躍したアメリカのコメディアンのコンビ。
（21）『僕たちのラストステージ（Stan & Ollie）』は、「ローレルとハーディ」の晩年を描いた二〇一八年の米英加合作映画で、その中のナイトクラブ名がStan and Ollie's Rainbow Clubである。
（22）ワーンフォード病院（Warneford Hospital）：イギリスの精神科病院。

では、THCを静脈注射された人に何が起きていたのだろうか？　たしかにパラノイアは強まった。THC群の半数はパラノイアを呈したのに、プラセボ群では三〇パーセントだった。換言すると、五人に一人にTHCが直接関連したパラノイアの増加を認めた。これが示したのは、パラノイアを呈しやすい人では、大麻はパラノイアを生じる原因になり得るということである。この薬物は、不安、心配、気分の低下、自己についての否定的な思考といった他の心理的な悪影響も産んだ。短期記憶は障害された。（ミュージシャンのウィリー・ネルソン（Willie Nelson）はこれを大麻がもたらす利益であると考えた。「そうでなければ、覚えておくつもりのない、たくさんの否定的な出来事を思い出す。そして、何が次に起きるか心配になって、またウィスキーを飲んでしまう」）。そして、THCは心理学者が「変則的経験（anomalous experiences）」と呼ぶ一連の現象を産む。音がいつもより大きく聞こえ、色が鮮明に見える。考えが心の中でこだまするように感じる。時間が歪んで感じられる。（ついでに、翌日に全参加者にパラノイアが減ったか質問した。幸い、減っていた。）

なぜ大麻にはパラノイアを引き起こす力があるのだろうか？　THCが気分や自尊感情に及ぼす否定的影響や、それがもたらす変則的感覚経験が原因であると、私たちの統計学的解析が示した。（短期記憶の問題はパラノイアでは増えなかった。）否定的な感情は、気分を下げて、脆弱性を増した。そこで、変則的体験を理解しようとすると、すなわち自分に何が起きているのか理解しようとすると、世界は不気味で、怖ろしく、敵対的な場所に見えてくるだろう。そして、パラノイアが生じる。奇妙な経験は異常な思考を増す。（もちろん、大麻は変則的経験を生じる唯一の薬物ではない。LSD、マジックマッシュルーム、メスカリンといった幻覚剤の場合でも、そういった経験が注目される。私はこれらの物質を使用している患者にめったに出会わないのだが、パラノイアは多くのバッドトリップに共通する特徴である。）

なぜ、そしてどのような理由で

もちろん、大麻は長期間持続し、重症のパラノイアを引き起こすこともあるが、(私たちのTHC実験で観察したように)使用していてもほとんどの人にはそのような症状は現れない。前述したスウェーデンの研究を見てみよう。たしかに、大麻を多量に使用した人は後に統合失調症と診断される傾向が高い。しかし、その群においても、わずかに三パーセントにパラノイアが生じるだけである。この差は何だろうか？　心理学的水準では、否定的感情や変則的経験をいかに解釈するかによってパラノイアは生じやすくなる。しかし、科学者は他の要因も同定した。そのうちのひとつに、大麻を使用し始める年齢がある。大麻の常習が早い年齢で始まるほど、問題が生じる可能性は高い。これはおそらく思春期の脳は発達の途上にあるからだろう。すなわち、脳が柔軟であるために、大麻がさまざまな神経伝達系に及ぼす影響にとくに脆弱であるのだろう。ますます多くの若者が大麻を使用するようになっていることは深刻な問題である。実際、最近の一五歳の人の約四〇パーセントが大麻を試している。

薬物の強度も結果に異なる影響をもたらす。前述したように、最近の思春期の人々が使用している大麻は以前のものと比べてしばしばはるかに強い。これは精神医学研究所の国立依存センターのクレア・マッキー(Clare Mackie)の研究で明らかにされた。マッキーは大ロンドン地区の高等学校や大学の一六歳〜一七歳の四六七人を募集した。この群の約三〇パーセントが過去一二か月間に大麻を使用したと報告した。そのうち五人に一人は(より軽い大麻草ではなく)スカンクだけを使用した。彼ら(その三分の二は男性)はパラノイア思考を呈する傾向が高かった。実際、スカンクを使用していない人に比べて、使用者がパラノイアを報告する率は二倍高かった。

客観的証拠はやや乏しいのだが、遺伝もおそらく何らかの役割を果たしているだろう。イギリス人の成人一〇万九三〇八人に関するマイケル・ワインバーグの研究は、統合失調症の遺伝的脆弱性が高い人は、大麻の使用後に被害妄想（そして、幻聴のような他の精神病体験）を呈する可能性が高いことを発見した。一方、四八三〇組の一六歳の双生児の研究では、サーニャ・シャクール（Sania Shakoor）らは、大麻と精神病体験は密接に関連しているものの、遺伝はかならずしも有意ではなかったと主張した。それより重要であるのは環境要因であるだろうというのだ。たとえば、いじめ、社会経済的問題、トラウマなどである。すなわち、大麻によって引き起こされるパラノイア（そして、他の心理的問題）の危険がもっとも高いのは、すでに物質的・感情的問題を抱えている人である。これは合理的な説明のように思われる。第5章で解説したように、たとえば、深刻なトラウマやいじめはパラノイアを引き起こす可能性がある。そして、実際のところ、一六歳から二五歳のオーストラリア人の大麻使用者二六三〇人を分析したところ、小児期にトラウマを経験している人は、大麻使用中も使用後もパラノイアを報告する率がより高かった。

では、大麻と精神保健に関する議論はどうなるのだろうか？　もちろん、すべての人が同じように問題の危険が高いわけではない。予後不良となる可能性は次のような主要な危険因子に大いに関連する。すなわち、大麻使用者の年齢、大麻の使用頻度、薬物の強度、遺伝・心理環境的影響の相互作用などである。しかし、ごく少数の人にとっては、大麻が明らかに被害妄想の引き金の一助となっている（そして、それを維持している）。ビッキー・チャールズ（Vicki Charles）とティム・ウィーバー（Tim Weaver）による画期的な研究で、インナー・ロンドン地区の患者一四人から大麻と精神病の直接的な関係について知ることができた。患者（ほぼ全員が男性）の年齢は二七歳～五五歳だった。ほとんどがさまざまな薬物を使用したことがあり、ほとんど全員が今も使っている。しかし、仲間の誰かが使っていたというのが主な理由で、全員がティーンエイジャーの頃に大麻を使い始めていた。一人の例外を除き、精神病の発病以前から大麻を使用していた。一四人中五人は大麻使用が精神保健の問題を引き起こしたと考えていて、他の五人はそのために問題がさらに難しくなったと思っていた。このため、ほとんどの人が時々大麻の使用を止めようとしたことは疑いもない。「大麻を吸うと気分がよくなるし、緊張が和らぐ時もあると思うけれど、(沈黙) いつも嫌な考えが浮かぶのはよくないです」。しかし、利点もあると考えられているために、いつも再使用となる。「大麻でただリラックスできる……腹も立ちます。大麻を吸うと、リラックスして、ちょっと寒気がします。構わない……最高の気分になれば、コカイン、クラック、エクスタシー、それぞれ感じが違います。私はまるでジキルとハイドになってしまう」。大麻は抗精神病薬の副作用に対抗するための重要な方法であると見ている人もいた。大麻はそのような人にとって「医薬品」とも言うべきものになっていた。

シェフィールド大学のヘレン・チャイルズ (Helen Childs) のチームが精神病の治療を受けている若年成人七人と面接した。全員が過去において、あるいは現在も大麻を使用していると答えた。チャールズとウィーバーが面接した人々と同様に、シェフィールドの群も一一歳〜一四歳までの比較的低年齢で大麻の使用を始めていた。この時点までに精神保健の問題を呈していたと記憶している人はいなかった。ここでも、ロンドンのグループと同様に、対人的要因が若年での使用を促進するうえで決定的であった。たとえば、「学校では皆吸っていました」「格好いい子は吸っていました」。そうすることがいつもどことなくシックに思えました」。このような時期が好ましく思い出されていた。「最初の数年間、私は吸っていました……すると笑い出して、社交的になって、酔っぱらったようになって、でも精神病にはけっしてなりませんでした」。徐々に使用量が増していき、身体的に依存していると感じるまでになった例もある。「毎日のように、起きると大麻を吸っていました」。この段階にまで至ると、大麻はあまり快感を引き起こさなくなった。「ひどくビビり出して、友達が皆とんでもない奴に思えて、どうしてそんな陰謀を企んでいるのか考えていました」。振り返ると、大麻の使用とパラノイアや他の苦痛に満ちた経験の感情の間に関連があることに全員気づいたが、当時は何が何だかわからなかったという。

「……なんだか奇妙な考えが噴き出すような……私は前に覚えている、いや、考えている……他の人たちが私の頭の中で起きていることを実際に聞くことができて、それとやり取りして、そんな感じで……大麻のせいでこんな空想みたいな考えを信じるようになっていました」

「……テレビのスイッチが入って、テレビの音が少し大きくなって、部屋がオレンジ色になって、スポットライトが自分に当たっているような感じでした」

参加者の中には十分すぎると感じる者もいた。「大麻を吸うと、とんでもなく恐ろしくて馬鹿馬鹿しいことを考えるようになるのはよくわかっていました」。大麻を使い続けても、精神状態に応じて量を調整したり、「つぶやき」が聞こえると減らしたりする者もいた。そして、大麻がパラノイアに対する（一時的な）救いになったと言う人もひとりいた。「私の考えがすべて脇に追いやられて……ほんの少しの間は気分がよくなって、でも、また……過ぎ去って、悪くなることはなかったとしても、正常に戻っていきました」

ニコチン

「ニューヨーク市でもっとも弱い人々、重症で慢性の精神病患者の、個人の自由と人間の尊厳への尊敬に対して何が起きたのだろうか？　なぜベルビュー病院は患者に禁煙を強制するのだろうか？　すべての精神科患者のために喫煙室を設けてほしい」

全米精神障害者連盟（National Alliance for the Mentally Ill）と精神障害者の友人と支援者（Friends and Advocates of the Mentally Ill）のキャンペーン文書（一九九〇）

私が最初に精神医学研究所に働き始めた時、その待合室は煙草の煙で満ち満ちていた。これは驚くことではなく、私が治療に当たったほとんどすべての患者が煙草を吸っていた。今日でも、統合失調症の診断を下された人は喫煙率が三倍高く、統合失調症患者の六〇パーセントが喫煙している。そして、この六〇パーセントの人々は他の人々よりも多量の喫煙をしている。何故だろうか？

喫煙は精神保健の問題に対処する試み、すなわち、自己治療の一種であると従来は考えられていた。たしかに患者が次のように話すのを耳にする。「煙草を吸うとリラックスするし、酒ともよく合います。休憩するよい方法です」「煙草は心を鎮めてくれます。私はストレスを感じると、『一服必要だ』と思います。これはストレス解消のひとつの方法です」

しかし、興味深いことに、一九九〇年代後半に発表された記事によると、この考え方をしきりに提唱したのは煙草産業だった。煙草会社は重症の精神病の患者にとって喫煙が有益であるということを示す研究に資金を援助し、精神科病院に煙草を提供し（無料の場合もあれば、医師からの依頼に応えた場合もあった）、病院内での禁煙の努力を妨害した。一九八六年のフィリップモリスの広告はこの件について言うべきことをすべて語っている。

統合失調症患者の皆様へ：素晴らしい味わい、低タール、すべてがこれひとつに詰まっている。ニューメリット、ふたつの味わいで、正常な行動。(23)

多くの患者にはあり余る時間があり、喫煙はそれを埋めるひとつの方法であるようにも、私には思える。喫煙が対人交流の促進に役立つという面もある。精神保健の問題のためにしばしば孤立感を覚えている人には大きな利点となる。しかし、今日では、研究者たちはこの現象についてまったく異なる見解を探っている。第一に、ニコチンは実際にはパラノイアや統合失調症を含めた他の精神病的体験の寄与因子であるかもしれない。第二に、喫煙と統合失調症は遺伝的要因を共有し、ニコチン依存になりやすくする遺伝子が精神病発症の危険を高めるというものである。

習慣的に喫煙する人はパラノイアを呈する傾向が高いという客観的証拠もあり、率が二〇〜四七パーセント上昇する。そして、思春期に喫煙を始めた人がとくに危険が高い。本章で前述したクレア・マッキーの研究はスカンクの使用に焦点を当てた。しかし、たとえ電子煙草を吸っている思春期の人であったとしても、パラノイアとニコチンの間には関係があるとその研究は示している。歴史的なデータが入手可能な欧米で若者の間に電子煙草の使用が増えていることを考えると、この点は懸念される。

そして、遺伝的側面はどうだろうか？　ロンドン大学脳と認知発達センターのウィクス・バークヒューイツェン（Wikus Barkhuizen）とアンジェリカ・ロナルド（Angelica Ronald）による研究では、三八七八組の一六歳の双生児に関するデータを分析した。喫煙とパラノイアの関係は中等度であった。しかし、常習喫煙者（一六歳までに涯に五〇本以上の煙草を吸ったことがあると定義）と自認する人は、パラノイアや他の精神病的体験を報告する傾向も非常に高かった。ここでも、用量反応関係が認められ、時々喫煙する人は非喫煙者よりも率が高く、そして、常習喫煙者は時々喫煙する人よりも率が高かった。同じ人に喫煙とパラノイアがしばしば起きるからといって、もちろん、両者の間に因果関係があるという意味ではない。それでも、喫煙とパラノイアの間には重大な遺伝的な交差路があるとわかった。実際に、両者の間にはほとんどすべて遺伝的要因で説明が可能であるだろう。換言すると、喫煙することとパラノイアを呈することの理由は、少なくとも遺伝的には同一である。（DNAがすべて直接的に影響を及ぼしているのではないかもしれない。遺伝・環境相互関係において、パラノイアに関連する遺伝子が煙草使用の可能性を高める人生の出来事を導くのだろうし、その逆も起こり得る。）

喫煙とパラノイアの関係についての研究はまだ初期段階である点について警鐘を鳴らしておく。たとえば、遺伝学的理論が成立するかどうか明らかではない。喫煙がパラノイアの原因であるというのが正しいとしても、どのように作用しているのか正確にはわかっていない。どのような心理学的機序が作用しているのだろうか？　実際、より以上に注意を払うべきであるのは、パラノイアと喫煙だけではない。喫煙は、ごく一般的な状況を含めて、幅広い心理的問題に関連する。たとえば、うつ病患者の三七パーセントが喫煙する。喫煙に伴うさまざまな心理的問題が、煙草の破壊的な身体毒性によって悪影響を受けていること

(23) フィリップモリス社の煙草の名称。

は疑いがない。世界中で一三億人が喫煙しているのに、煙草と精神保健の問題の相互作用について比較的わずかしか理解できていないという事実は大きな見落としと思われる。

「薬はつねに解毒剤であるとともに毒物として理解されるべきだ」とジャック・デリダ（Jacques Derrida）は記した。ほとんどの人が大麻を使用しても、副作用は生じず、実際のところ多くの快楽を得る。（煙草についても同じようなことが言えるかもしれない。）そして、「解毒剤」が毒物としても作用し得る。大麻はパラノイアを、短期的にも、そして場合によっては治療が必要なほど重症な問題を引き起こし得る。世界中で数百万人が前代未聞の強力な大麻を使用し、その開始時期も若くなっていて、これは近い将来に消えてなくなることのない公衆衛生上の大問題である。

第10章　私の頭の中の声

「あまりにも恐怖心が強くて、外出するのが、本当に、本当に難しかったです。道を歩くのもとても怖かった。誰かが自動車で通りかかって、突然、下りてきて、私に襲いかかるのではないかと怖れていました。すべてがとても怖くて、引きこもっていました。実際にあまり外出はできませんでした。

人から見つめられているのがひどく怖かったことを覚えています。私たちが外出して、歩いていても、互いを見つめていました。私たちは人々を見つめます。でも、誰かが私に危害を加えたがっているのだと、その視線を解釈してしまうのです。声もそれに追い打ちをかけてきます、私に襲いかかってくるような声が。皆が私の心を読むことができると思っていたので、とても怖かった。私は他の人々の輪の中にいるのが嫌でした。その人たちは精神病だと声が私に言ってくるので、私は視線を下に落として歩くようにしていました。そうすると何かを引き起こしそうで、自分の周囲で起きていることを見たいと思いませんでした」

「どうして他の人があなたをからかうと考えるのですか？」

「わかりません。初めて家を出て、仕事場でひどくいじめられたのを覚えています。とても嫌な気分で、仕事に行かなくなってしまいました。そして、ずっとそんなことばかり考えていたら、坂を転がっていく雪玉のように大きくなってしまいました。親友にも何か恐ろしいことをされると思うようになりました。そして、学校でも同じでした。学校でもまともな扱いを受けていません。人生を振り返って、世界はとても怖い所だと考えるようになりました。

自宅が盗聴されていて、カメラが設置されていると心配しています。最近ではとても、とても小さなカメラを作ることができます。だから、探し出そうとしても、けっして見つかりません。とても、とてもひどい声が聞こえた時のことを覚えています。音楽をかけて、その声から注意を逸らそうとしました。でも、声はステレオやテレビのスピーカーから出てきます。

私は小さなラジオを持っていたのを覚えています。そのラジオの中に何かの虫がいるのではないかととても心配でした。ラジオを分解して、中に何か見つからないかと真剣に探しました。でも、何もありませんでした。携帯電話も、誰かが私の行動を追うための別の方法だと考えました」

「彼らはどのような種類の情報を追っているのだと考えますか？」

「私に敵対するために使う何かです。監視されていることと声には何かの関連がありました。情報を集めて、それで私を馬鹿にしようとしていると考えました。いろいろなことが私の頭の中でグルグル回っていました。疲れました。すっかり疲れ果てました」

（トビー）

声を聞いていることを理解する

「他の誰にも聞こえない声を聞くということはよい兆候ではない。たとえ魔法使いの世界でもだ」

J・K・ローリング（J. K. Rowling）

『ハリー・ポッターと秘密の部屋（Harry Potter and the Chamber of Secrets』（一九九八）

最近では著名人が自分のうつ病や不安症について率直に語ることに、私たちも慣れてきた。精神保健にまつわる問題を隠しておこうとする態度が変化してきたことは歓迎すべきである。しかし、タブーのままの事柄もある。本章の冒頭でトビーがありありと語ったように、幻聴がそのひとつである。声を聞くというのはどういう意味だろうか？　ここでは幻覚の一種について述べている。適切な刺激がないのに声が聞こえてくる（誰も話していないのに、声が聞こえる）。声はまるで現実に存在するかのように聞こえてくる。幻覚を呈している人はそれを意識的にコントロールすることができない。

声は自分の頭の中から聞こえてくるように思えることがある。しかし、外部から、たとえば、同じ部屋にいる誰かから声が聞こえてくることのほうが多い。そのメカニズムは十分に理解されていない。しかし、心理学的には、外部の刺激に対する内部の処理過程が誤作動していると考えられる。脳が内的言語や記憶を他者の声と誤って認識し、脳はこれを見逃してしまう。幻聴を体験すると、言語の生成に深く関与する部位であるブローカ野への血流が増加する。外部の音を処理し、言語的な記憶をつかさどる脳の領域の活動が増加することを発見した他の研究もある。もちろん、主要な疑問はなぜこのようなことが、ある人には起きて、他の人には起きないのかということである。しかし、今日までのところ、この疑問への答えは見つかっていない。数多くの理論はあるが、客観的な証拠はない。同様に、ひとりの声を聞く人もいれば、つねに複数の声を聞く人もいることについての理由も明らかになっていない。声を時折聞く人もあれば、つねに聞こえる人がいることもなぜかわからない。さらに、ある人の声が敵対的なものであるのに、他者の声は親しげであったりする理由も明らかではない。幻聴を呈する人にはある種の経験がしばしば生じ、とくに意地の悪い声が聞こえる人の場合にその傾向が強い。たとえば、睡眠の問題、不安、ストレス、孤立やトラウマなどの経験である。しかし、もちろん、幻聴はないのにこの種の経験をする人は数多く存在する。

幻覚について話さない傾向はあるのだが、幻覚は私たちが考えている以上に広く存在している。パラノイアと同様に、スペクトルがある。比較的数は少ないものの、混乱させられるような持続的な幻覚と必死で闘っている人もいる。私がクリニックで診療にあたるような人である。しかし、はるかに多くの人は時々幻覚を呈するだけである。精神障害者を除いた、一般人口の約四パーセントが過去一二か月間に他者には聞こえない声を聞いたり、他者には見えないものが見えたりしたと報告している。周囲に誰もいないのに、約〇・七パーセントは声を聞いたことがある。かならずしもつねに不快な経験ではない。声を歓迎する人もいて、支持や助言、霊的な指導、創造力の源泉となることもある。さらに、西洋では幻聴は精神保健の問題の恐るべき兆候と一般的には見なされるが、社会によって態度は大きく異なる。たとえば、シャーマニズム文化では、幻聴は魂との会話と理解される。アメリカの文化人類学者ターニャ・ルールマン（Tanya Luhrmann）はカリフォルニア州のサンマテオ、インドのチェンナイ、ガーナのアクラで統合失調症と診断された患者に面接し、次のような発見をした。

声を聞くという経験の特質には驚くほどの差があり、とくに声を発している人との関係の質にその差を認めた。チェンナイとアクラでは多くの参加者は自分の傑出した、唯一の声の経験は肯定的なものであると主張した……アメリカ人でそのように主張した者はひとりもいなかった。チェンナイとアクラの参加者の多くは人間の声を聞いたと思っているようだった。その声は、兄弟や近所の人といった参加者が知っている人の声、あるいは、やはりよく知っている人間のような魂の声だという。これらの回答者は、たとえ時にはその人物を好きではなかったとしても、その声との間に実際の人間との関係を持っているように思われた。これはサンマテオの参加者にはあまり典型的ではなく、報告された経験は極端に暴力的で、手厳しく、憎悪に満ちていた。

人生の出来事の中でも幻覚を引き起こしやすい傾向が高いものがある。たとえば、遺族が今は亡き愛する人の声を聞くというのは稀ではない。配偶者を亡くした五〇人に関する研究では、三分の一が亡くなったパートナーを見たり、聞いたり、話したりしたと報告した。睡眠から覚醒の過程で、そしてその逆でも、幻覚を経験する人もいる。（これらはそれぞれ、覚醒時幻覚、入眠時幻覚として知られている。）イギリスの約五〇〇〇人を対象とした調査では、三七パーセントが眠りに落ちる際に入眠時幻覚を、一二・五パーセントが睡眠から覚醒に移る際に覚醒時幻覚を報告した。不眠群では、日中の過度の眠気と精神保健上の問題がより多かった。

十分な睡眠を得られないまま生活していると幻覚を発症する可能性が高まる。レミー・ハーディール（Rémy Hurdiel）らは、ひとり乗りヨット大西洋横断レースの選手の経験を分析した。最初の航海はフランスのラ・ロシェルから、モロッコの西三〇〇マイルにあるマデイラ島までで、六〜八日かかった。第二の航海はさらに過酷で、マデイラからブラジルのサルバドール・ダ・バイーアの三〇〇〇海里で、三週間以上かかった。単独航海は当然のことながら常時注意を払わなければならない。ヨットマンは二四時間に四～五時間眠り、しばしば夜の睡眠と昼寝で計二～三時間しか眠れないこともあった。この慢性的な断眠の結果、ヨットマンは間違いを犯したり、気分の変動を経験したり、幻視や幻聴の両方を呈した。

服薬のために外界に基盤のないことを認知したりすることを観察しても不思議はない。実際、薬物には認知を変化させる力があり、レクリエーショナル・ドラッグが人々の多くの関心をひいている。(「気持ちのよい日々を見て、よりよいことをする」とボブ・ディラン（Bob Dylan）は歌った。）服薬と敵対的な幻聴の間にはたしかに関連がある。しかし、幻覚を引き起こすのはレクリエーショナル・ドラッグだけではない。この数年、手術や集中治療室で用いる多量の薬物が深刻な認知障害を引き起こすことが明らかになった。集中治療室にはさらに事態を複雑にする要因がある。患者は睡眠を妨げられ、失見当識に陥っているかもしれない。感染がせん妄を起こし得る。その結果として、悪夢のような幻覚が生じる可能性がある。

「カーテンから銃を持ったツノメドリが飛び出してきて、私に向かって血を吹きかけてきました。私は顔の血を拭い続けました……隣のベッドにはたくさんの鳥が飛び跳ねていました……お互いに笑いあって。まったく狂っていました。私はとても怖かった。誰にも何も言いませんでした」

「私が気づかないうちに、看護師が来ました。彼女は私に注射を打ちました。大修道院長のようにマントを着た人たちがいました。顔は見えません。私の魂を抜き取ろうとする家族がいました……私を包み込んで……なめまわし、ゆすり……私は飛び起きて、逃げ出しましたが、結局、礼拝堂の棺桶の中に入れられてしまいました」

幻聴とパラノイア

幻聴を理解するのがなかなか難しいならば、被害妄想も同様であると、私は言いたい。実際のところ、この両者はしばしば同時に生じる。この点では、本章の冒頭に提示したトビーは私が治療する被害妄想の患者に典型的であり、彼らの半数は幻聴も呈する。トビーが気づいたように、幻聴はパラノイアの種を蒔き、パラノイアを育てる。これはふたつの方法で実行される。第一に、幻聴が脆弱性の感覚を増す。本書で繰り返し見てきたように、パラノイアは脆弱性を促進する。たとえば、「声は私には価値がないと言ってきます。わかりますか、お前はここにいるに値しない、皆がお前を嫌っている、お前は要らない、お前は最悪だと考えている。ええ、お前にはまったく失望させられると言うのです」

幻聴は不安を探り当てて、不全感をえぐり出す。弱点を繰り返し、繰り返し探り出す。多くの人にとって、自分がどのように見えるかはまさにその弱点である。第8章で取り上げたように、これは被害妄想のある人にはとくに当てはまる。そして、幻聴があると、その声が摑みかかってくる。「お前は醜い。何にも値しない。お前は醜いから、人がお前をジロジロ見るのだ。お前を見つめている人たちを見てみろ」

私の研究チームのフェリシティ・ウェイトは、週に少なくとも一回は声が聞こえると報告した患者六〇人（女性よりも男性のほうがわずかに多かった）と面接し、九〇パーセントが自分の容姿を否定的に言ってくる声に耐え続けていると分かった。たとえば、太っているとかブスだとか言ってくるという。五〇パーセントは、こういった声が毎日起きると述べていた。

幻聴がパラノイアをさらに悪化させる第二の方法は実に直接的である。脅威をはっきりと伝えてくるのだ。罰を与えようとしている人の声のこともある。危害を加える張本人の声のこともある。「その声は、お前は明日の朝日が覚めないだろうと私に信じさせようとしてきました。私の皮膚を剝いで、強姦して、こんな怖ろしいことをすると言ってきました」「私の両親、そして友達の何人かが連続殺人犯だと、その声は私に信じこませようとしました」「奴らは近くにいて、二階に住んでいます。子どもたちを傷つけると言ってきたので、私は階段を駆け上がりました」

こんな言葉を繰り返し、繰り返し、毎日、毎日聞かなければならないと想像してほしい。この種の声を聞いている人が、うつ、不安、自殺念慮、そして、重症のパラノイアを呈しやすいとしても不思議はないだろう。「怖くて、怖くて、怖くて、怖い状況です。人生の中で、この二年間ほど恐怖心を抱いたことはありません」。最悪なのは「ああ、このすべてに対する解決策がある。ただ終わりにすればよい」といった自己破壊的な行為を感じることである。

「私が何をしたというのだ？」

幻聴によって引き起こされる苦悩の程度は、聞いている者がそれをどう解釈するかにかかっている。他のいかなる経験と同様に、私たちの反応はどのように意味をとらえるかによって決定される。お前は価値がない、弱々しい、玄関から外へ飛び出せば身を危険に曝け出すことになるなどと言われたことを払いのけるのは簡単ではないのは明らかである。しかし、人はこのような声をコントロールすることを学ぶ。声が引き起こす苦悩を減らすことができる。たとえ声が自分に襲ってこようとしていると知っていたとしても、なぜ患者がしばしば敵対的な声を聞き、それを信じているのか理解できれば、私たちは臨床家として救いの手を差し伸べるはるかによい位置に立つことができる。私の研究チームのブリョーニィ・シーブズ

(Bryony Sheaves）はこの重要な疑問に新たな洞察をもたらした。研究の第一段階で、ブリョーニィは国民健康保険サービスで治療を受けている患者一五人と面接した。少なくとも過去三か月間、全員が毎日敵対的な声を聞いていた。面接の結果、六つの主要な主題が浮かび上がってきた。すなわち、参加者がその声を聞き、それを信じる理由の六つのタイプである。

第一は、声を理解したいという願望であった。誰が話しているのだろうか？　その理由は何だろうか？「私はあたりを見回し、誰がそれを言っていて、なぜそう言っているのか理解しようとしました。でも理解できませんでした。私が一体何をしたというのでしょうか？」　一体何が起きているのか理解するのは難しかった。「声を聞いていることの多くはよくわかりませんでした。だから、ただそれを信じようとしたのです」

ブリョーニィが面接した人の中には、起こり得る危険についての重要な情報を声が教えてくれていると信じた人もいた。「あの人たちが私に一体何をしようとしていて、私がそれに備えるために、私はその声に耳を傾けなければならなかったのです」。危害を避けるために、その声と交渉しようとする人もいた。「私は奴らと交渉をしたかったのです。私がもっと何かをしたら、あるいは、もっとよくしたら、私に対して何か悪いことが起きないようにしてくれるのでしょうか？」　被面接者のほとんどは声と直面することを試みた。「私はただ奴らに立ち向かおうとしました。もうこんなことは我慢できない……いつも私を支配するのはもう許さない」。しかし、声を無視することは危害がもたらされるのではないかという怖れもあった。「ああ、奴らはもっと私をひどい目にあわせるでしょう」

「私は自分が病気だとは知りませんでした。私はまさにその通りだと考えていました」。感覚が語ってくることを自然に受け入れようとする傾向が、ブリョーニィが面接した人々が幻聴に関与している第三の理由であった。結局、いかにも真実のように見えることに疑問を抱いてどうなるというのだろうか？　そして、もしも声がお前を殺すと脅してくるならば、それは本当にあり得ないことなのだろうか？　ある人は、第二次世界大戦中の出来事を思い返して、声が言っていることの真実には十分な証拠があると考えた。「考えてみてください。あの連中はとんでもなく邪悪でした。気に入らない者はすべて殺してしまうといった意味で、今の奴らも同じようなことを考えているのでしょう」。他の型の幻覚は声を具体化していた。「女が銃をもってやって来るという声がしました……女はなんとか私を撃ち殺す方法を見つけるでしょう……私はベッドに横たわって、そんな考えと必死で闘っていました。そして、私は顔を上げて、戸口のほうを見ると……そこに女が立っていました」

その声がよく知っている誰かの声に似ていたら、抵抗するのは難しいだろう。「喫茶店にいたのが見知らぬ人であると考えるのはとても難しかったです。というのも、それがアダムの声とは知らなかったからです」。もしもその声が親しい誰かのものだったとしたら、もしもそれが「何よりも信じている人の声だったとしたら」、とくに扱いにくい。さらに、声は単に聞き覚えがあるばかりではないだろう。話された言葉がいかにも真実のように思えることもある。「彼らに出会うと、いかにも彼らがしそうなことをします……彼らは仕事をただ終わらせようとしているだけだと私は思いました」。少数の人にとっては、声は過去の経験、しばしば虐待についての直接的な記憶を聞いていることになる。心的外傷後ストレス障害（PTSD）に似た恐るべきフラッシュバックの記憶である。

面接者がどれほど声を否定しようとしても、幻聴の執拗さ、巧妙さ、あからさまな敵意に圧倒されているのが普通だった。「どうしてその声に耳を傾けているのか、聞く価値などないと私は考えていました。でも、まさに『言うは易し行うは難し』でした……いつも音や声が聞こえてきました、二日も、三日も、四日も、五日もです」。声が小さくなって、囁きのようになったのは、あえてそうして注意を引こうとしていると考えた人もいた。「わざと声を小さくして、それが何かを聞きたくさせようとしていたのです」。声があまりにも大きくて、敵対してくるので、無視することは不可能だと考えた人もいた。幻聴に圧倒されるように感じたのは、単に大きさやその調子だけではなかった。「記憶、過去のこと、忘れていたことについてあれこれを言ってこられると、それを思い出してしまいます。まるで私の注意を摑み取るかのようでした」

最後に、面接された人は幻聴に押さえつけられていると表現した。「毎日私は勝てない相手と必死に闘おうとしていました」。つねに狙われ、脅され、けなされ続けると、幻聴と闘うために必要な感情のエネルギーを使い果たしてしまう。そして、声はいつが絶好の機会か正確に知っているように思われる。「まるでゲリラ戦のようです……奴らは私が姿を現し、無防備に姿を現す時を待ち、突然攻撃してきます」。弱点が既に存在する問題から部分的には生じるとするならば、声は次の攻撃地点を定める。「私がうつ病にかかっているということです……いつもそれが心に引っかかっています。私は……駄目な人間で、どうしようもない性格です」

よく眠れないことも痛手となる。「闘おうとしている時に、眠れないと、そのために闘いが止まってしまいます」。第7章で解説したように、睡眠の問題は、精神病と診断された人にはよく認められ、実際に、それが彼らの常態であるとさえ言える。活動性低下や孤立が声に対する脆弱性をさらに増す。繰り返しになるが、これは精神病患者にとってごく普通の問題であり、彼らの三分の二は臨床的なレベルの広場恐怖症(agoraphobia)を呈している。自宅を離れると何か起きるのではないかという恐怖心があまりに強くて、自宅に引きこもりがちになる例もある。「ひどく単調になります。ある時点で、脳は面白そうなものを探し始め、あれこれ創り始めます。というのも、朝起きて、テレビを見て、トイレに行って、またテレビを見て、ベッドに行って、結局何もしていません。こんなことを五年間も続けたら、頭がおかしくなってしまいます」

孤　立

「……私がこれまでにした最悪なことは一六歳の時でした。誰にも話していません。そして、一八歳の時に完全に参ってしまいました。もしも実際に誰かに助けを求めていたら、それを避けることができただろうと思います」

他者との肯定的な関係を築いて孤立を克服することは、精神病からの回復の重要な要因である。しかし、それが意味するのは、声によって生み出された束縛、孤立が強化した悪循環から逃げ出すことである。そうしようとすればするほど、このような癒しをもたらす関係を築くのが難しくなってしまう。同じ一五人を対象とした別の研究で、幻聴を呈している時に他者の中にいてどう感じているか、ブリョーニィ・シーブズはさらに発見した。

短く答えると、少なくとも声は必死で不信感を強めようとしてくるので、他者の中にいることはきわめて難しい。「誰かが私を傷つけようとしているという声が聞こえてきます……私は素知らぬ顔で通り過ぎることができません」。パラノイアは、臨床家が患者との間に信頼と疎通性を築こうとする努力にとって難しい挑戦となる。声がどのように警告してくるのか次のように話した人がいる。「会議に出席するような感じでした……彼らは何も考えていないようでした……何もしないようでした」

幻聴が他者とつながるのを難しくする他の場合もある。もしも自分自身が幻聴を経験していなかったとすると、幻聴を呈するということがどのようなものか真に理解することができるだろうか？「実際に聞いたことがない人が理解するのは難しいです」。理解することに失敗すると、共感の不足ととらえられてしまうこともある。「それは完全に私の頭の中に存在していて、まったく現実ではないと、皆が言います……誰もそれを本当に理解しません」

一方、被検者の多くは実際に声が聞こえるということを愛する人にはあえて言わないでいた。「声が怖ろしい思いをさせるのは私だけでいい、他の誰かには怖い思いをさせたくないと思いました」。自分の体験を率直に語ることで関係に悪影響が生じるのを怖れていた。「二つの柱が屋根を支えていると想像してください。私が倒れてしまったら、彼はもっと強くなる必要があります」。声が友人や家族に襲いかかるのではないかと心配した人もいた。「私が誰かに話したら、奴らに知られてしまって、その人たちを殺そうとするでしょう」。声の存在をしばしば秘密にしておこうとする別の重要な理由がある。拒絶を怖れているのだ。「私は誰にも話していません。たとえ親友にさえ、あまり詳しく話そうとは思いません……わかるでしょう、狂っていると思われる、わかるでしょう？」。声はこの不安につきまとう。「いつも声がします。皆がお前を嫌っている、お前を必要としていない、最悪だと思っている、と言ってきます」

敵対的な声を耳にしながら、他の人々と会話を続けるのはひどく疲れやすいものとなる。実際に一緒にいる人と、耳にしている幻聴の間で、注意は引き裂かれてしまい、両者を区別するのがかならずしも容易ではない。「私の名前が呼ばれたような気がしたことがあります。これは私が考えていることか、それとも声を聞いたのでしょうか？」　注意を集中し続けるのはひどく消耗する。「一〇分も経つと、私はすっかりクタクタになって、もう話もできません」。声が自分の話を聞いているという恐怖心もある。「だから私は突然話を止めました、もう話が続けられなかったのです……もうそれについて話しません」。あるいは、他の人々と一緒にいるだけでも声を引き起こしてしまう。「声は私の周りの人々を捕まえてしまい、その人たちを通じて話し始めます。彼らが直接私に話しかけてくるような感じです」

このようなことがすべてあり得るならば、敵対的な声を聞く人の多くが自分の殻に籠ってしまっても不思議はない。「わかるでしょう、引きこもってしまい、誰とも話したくないのです」。「私がいつも本当に連絡を保っているのは両親だけです。あまり父には話しません。時々、母と話すだけです」。身体的に一緒だとしても、感情的には不在であると語る。「家族に会いに行きますが、実際には何も言いません」。幻聴はその人の幸福に深刻な影響を与えていたかもしれない。しかし、自分が経験していることを率直に話すのを難しくしている。ある人は、一五年間、声を聞き続けてきたが、そのことについて家族や友達に一言も話していない。しかし、ひとりで背負うのはあまりの重荷である。

幻聴のために孤立を強いられ、乏しい対人関係は問題をさらに悪化させる。「誰にも話さないことでドンドン具合が悪くなりました」。これは部分的には、幻聴がしばしば退屈さを増すからである。「比較的調子がよい時には……私の注意は幻聴に囚われてしまいます」。幻聴を呈している人がひとりでいる時には、声はさらに強圧的で、信用できそうに聞こえてくる。「その声はどんなに強い人だって倒せるし、誰でも孤立させることができるし、信じるようになるまで話し続けることもできるでしょう」。逆に、他の人々と安心して過ごせるようになると、幻聴の侵入的な要素は減ってくる。「私はある人に注意を向けています……そうしていることに気づいてさえいません。それほど幻聴も気にならなくなりました」。声が聞こえることにオープンになると大いに助かる。「オープンになればなるほど、すべてが実際にうまくいっていることを友達もわかってくれるようになりました」。他者の視点が幻聴の束縛を解き放つのに役立つ。「真っ赤なバンがやってきて……私を車内に引き込み、走り去る、と幻聴が言ってきます。私がそれを友達に話すと、それは私の声のようだと言ってくれました。見てごらん、真っ赤なバンなんてどこにもいないよ、と」。

「私は恥ずかしいと思う必要はない」——幻聴と治療

「誰も私を見ていないし、ただ被害的になっているだけだと、私は心の中で自分自身に言い聞かせました。すると、私が知らない他の人の声が私の心に入ってきて、笑いながら言いました。『そうだ、私たちは馬鹿だ』『私たちはいつもお前を監視している』。彼らの声はどんどん大きくなり、私は彼らを黙らせることも、彼らと闘うこともできません。私が入浴している時も、部屋にいる時も、彼らはずっと私のそばにいて監視しています。私を笑わせたり、彼らと議論させたり、私を怒らせたり、時には泣かせたりします」

敵対的な内容の幻聴はしばしば被害妄想に大きな役割を果たす。したがって、幻聴に対処することは臨床的な優先課題である。セラピストや患者がどれほど望んだとしても、幻聴は何か月間も、あるいは何年間もつねに侵入してきたので、突然消え去るなどということは考え難い。しかし、私は患者と協力して、幻聴の頻度や影響力を減らそうとしている。幻聴の内容をただ単に受け入れるのではなく、それを支持する客観的な証拠を求め、自分自身でそれを決定するように患者に働きかけていく。ある患者が述べたように、私たちが築き上げようとしているのは、「声ではなく、自分の心を少しだけでも信じて、自信を持つことである」

これを達成するためには、患者自身の経験を語ることができるように感じる環境を作るのが重要である。これは明らかなことと思われる。患者が自分の思考や感情を進んで伝えようとしなければ、どのような治療も成功しない。それにもかかわらず、患者はこのような経験を秘密にしておくのが最善であると普通は思いこんでいるので、幻聴を呈している人の場合これがとくに重要である。共感こそがつねにもっとも重要である。敵対的な内容の幻聴がいかに苦悩に満ちたものであるかをつねに注視しておく必要がある。私は患者がその経験をセラピストと共有し、そうしてもよいのだとわかってほしい。しかし、あくまでも患者自身のペースで進めていく必要がある。

次に、私は何が幻聴を引き起こすのか探りたい。どのような状況で幻聴はもっとも起こりやすいだろうか？　私はこのような状況を「ホットスポット」と呼び、患者が退屈をしていたり、不安であったりする時にしばしば生じる。不十分な睡眠、アルコールや薬物、ストレスに満ちた状況などが幻聴を引き起こす要因となり得る。もしも幻聴が多少なりとも持続性であるならば、幻聴が収まる瞬間を同定するのが重要である。たとえば、最初は朝に、あるいは誰かがハミングしていたり、歌っていたりする時に幻聴が減ったといった具合にである。これは「グッドスポット」であり、私の目的は多くのグッドスポットを見つけ、ホットスポットを減らすように患者に働きかけていくことである。

最後に、しかしもっとも重要であるが、治療は、幻聴が伝えてくることとの個人的な関係を変化させることである。私が目指しているのは、幻聴について新たな視点を試みるように、患者に働きかけることだ。すなわち、物事を異なる視点から見るということである。幻聴が語りかけてくることを理解するのは、正確でもなければ、役に立たないかもしれないので、他の解釈が可能である。この過程に時々含まれるのは、こういった経験が実は患者が思いこんでいる以上にごく普通に起きていると学ぶことである。すると、幻聴と比較的調和して生活することが可能になり、ブリョーニィ・シーブズの研究の参加者が述べた地点に到達できる。「幻聴は私の人生の一部であると、私は受け入れました。恥ずかしく感じる必要はありません」。同じように幻聴のある人と話しあうことも大変役立つ。「私は自由に話すことができます。他の人が私を偏見の目で見たり、困惑したりするのではないかと心配する必要もありません」。数年前までは組織化するのは難しかった。しかし、一九八七年にパッシー・ハーゲ（Patsy Hage）がオランダのテレビのトークショーに出演した時から、事態は変化し始めた。ハーゲは三一歳だった。八歳の時から幻聴があり、ハーゲは人生に行き詰まりを感じていた。彼女は司会者に言った。「私が怖れていたのはこの人生の行き詰まりでした。私は自宅の椅子に腰かけ、誰かに会ったり何かをしたりすることが許されていませんでした。孤独感と孤立感のあまり、私はすっかり途方に暮れていました」。その晩のスタジオにはハーゲとともに、担当の精神科医マリウス・ロム（Marius Romme）がいた。患者同様、ロムも途方に暮れていた。「パッシーを助けて、幻聴を消し去ることは精神科医ができることではありません」。ハーゲとロムは、ショーを観ている人々にアドバイスを求めた。幻聴とともに豊かな生活を送ることは可能だろうか、もしも可能であるならば、どのようにすればよいだろうか？　五〇〇人がテレビ局に連絡してきて、自分にも幻聴があると伝えた。そして、三分の一が実際に幻聴に対処できると述べた。ハーゲとロムは、研究者のサンドラ・エッシャー（Sandra Escher）と協力して、その年の末に、テレビ局に連絡してきた多くの人を第一回ヒアリング・ボイス会議に招待した。これがヒアリング・ボイス運動の始まりであった。今では世界中にこのグループがあり、イギリスだけでも一八〇人以上の会員がいる。この運動の基盤は、幻聴は人間の経験の正常な部分であり、人生の出来事に対する意味ある反応であるということである。この経験を他の幻聴のある人と話しあうことは、対処法を学ぶ効果的な方法となり得る。

本章を終えるにあたって、心理学者のエレノア・ロングデン（Eleanor Longden）の有名なＴＥＤトーク(24)「私の頭の中の声」を紹介しておこう。これはオンラインで二〇〇万回以上視聴された。ロングデンは、治療中に幻聴について話しあうにはどのようにするのが最善かという研究を実施している。彼女はヒアリング・ボイス運動の雄弁な代弁者であり、自分の状況がいかに絶望的に見えたとしても、幻聴と調和して生きることは可能であるという事実を述べている。

多くの人が私の人生で私を傷つけてきた。そして、私はそれを全部覚えている。しかし、その記憶はだんだん薄らいできて、私を助けてくれた人についての記憶は対照的に強くなってきた……彼らは私がいつも疑っていたことを理解する手助けをしてくれた。私の幻聴は苦痛に満ちた人生の出来事に対する意味のある反応である。とくに小児期の出来事だ。そして、それは私の敵ではなく、解決可能な感情の問題についての洞察の源である……耐えるべき病気の抽象的な症状としてでなく、複雑で、意義のある、重要な経験として探っていくべきである。もっとも敵対的で攻撃的な幻聴が実はもっとも深く傷ついた自分自身の一部を代表していることに気づいた。この幻聴にこそ、最大の共感とケアを与えられるべきであるのだ。

（24）TED Talkとは世界中の専門家やアーティストが、自分の専門分野や経験について一二分間で話すイベントである。ＴＥＤとは、technology, entertainment, design の頭文字からなる。

第11章　私はどうすればこれがわかるのか？

「ということは、あなたは自分の質問にひとつの答えもないのですか？」

「ええ、もしあるのならば、パリで神学を教えているだろう」

「パリではつねに正しい答えがあるのですか？」

「けっしてない、しかし、自らの過ちについては十分に承知している」とウィリアムは言った。

「では、あなたはけっして間違いを犯さないのですか？」と私は生意気そうに尋ねた。

「しばしばだよ」と彼は答えた。「しかし、たったひとつの過ちではなく、たくさんの過ちを犯したと考えているので、『過ちがゼロ』に囚われるようになったのだ」

ウンベルト・エーコ（Umberto Eco）
『薔薇の名前（The Name of the Rose』（一九八〇）

一九七九年に、ロバート・チャップマン（Robert Chapman）は大学入学前に数か月間機械工として働いていた。彼は実家から出て、地域のＹＭＣＡに引っ越した。すべてがとてもうまくいっているように思えた。

「私は仕事も、給料も、同僚達も好きでした。そして、秋には大学に行くことになっていました。さらに、週末はコメディクラブで漫談のアルバイトもしていました」。しかし、チャップマンは徐々に二つのことを確信するようになった。第一に、彼は世界についての独特の洞察を得た。そして、第二に、彼の考えは非常に素晴らしいので、他の人々がそれを盗もうとしていると。さらに、自分の考えのいくつかは強制的に彼の心に吹きこまれたと確信するようにもなった。

チャップマンが大学に入学すると、状況はさらに悪化した。「私の精神がテレパシー攻撃で殺されてしまうだろうと結論せざるを得なくなりました。私の精神が破壊されて、完全な狂気となり、私の心すべてを文字通り失ってしまうのです。私はテレパシーの力でもって迫害され、陰謀の標的とされると信じていました」。彼の野望は変化し、大学を卒業するよりも、自分の「新たな創造的なアイデア」を追求して、大金持ちの成功者になろうと考えた。しかし、彼は破壊的なパラノイアに囚われていた。「人々が私を陰謀に陥れようとしていて、テレビやラジオのアナウンサーが私について話していて、人々は私を気違いにして、抑えつけようとしています。私は肉体的には存在していないように感じました。天使か霊媒が私を付け狙っていると考えました。私はオールFの大学の成績表を受け取りました」

一九八〇年春、チャップマンは精神科病棟に入院し、統合失調症と診断され、抗精神病薬を服用することになった。しかし、その後五年間ほとんど改善しなかった。大学の学士号を得るという計画を捨て、自分の「発明」について夜遅くまで研究した。

しかし、私がどこに行っても、迫害するような思考が止まりません。教育を諦めたために、私は無力で、脅え、妨害されていると感じていました……誰かが私の考えを監視し、私が望まない考えを心に埋めこんでくるので、死んでしまうと毎日考えていました。人混みの中にいても、私はひどく孤立していると感じました。私の周りにいる誰かがそれを私に実行する人なのではないかと考えましたが、具体的にどの人なのかけっしてわかりませんでした。

「ロバートの予後はけっして良好ではない……ロバートは現実との接点をまったく失っている。病識は不良である。彼の現在の目標は完全に非現実的である」。これはある臨床家が一九八二年五月にチャップマンの病状について書いた要約である。この非常に低調な状態から、事態は徐々に改善し始めることが明らかになった。チャップマンは自身の回復計画を立てようと決意した。「私の思考のある部分が妨害されているのだとしたら、影響を受けていない部分の心を使ってふたたび健康になることができるだろうと考えました」。この計画の核心は、妄想を疑うことができたという洞察であった。「これほど長期間にわたって迫害を受けるとひどく被害的に感じていたのに、私は殺されもしなかったし、暗殺もされなかったし、誘拐もされなかったし、投獄もされなかった。これは一体どうしてなのだろうか？　長期間にわたって、私を犠牲にしようといった陰謀が計画されていると疑っていたのに、そのようなことが起きなかったのはどうしてなのだろうか？　私は姿を消されてもいない」。このような疑いを持ったチャップマンは、自分の妄想の一つひとつにそれを支持すること、否定することを検証し始めた。

私は探偵帽をかぶりました。私は論点を検証しようとしました。誤っていそうな点に対して可能な限り強力な議論を創りあげようとしました。思いつくすべての合理的な選択肢のリストを作りました。実際に起きたことと実際には起きなかったことに関して客観的証拠を探しました。「私はどうすればこれがわかるのか？」と自問自答しました。私は実際にそれを見たのか、あるいはそのひとつの「兆候」を見ただけなのだろうか？　私は実際にそれを聞いたのか、あるいは聞いたことを誤解した可能性はないのだろうか？　私はその匂いをかいだのか、味わったのか、あるいは感じただけなのだろうか？　誰かがこれを私に話したのだろうか？　私の証拠のほとんどは私の理解を超えたものか、あるいは兆候や象徴の解釈だろうか？……私には思考が偏る傾向があり、乏しい証拠に基づいて誤った確信を承認してしまったかもしれないことを知っているので、とくに熱心に証拠を疑うように努力しました。

数か月にもわたって、チャップマンは自作の治療を必死で追求していった。「ある確信をすべて捨て去るには何年もかかることでしょう。私は結論を急いだり、誤って考えたりする傾向があるとわかっているので、十分に考えつくしたと思っても、妄想がまた浮かび上がってくることもありました。私は調査を進め、怖ろしいほどゆっくりしたペースで反論を築き上げていきました」。一つひとつ、三年以上をかけて、チャップマンは妄想を克服していった。状態が改善するにつれて、徐々に抗精神病薬の服用を止めることができるようになった。大学中退から八年後に、彼はグラフィックデザインを学びなおすことにした。彼は自分の精神保健の問題や回復のために使った技法について多くの記事を書いた。彼は今日では精神保健アドバイザーとして働いている。

結論を急ぐ

「本能があれば、証拠は必要ない」

『レザボア・ドッグス（Reservoir Dogs）』（一九九二）

これまでに見てきたように、自己の経験についての患者の認識は、臨床家のそれをしばしば超えている。この点はロバート・チャップマンの症例でたしかに真実であった。精神保健の専門家が了解するはるか以前に、チャップマンは自分のパラノイアが彼独自の思考（世界を理解する際に彼が用いていた思考パターン）に根付き、強化されていることに気づいた。後の戦略とはきわめて対照的であったが、チャップマンは長年にわたって妄想的確信が正確で重要であると思いこんでいた。「考えはとても確固として、独特であると思えたので、どうして私がそれを無視することができたでしょうか？」パラノイアが確固としたものになっていくと、それが彼の世界観を支配した。「私はしばしば、他者の行動といった現実の生活の出来事を、私に対する陰謀と関連づけていました。誰か（たとえば、パトロールカーや行商人）が通り過ぎると、彼らは私を監視していると考えました」。懐疑も、疑いも、他の解釈を考えることもなかった。「私は『わかっている』と考えたのです。ろくに考えもせずに『わかっている』だったのです」

よくあることだが、結論を急ぐというのは妄想のある人に典型的である。二〇〇二年に、私は精神病患者一〇〇人に次の二つの質問をした。

- あなたが話した経験について何か別の説明を考えられますか？
- もしもあなたがそれはとてもありそうにないと考えたとしても、その経験をおそらく説明できるような［妄想的確信以外の］別の理由はあるでしょうか？

ほとんどの場合、これらの経験はありふれた、日常的な出来事である。たとえば、たまたま視線が合う、通りでぶつかる、玄関前の塵などである。しかし、被験者の四分の三は妄想以外のいかなる説明も思いつくことができなかった。たった一つの別の選択肢も思いつかなかったのだ。結局、出来事についてもう少しありそうな解釈、ほんの少し異なる解釈を探すことができなかった。ごく稀に、誰かが他の説明をたまたま口にしたとしても、それは相手が病気だったというのが一般的であった。これこそ私の調査の主眼だった。別の選択肢を示唆した二五パーセントのうちで、ほとんど全員が追加の説明をたったひとつしかできず、典型的には精神病に関連したものであった。しかし、これは特定の出来事に対する一般的な解釈である。「ミクロの」視点というよりは、むしろ「マクロの」視点である。そして、それ以上ある出来事の特定の点に焦点を当てることがきわめて難しい。さらに、その他の説明を何とか試みようとする者でも、妄想よりも説得力のある説明を思いつくことができない。これは驚くことではなく、「精神病」であるという考えには偏見がこめられているため、ほとんどの人がすぐにそれを拒絶する。したがって、彼らに起きていることを理解するという点について考えると、妄想という岩と、精神疾患という難しい場所の間に挟まってしまったようにしばしば感じるのだ。

重症のパラノイアの人が物事を解釈するのに特別な何かがあるとするならば、つい最近、何が起きているのか理解が進んできた。妄想のある人は論理的推論の能力が低いと以前は考えられていた。しばらくの間、妄想的思考は、他の人の思考を理解するのに困難があることから生じると示唆されていた。結局、どちらの理論も十分な説得力を持たなかった。証拠は少なくとも部分的でしかなかった。しかし、臨床心理士フィリッパ・ガレティ（Philippa Garety）の介入法とともに大きな一歩が踏み出された。（ちなみに、彼女は一九九二年に精神医学研究所で私のスーパーバイザーだった。）一九九一年にフィリッパはデヴィッド・ヘンズリー（David Hemsley）とサイモン・ウェッセリー（Simon Wessely）と共著で論文を発表し、妄想と推論の関係についての理解を革新的に再編成した。

妄想のある精神科患者、不安症のある患者、精神障害のない人の異なる三群で推論のスタイルを比較するように、フィリッパは実験を計画した。こうするために、彼女は参加者にビーズテストを受けるように依頼した。簡単な手順で、必要なのは色付きのビーズの入った二つの瓶である。ひとつの瓶には八五個の黄色のビーズと一五個の黒色のビーズが入っている。もうひとつの瓶には一五個の黄色のビーズと八五個の黒色のビーズが入っている。試験を実施する研究者は、ひとつの瓶を選び、そして、両方の瓶を隠す。ひとつの瓶からビーズを一個一個取り出して、それから元に戻す。参加者の課題はどちらの瓶からビーズが取り出されたかを単に決めることである。たしかだと思ったら、それを研究者に告げる。決定する前に見るビーズの数に制限はない。もしも百個すべてを見たければ、そうすることができる。

妄想のある人がビーズテストを受けると、注目すべきことが起きることを、フィリッパは発見した。瓶を早く選んだからといって何も褒美はないことを覚えておいてほしい。大切なことは、どちらかの瓶であるということをたしかめるのが課題である。しかし、フィリッパの実験に参加した、妄想のある人の四〇パーセントが、たったひとつのビーズを見ただけで決定を下したのだ。フィリッパの知見は長年にわたり繰り返し追試された。結局、妄想のある人は結論を急ぐ傾向が高いことが今では受け入れられている。彼らは決心する前に集める情報がより少ない。二個以上のビーズを見ないで決めることを結論を急ぐ（jump to conclusions: JTC）傾向と一般には指している。妄想のある人の約五〇パーセントがまさにそのように行動することが明らかにされた。ＪＴＣはこの群に限られたものではないが、他の群では率はもっと低かった。妄想のない人では、一〇～二〇パーセントだった。精神病の危険の高い人や妄想のある人の身内でもＪＴＣは認められた。

ＪＴＣは持続性で、長期にわたって妄想のある人だけに限られたわけではない。初回の精神病エピソードを呈して治療を受けている患者と、健康な一般の人を比べたところ、患者群はＪＴＣが二倍高かった。同様に、妄想が重症であるほど、ＪＴＣの傾向も高かった。一年後、依然として妄想を呈している人は全員が以前の高いＪＴＣを示した。実際のところ、彼らは回復した者に比べてＪＴＣが二倍高かった。

妄想的思考の重症度が低い人についてはどうだろうか？　彼らもＪＴＣの傾向が高いだろうか？　そう考えられる。というのもパラノイアがスペクトル上にあるという考えに合致するからである。つねに重症で苦悩に満ちた妄想を呈しやすい人もいる。また、時折起きる不信感を振るい落とすことができる人もいる。両者の差は、その重症度であって、経験の本質ではない。非臨床群についての最初の大規模調査で、一般人口の二〇〇人にビーズテストを受けてもらった。この群の二〇パーセントがＪＴＣだった。その二〇パーセントについて明らかな点があり、彼らはパラノイア思考を信じ、それに悩まされやすかった。興味深いことに、彼らはパラノイアを呈する傾向は高くはなかった。彼らの特徴は、自分の抱いた信念についての確信と、その結果としての、その確信の衝撃であった。（対照的に、他の人々がパラノイア思考を呈しても、それを真剣には受けとめなかった。したがって、このような思考の感情面への効果は否定できるものだった。）この点は理解可能である。ＪＴＣのような推論の偏倚は不信感の強い思考を引き起こす傾向は高くないが、どのようにそれに反応するかを決定する。たとえば、私たちは時間をかけて自分の経験を理解する他の方法を考えたりしない。実際のところ、二〇〇二年に私が行った一〇〇人の精神病患者の調査では、両者は相互に関係しあっていた。ビーズテストを見ると、結論を急ぐ人は他の説明を示唆する傾向が低かった。幅広い解釈ができる人は、結論を下す前に、より多くのビーズを見せてほしいと依頼してきた（換言すると、より多くの証拠を集めた）。

2－4－6

「ひとたび意見を形成すると、人間の理解は……それを支持し、合致するすべてを引き寄せる。そして、他の側に数多くの重要な例があるにもかかわらず、否定したり、蔑視したり、あるいはなんらかの差でもって脇に追いやったり、拒絶したりする。この重大で有害な前決定によって、既存の結論の権威は保ち続けられるのだろう」

フランシス・ベーコン（Francis Bacon）
『新機関（The New Organon）』（一六二〇）

結論を急ぐことは、瓶に入ったビーズが問題である限り、些細なことだ。当たろうが、外れようが問題はない。一方、日常生活での重要性ははるかに高くなるかもしれない。これが結論を急ぐことがもたらす結果であり、瞬時で下した判定は、客観的証拠にではなく、自己の先入観に基づくものであるから、誤った方向に導きかねない。もしもパラノイアを呈する傾向が高いとなると、この先入観のために、自分が危機に陥っているとただちに結論を下しやすくなってしまう。

人間は自分が見たいと思っているものを見てしまうという自然な傾向があるため、事態ははるかに面倒なものになる。しかし、この反射は有益に使うことができる。単純な提案一つひとつのもっともらしさを秤にかけなければならない場面を想像してほしい。しかし、もちろん、それは周囲の世界の認識を歪めるかもしれない。既存の信念を確認するように見える情報に対しては過度の重要性を与え、そうでないものは拒否する傾向がある。別の視点を探るよりはむしろ、すでに知っているものにしがみついているほうを好む。心理学者はこれを**信念確証バイアス**（belief confirmation bias）と呼び、一九六〇年にイギリスの認知心理学の先駆者ピーター・ウェイソン（Peter Wason）によって見事に示された。はるかアリストテレスにまで遡るが、人間は生来合理的な存在であるという既存の視点に、ウェイソンは反論した。彼の実験は「小規模なものではあるが、いかに独善的な思考のために、他の可能性を考えることを拒否してしまい、容易に過ちを引き起こし得る」とウェイソンは主張した。ウェイソンの２－４－６問題では、研究者は参加者に三つの数字の間の規則を推論するように指示する。研究者は２－４－６に規則があることを説明する。そして、参加者は別の三つの数字を挙げ、それが規則に合っているかを研究者が答える。

今度は、早く答えたからといって何も得られない。速さに与えられる褒美はない。目標は正確さであり、何としてもその規則を見つけることである。そこで、参加者は自分の仮説を検証するのに必要だと思えば数字を何組でも挙げてよい。しかし、ほとんどの人はすぐにその規則は「２ずつ数が増えていく」と思いこんでしまい、その規則にぴったり合う数字の組み合わせだけをいくつも挙げていく。自分の直感と合致しない数字は試そうとしない。しかし、もしも人間が真に生まれつき論理的な思考をするのであれば、これこそがまさに人間がするであろうことなのだ。仮説を立てるには複数の肯定的な例が必要である。そして、これを反証することを迫られる。（カール・ポパー（Karl Popper）はこれを「反証可能性（falsification principle）」と呼び、科学的思考の特徴を定義するものとみなした。）

すでに気づいているかもしれないが、ウェイソンの規則は「数字が２ずつ増える」ではない。答えは「増えていくどのような数字も」であった。２－４－６問題の出来がよかった人は、一般的に三つの重要な戦略を使う。第一に、自分の立てた仮説に合わない一連の数字を挙げる傾向がある（自分の理論を「反証」しようとする）。第二に、別の可能性を考える。そして、第三に、答えを急がず、決定を下す前にいくつもの数字の組を試してみる。ここには多くの「認知の柔軟性」があり、他の解釈を進んで考えようとし、それを忍耐強く検証していく。これは、パラノイア思考や実際にほとんどの個人によく認められる傾向とは正反対である。

スローモー

「そんなに心配していません。俺の近所の連中です。奴らのおかげでストレスがたまりますが、そしたら、こう言ってやります。『いいや、スローダウンしなけりゃならない』。そうしなければならないです。もしそうしないで、続けてたら、病気になって、入院になってしまいます」

SF映画の大ヒット作『マトリックス（The Matrix）』のヒーローであるネオは、超人間的な能力を備え、銃撃を避け、弾丸を楽々とすり抜ける。ネオの超能力を伝えるために、映像はスローダウンし、あやうく停止しそうにまでなる。（この特殊撮影効果はとても有名になり、映画界では「バレットタイム（bullet time）」という名称もついたほどである。）今では一つひとつの銃弾がネオに向かっていくのを追っていくことができ、ネオは優雅な身のこなしで弾丸を避ける。このシーンは、人生で時々感じる思考や感情のめまいがするような流れの比喩のように、私には思える。そのような願望のため、流れをゆっくりとさせて、穏やかな航海にしたいと、私たちのほとんどが時折感じる。

たとえば、哀しくなったり、不安になったりして、感情的に混乱したような時に、慌ただしい思考の流れを止めることはとくに重要である。これはもちろん、パラノイアに対処する時にも同様である。そこで、治療の目的のひとつとして、ロバート・チャップマンが成功したように、患者の思考過程を管理する手助けをする。判断を急ぐのではなくて、むしろ、患者をスローダウンさせて、恐怖や不信の弾丸をすり抜ける手助けをするのだ。自身の被害的確信に疑問を抱くように働きかける。自分の体験に別の説明を考えるように手助けし、時間をかけてそれを支持する証拠を探っていく。端的に言えば、患者の**認知がより柔軟なもの**になってほしいのだ。

ここでスローモー（Slow-Mo）療法が登場する。スローモーは一〇年以上の研究の成果である。一般に、今日の治療はたった一回の思いつきの結果と言うよりはむしろ、数多くの苦悩に満ちた歩みの成果である。二〇一〇年にケリー・ロス（Kerry Ross）が作った四五分間のパワーポイントを用いたセッションが始まりだった。ケリーは精神医学研究所でフィリッパと私が指導した博士課程の大学院生だった。ケリーの始めたセッションはその後、改訂され、精神医学研究所の他の博士課程の大学院生ヘレン・ウォーラー（Helen Waller）が数年後に引き継いだ。そして、優秀な臨床心理士エイミー・ハーディ（Amy Hardy）の手によって現在の版となった。

人生を送っていると、その時々の印象や感情に自然に身を任せていて、自分の直感的な確信や好みが正当化されるのが普通である。しかし、いつもそうであるとは限らない。間違っていても、私たちはしばしば自信にあふれていて、客観的に物を見る人だけが、そうでない人に比べて、自分の過ちに気づくことができる。

著名な心理学者のダニエル・カーネマン（Daniel Kahneman）はこのように述べた。彼がここで述べているのが**速い思考**（**fast thinking**）であり、それは努力を伴わず、直感的で、しばしばきわめて感情的である。

たとえば、自動車を運転して道路に出たとして、対向車が遠くにいると思っていたら、突然近づいていることに気づいた場合の思考である。あるいは、友人の顔を見た時にふと浮かぶ考えである。または、本書を手に取って、読書を再開する時の思考である。スローモーではまず患者に次のように教えることから始める。速い思考は一般的であり、欠かせない場合もあり、自動車が実際に衝突してくるかどうかを判断しようとするときにゆっくり時間をかけるべきではないように、あまり時間をかけて判断するのが役に立たないこともある。結論を急ぐのが不必要な時に気づくことを学んだら、次の一歩は**一時的にスローダウンすること**である。（重症のパラノイアの人の六〇パーセントは時間をかけて分析的に考えるのが難しい。）カーネマンは遅い思考（slow thinking）は「意図的で、努力して、秩序だっていて……作用、選択、集中の主観的経験としばしば関連している」と述べている。いったん間を置くことができると、遅い思考を育むために学ぶべき技法を展開することができる。すなわち、自分の確信について熟考し、他の説明を検討し、証拠を探り、より肯定的に感じ、行動するための選択をする。

スローモーは「折衷的」療法として知られている。セラピストとの人間対人間のセッションとコンピューターを用いた学習を組み合わせたものである。この場合には、個人使用に合わせたスマートフォンのアプリケーションが、セッションとセッションの間で患者を手助けする。アプリを用いて、患者は自分の典型的な速い思考や心配を記録し、他の説明を思い出し、次のセッションの重要なポイントを示してもらう。患者は言語的な情報はより少なく、相互作用的な内容はより多く望んでいると、私たちに語った。素早くて、役に立たない思考は、大きな、灰色の、すぐにはじけてしまうシャボン玉のように表現された。ゆっくりと回る色のついたシャボン玉の中の肯定的な思考を選ぶことによって、患者は早い思考に対処していく。遅い思考が育っていくにつれて、速い思考が徐々に縮まっていく。このような肯定的な思考は個々の患者に合わせたもので、つねにアプリを通じて接近できる。遅い思考を思い出すことがきわめて容易になり、安心感も醸成される。

フィリッパ、エイミー、トム・ウォードらとともに、私たちは重症のパラノイアの患者三六二人を対象にスローモーの無作為化対照試験を実施した。スローモーは、確信への柔軟性を高めることによって、パラノイアの程度を減少させることに役立った。ロバート・チャップマンが発見したように、出来事に対する本能的な反射をひとまず棚に上げることで、恐怖心との間に距離を置くことができる。距離を置くと、物事を徹底的に考える余地ができる。そして、これができるようになると、他者が自分に危害を加えてくるという思いこみが実際には起こる可能性が低いと思えるようになっていく。

私はつねに前に進むことばかりを考えていました……それはほんの一瞬の決定かもしれません……基本的には早い思考です。私はつねに最悪のシナリオを探すように訓練されてきたのです……スローモーの遅い思考は難しくなかったのですが、異なったものでした……私が住んでいる所で、それを試してみました。別のブロックに住むチンピラがいます。他の可能なシナリオを考えてみると、「私はあいつらを知らないし、あいつらも私のことを知らないのだから、あいつらが私のことを話しているはずがない」と思えました。スローモーを学ぶ前だったら、きっと私は「どうしてあいつらは私のことを話しているのだろうか？　何が起きているのだろうか？」と考えて、ストレスに打ち負かされてしまったでしょう。

スマートフォンの技術的要求をうまくこなせる人ばかりではなかったが、多くの人がアプリがとても役立ったと感じた。「毎日外出する時、アプリで確認して、私がしなければいけないことをしました。たとえば、深呼吸をして、勇気を出して外出するとか……外出する時はいつもスマートフォンを持っていきました」。アプリが親友の役割を果たしてくれて、いつもそばにいて、支えてくれて、自分の幸せを心から願ってくれていたと、話す人もいた。しかし、時間が経つにつれて、参加者はアプリに相談する必要がなくなったと報告してきた。患者は教訓を学び、治療技法をすっかり自分のものとしたのだ。

全般的に、パラノイアに対するスローモーの効果は中等度だった。しかし、数人にとっては劇的な効果を現した。「パラノイアはすっかり減りました。私は以前ほどひどく被害的ではありません」。パラノイアが改善していくと、患者は一般の活動を徐々に再開できるようになった。「私は以前は外出できませんでした。わかるでしょう、ところが今ではスクーターに乗って、自信を持って外出できます。前は、そんなことができなかったです。私は突然襲われるのではないかといつも考えていましたが、今はそんな感じはありません」。パラノイアが改善しただけではなく、精神保健全般に肯定的な変化があったと、参加者は報告した。「治療を受けたおかげで、それほどストレスを感じなくなりました。全然です、わかりますか、いろいろなことを心配しなくなりました」「うつ病や精神病で入院していないというのはこの五年間で初めてのことです。たしかに大きな差があると思います。これまでは年に三～四カ月間は入院していたのですから」

心配

「私は心配性だったけれど、今は前ほど心配しなくなりました……とてもスローダウンできました」

スローモーのトライアル参加者

治療を試みて何が発見できるかよくわからないだろう。スローモーは、精神病の人が推論の仕方を変えることに主眼を置いている。最初の研究資金申請書の査読者はスローモーが心配に及ぼす影響についても探るように示唆した。（査読者は私の以前の試験研究も知っていたようだ。）私たちが驚いたというよりも、なかなか賢明な助言であるとわかった。スローモーは認知の柔軟性を強化するばかりでなく、心配を減らすのにも役立つ。そして、心配が減ったことは、パラノイアの改善にも部分的に役立った。

私たちはどのようにして心配を減らすことを学ぶのだろうか？　これは（非常に短い版であるが）私が患者に対して行った治療、そして読者にも提案したいことでもある。心配というのはいつも最悪のシナリオについてであり、世界の見方がきわめて悲惨である。しかし、心配性の人は物事をありのままに見ようとしない傾向がある。自分が心配しているという事実さえ憎むかもしれない。心配から自由になりたいと強く願っているかもしれない。しかし、彼らは心配が自分を助けてくれているとも信じている。たとえば、心配することによって事態をコントロールできていると感じられると私に話した人もいる。あるいは、心配していることが実際に起きた時にそれへの備えとなる。あるいは、何かについて心配することで、なんとかそれが起きるのを防ぐことができる。実際には、心配がこのような利益をもたらすことはない。そして、確信は悪循環を生む。ある状況について不安に感じ、それを心配することで反応する。そして、心配がさらに強まり、それが続いていく。この悪循環を断ち切る必要があるのは明らかである。手始めに、心配についての肯定的確信を同定し、それを評価する必要がある。たとえば、心配の長所と短所は何だろうか？　心配がなければ人生はどのようなものだろうか、よりよいか、より悪いか？　心配のきっかけについて考えるのも有効である。たとえば、一日のある時間にあるいは特定の状況でとくに心配する傾向があるだろうか？

いかにして、いつ心配が私たちに影響を及ぼすのかについての洞察を用いて、心配を克服するための二つの重要な技法を実施することができる。第一に、心配を通常の日常セッション（そのうちのおそらく一五～三〇分間）にとっておく。この「心配する時間」を設定するのはどこかプライベートな場所にするが、あまり快適な所を選ばないほうがよい。テーブルの所にある背もたれが垂直の硬い椅子のほうが、ソファーに寝そべるよりよほどよい。心配することがリラックスして、快適に見えてほしくないからだ。一日の他の時間に心配する場合はどうしたらよいだろうか？　その場合はそこで止めて、後に取っておくことにする。次に第二の技法である。もしもある特定の時間に心配する傾向がもっとも強くなることがわかったら、その時間にする活動を計画する。体力をかなり使い、他のことに精神的な注意を向けずに済むような活動を選ぶ。どのような活動がよいか正確には人によってさまざまである。しかし、とくに効果的であると証明された活動がある。たとえば、身体的運動、ゲーム、楽器の演奏、お気に入りのテレビ番組や映画を見る、友達と話す、マインドフルネスやリラクゼーション運動をするなどである。すべて複雑なので、人間の心は一度に二つの事に焦点を当てるのはあまり上手くない。心配を減らすということになると、この限界はむしろ利益をもたらす。私たちがすべきことは、注意を向けて、心配を打ち負かす活動を見つけることである。

この数年間、心配はパラノイアに絶対的に基本的な役割を果たしていると、私たちは気づいた。実際に、心配は推量よりも影響力が強いだろうと私は考えている。一九九二年にロバートに最初に会った時、私は心配がパラノイアの火に油を注ぐことに気づいた。自分が危険に曝されているという考えは昼夜を問わず彼を悩ませた。それ以来、私は治療にあたっているほとんどすべての患者が心配していることを観察してきた。被害関係妄想のある患者の五人に四人は、全般性不安症の患者に見られる程度の心配を呈していた。

(全般性不安症とは、過度の心配によって定義される特徴のある精神保健の状態である。)心配が固有のものであるばかりでなく、心配が強ければ強いほど、パラノイアも苦悩に満ち、持続的なものとなる。当然予想されるように、臨床的なパラノイアを有する人は、日常的な不信感も強い。たとえば、イギリスの七〇〇〇人以上の代表標本をとらえた二〇〇七年版成人精神障害調査を見ると、パラノイアを呈しやすい人は、心配をもっとも多くする人であることがわかる。第4章で解説した私たちの仮想のロンドンの地下鉄を思い出してほしい。一般人口の二〇〇人がこの実験に参加した。重症の精神保健の問題の既往歴のある人はいなかった。仮想の地下鉄に乗車して、この群の四〇パーセントの人がパラノイアを呈した。そして、ここでも、彼らは一般的に多くの心配をする人であった。心配がパラノイアを産むのか、この種の研究は明らかにはしていない。しかし、それを示唆するいくつかの圧倒的な理由が少なくとも存在する。

たとえば、心配する頻度が有意に高い人は、後にパラノイアを呈する率が高いという客観的証拠について考えてみてほしい。私は二〇〇〇年のイギリス全国精神障害調査に参加した二三八二人のデータを分析し、全員を一八か月後に再調査した。多くの心配をする人が持続性のパラノイアを呈しただけでなく、最初と一八か月後のどちらでも同様の結果であった。しかし、初回の面接で心配の程度は高かったもののパラノイアを認めなかった人は、一八か月後にはパラノイアを呈する傾向が高かった。そして、心配を治療することによって、パラノイアを軽減できたという事実がある。私は二〇一五年に被害関係妄想を呈する患者一五〇人を対象として心配介入トライアルを実施した。これはパラノイアに焦点を当てた最初の大規模無作為化対照臨床試験で、前述した、スローモーの査読者が評価に心配を含めるようにと示唆した研究であった。心配に焦点を当てた六週間にわたる認知行動療法によって、妄想は実質的な減少を見た。実際に、パラノイアの三分の二が減少したのは、心配の減少によるものであった。

なぜ心配はパラノイアを引き起こす原因かもしれないのだろうか？　この意味では、心配はパラノイア思考に対する感情的な反応である。そして、それは完全に理解できる。もしも私がロバートのように、政府が私の死を願っていると信じるならば、当然、私の精神状態に影響を及ぼす。問題は、繰り返しそれに戻ることによって、心配はその確信をつねにありありとしたものにし続ける。注意を向けられたところで不信感は増していく。巣の中で育ち過ぎたカッコーのように、心配はこれから起きそうなこと（あるいは起きそうもないこと）に対してますます本当らしく正確な説明になっていく。パラノイア思考の力は強くなっていき、恐怖心や心配はさらに増していく。そこで、もう一度強調しておくが、打ち破らなければならない悪循環がある。しばしばそうなるように、スローモーの技法は、主としてパラノイアではなく、むしろ心配を取り扱うと、私たちが治療している多くの人々に効果が現れる。不信感や心配は抵抗ができないほど強力であるように思えるかもしれないが、それに対して距離を置くことはできるとスローモーは教える。私たちには毎日数多くの考えが浮かんでくる。それはかならずしもすべてが正確ではない。多くは些細なものである。したがって、そのような些細な考えに自分の感情や行動が支配される前に、それを検証するのが合理的である。そうすることで、ロバート・チャップマンのように、心配の束縛をただちに緩めることができるようになっていく。「疑いを持たなければ、妄想は持続する。疑いを持てば、発見につながる」ということなのだ。

第12章　ゲームチェンジ

「周囲の人々に対する信頼という意味で、私は多くの問題を抱えていました。私は混雑した場所のような状況に入るのがとても嫌でした。たとえば、喫茶店、バス、その他にも多くの人がいる場所です。というのも、私の精神保健の問題が、不特定の人々や彼らが何をしようとしているかということに対してひどく疑い深いことに部分的に関連していたからです……人々がそこにいて私に危害を加えようとしているといつも心配していました。そのためにできる限り人々と交わる機会を避けていました」

タリク、ゲームチェンジの治験参加者

事態が自分のすぐ目の前で起きていることがある。それが何であるか理解するにはしばらく時間がかかる。一九九二年にはじめてロバートに会ってからパラノイアについて学ぶには多くの出来事があった。ある意味で、私の仕事は三〇年前の雨の秋の日に私が最初に目にしたものを理解しようとしたことと関わっている。プルースト（Proust）が次のように述べたことは正しい。「発見に至る真の航海は新しい景色を探すことではなく、新たな目を持つことにある」

私がつねに観察してきた過度の不信感の影響とは、それを呈している人に引き起こす苦悩と、その周りの人に引き起こす混乱や心配である。極端な場合、第6章で解説したように、不信感は個人的な混乱や対人関係の破綻を引き起こす。次章で取り上げるが、社会に大混乱をもたらすこともある。私がまさに最初に診たロバートは、他の人々が自分にしてくるかもしれないことを怖れて、自宅から出ることがほとんどできなかった。買い物をする、交通機関を利用する、友達とコーヒーを飲むといった日常的な活動は、超人的な挑戦になっていた。身を守るために、自宅に身を潜めていた。私はこういったことを数多く目撃してきた。その結果、クリニックで患者を診るのではなく、自宅への往診が必要であると考えるようになった。しかし、パラノイアに圧倒されてしまって、怖ろしさのあまり自宅から出られなくなってしまったといった、最終結果に見えるようなこと自体を理解しなければならないと、私が気づいたのはつい最近のことである。これは他の複数の問題の単なる結果ではない。単に副産物でもなければ症状でもないのだ。そして、これは直接的、効果的に治療できる。この治療を患者に提供する新たな、期待できる方法を私は思いついた。いくつかの出来事が重なって、その結果としてこの発見が生じた。

ロバートのような患者の引きこもりは統合失調症の「陰性症状」と精神医学は一般的にとらえる。その結果、活動や対人関係への興味を失い、楽しむことができず、極度の機能障害に陥り、臨床的障害が存在すると定義される。しかし、より特定的かつ直接的なことが起きているのではないかと私には思われる。ロバートが自宅に引きこもっていたのは、そこがもっとも安全な場所と感じていたからである。彼のパラノイアは、逃避が難しい場所を避けるという意味があった。襲われることを恐怖に感じていたのだが、他者から自分が否定的に（内気で、無様で、単なる変わり者と）判断されることも心配していた。彼があえて外出したら、あまりの不安に対処できず、無様なことになってしまうと怖れていた。言い換えると、ロバートのパラノイア、そして関連する一連の不安のために、広場恐怖症を呈していた。

次に広場恐怖症は、一連の臨床基準を有する明確な障害だが、精神医学ではパニック症の一種の二次的表出ととらえられている。患者はパニック発作を呈することを怖れて、外出を避ける。したがって、広場恐怖症とパラノイアは、まったく別の理論的・治療的領域に属していた。両者の関係について調査した者はいなかった。精神病と診断されたロバートのような患者の中にどれくらいの頻度で広場恐怖症が存在するのか誰も調べようとしてこなかった。そこで、私は国民保健サービスで治療を受けている患者一八〇〇人を募集して、最初の研究を実施した。きわめて高い率、すなわち、三分の二が広場恐怖症の水準の不安に満ちた引きこもりを呈していた。彼らは外出をひどく恐れていて、そのような状況を必死で避けようとしていた。しかし、重症のパラノイアの一〇〇〇人の間では率はさらに高かった。その群の四分の三が臨床水準の広場恐怖症を呈していた。

広場恐怖症の引きこもりに対して確立された治療法があるというのは朗報であるのだが、それは極度のパラノイアの患者には試されてこなかった。（広場恐怖症とパラノイアという別々の世界であることに注目してほしい。）その治療法では、患者がセラピストと協力して日常的な状況に戻っていく練習が含まれる。治療目標は、患者の恐怖感が彼らの周りに起きていることの正確な解釈ではないと発見することである。これはゆっくりと進んでいく過程であり、一歩一歩、患者は徐々に難しくなる一連の行動を試みていく。これは急いで成し遂げられるものではない。患者が自分の恐怖感は現実的ではないと学ぶには時間がかかる。不安を感じるかもしれないが、そういった感情に対処することができると自覚できるようになる。パニックに陥らないし、たとえそうなったとしても、問題はない。破局的なことは何も起きない。患者がこのようなセッションをとても苦しいと感じるのを、容易に想像できるだろう。結局、患者はいつもならば避けている状況にあえて入っていこうとしているのだ。しかし、この大変な試みはしばしば本質的な報酬をもたらす。人生を変えることは可能である。

主として治療を実施しているセラピストが単に十分ではないために、この種の治療を受けているパラノイアの患者の数は少ない。そして、これは時間のかかる治療である。単にセラピストと診察室で約一時間のセッションというよりはむしろ、店や公園に行ったり、おそらくバスに乗ったりすることも必要である。結局、自宅で引きこもっている人を外の世界に戻すといった種類の介入法を、精神保健サービスは単にまだ提供できていないということである。患者、その世話をする人、そしてイギリスの国民保健サービスが熱狂的に求めているにもかかわらず、精神病と診断されている人で、診察室であれその外であれ、どのようなものであれ重要な心理療法を受けているのはごく少ない。ではどうすべきだろうか？

また別の日、別の研究助成申請

「第五〇番目の仮想現実の定義：つねに人間であることと定義されてきた限界のすべてを取り除いた、人生の一瞬の経験」

ジャロン・ラニアー（Jaron Lanier）

『新奇の夜明け（Dawn of the New Everything）』（二〇一七）

多くの科学者と同様に、私は理想とする以上のはるかに多くの時間を費やして、研究助成費の申請をしてきた。何がしたくて、なぜそれが重要であるかということを詳しく書いていくのは有意義な仕事に感じる。しかし、それは、ほとんどの申請書のごく一部に過ぎない。申請書はしばしば一〇〇ページを超え、その中には研究の管理、実行計画、各研究費の項目、ガントチャート[25]、各研究員の履歴書、知的財産の管理などが含まれる……申請が無事に承認されてこそ研究ができることを考えると、あれこれと苦情を言うのは恥しいことかもしれない。短い電子メールやポケットベルで、自分の研究のための資金がおりると知らされた時の嬉しさは格別である。しかし、多額の研究費の申請をまとめるには何か月にもわたる協力が必要である。そして、いよいよ申請書を提出すると、すぐに次の研究に取りかからなければならないのはあまり気の進まないことである。とくにそれは最初の研究の結果に自信がある場合である。二〇一七年に、私が申請書の提出ボタンを押して二四時間もしないうちに、イギリスの国立保健治療研究所（National Institute for Health and Care Research: NIHR）から新たな研究助成が与えられると知らされた時には、私は辞退することに決めた。私が辞退するという決定を変えたのは主に、所属部門長ジョン・ゲデス（John Geddes）に説得されたからである。ジョンはＮＩＨＲの新たな研究費獲得競争、革新のための発明（Invention for Innovation: i4i）精神保健挑戦賞は、まさに私の研究の方向と一致していると考えたようだ。彼の意見が正しいことが後に明らかになった。（私は他の研究助成申請に自信があったのだが、それが誤っていたと分かり、その後ひどく苛立った。）

医学テクノロジーの発展をｉ４ｉは支援する。発展ばかりでなく、臨床的に効果的かつ費用効果も高い製品を開発・製造し、国民保健サービスに資するように準備する。臨床心理士が医学テクノロジーについ

---

(25) 研究管理に用いられる表の一種で、研究計画や進行状況を視覚的に表現するために用いられる横線工程表とも呼ばれる棒グラフの一種。

て何を知っているのだろうかと、読者は疑問に感じるかもしれない。精神科治療というと元来次のようなやり取りを思い浮かべるのではないだろうか？　すなわち、セラピストと患者が対面し、思考、感情、行動などについて話しあう。実際のところ、i4iコンペはデジタル製品が心理的問題を治療するうえで重要な役割を果たすという認識が増してきていることを反映している。もちろん、セラピストとの対面の面接は大いに効果が上がるだろう。しかし、それは他の戦略が同じように効果を上げるとは言えないという意味ではない。精神科治療はけっしてゼロサムのゲームではない。問題を引き起こしている心理的要因に取り組む方法はひとつだけではない。実用面でもそれほど手に入りにくいというものでもなく、これまでに見てきたように、セラピストの不足がある。さらに、すべての人が人間相手のアプローチを快適と感ずるわけでもない。

過去二〇年以上にわたって、私はデジタル・テクノロジーが、とくに仮想現実（virtual reality: VR）において、心理的問題がどのようにして生じ、それをどのようにして治療するか、その貢献について探ってきた。（これまでの章で、この種の研究について取り上げてきた。）この間、VR介入はけっして対面の治療の「真髄」に代る劣った治療ではないと、私はますます確信するようになった。むしろ、それ自身非常に効果的な治療である。実際に、VRは本来治療的な媒体であり、安全で、強力で、実験学習に完全に向いている。さらに、VRはセラピストの不足という障壁を取り除くのに役立つ。たしかにここには多くの問題がある。しかし、換言すると、VRの療法は、必要としている精神科治療をインターネットを通じて誰もがいつでもアクセスできる世界を創造することができる（そして、もちろん、その目的が達成されるまでには長い道程がある）。おそらく、i4i療法は重症のパラノイアの人にとっての未来を拓く機会を与えたと、私は考える。

その考え方は単純である。国民保健サービスで治療を受けている広場恐怖症の症状がある精神病患者に日常とまったく同じように複製した状況を探る機会を与える。仮想のセラピストの指導のもとで、患者はそのような状況において思考、感情、行動の新たな、より生産的な方法を練習することができる。仮想のセラピストに励まされて、徐々に防衛的な戦略を克服していく。状況を避けげず、視線を逸らさず、誰かに頼らずにそこにいて自分を守ることを身に着けていく。状況の難易度を測り、徐々に難しくなっていく状況でも不快にならないようにする。そして、プログラムを使いやすく、自分から関与し、楽しいものにさえするためにできる限りのことをする。

このようにしていくことによって、アプリは設計され、再設計され、再々設計されていった。第一回目のコンペが終了しても、さらに設計が必要だった。第二版目のアプリが最終候補に残り、そして、面接と発表へと進んだ。とうとう、二〇一八年二月に私たちは第一回i4i精神保健挑戦賞を受賞した。もちろん、私たちは受賞を祝った。そして、翌日には仕事を始めなければならなかった。浪費する時間はない。新しい治療法を設計し、VRのプログラムを作り、治療を実施するサービスの準備をし、それを検証し、保健経済を考慮し、製品を出荷すると、私たちは言った。すべてを三年以内にだ。たしかに、野心的な試みだった。しかし、精神科治療には野心が不可欠である。

ゲームチェンジを設計する

「……遊びが意味するのは、誤謬や逆行の結果の持つ重大性を減らすという意味合いがある……一言で言うと、それ自体の活動であり、他者のためのものではない。その結果として、探索のためのすばらしい媒体である。遊びはそれ自体の勇気を示している」

ジェローム・ブルーナ（Jerome Bruner）　心理学者

残念ながら、すべての計画には名前が必要である。私が「残念ながら」と述べたのは、少なくとも私の経験では、名前を付けるというのは非常に骨の折れる仕事であるからだ。数年にわたって、その名を使い続けることを考えると、けっして気楽な仕事ではない。共同研究者やコンサルタントから一生懸命意見を求める、示唆を与えられる、反対の意見が寄せられる、そして、最後にようやく結論に至る。しかし、私たちは今回は適切な名前をすぐに思いついた。「ゲームチェンジ（gameChange）」は私たちが生産を計画した野心が伝わるような名前で、コンピュータープログラムの実態を表していて、私たちが経験に持ちこみたいと考えていた遊び心も呈していた。

この名前は患者たちにも好評だった。もしも彼らが気に入らなかったら、私たちはこの名前を選ばなかっただろう。精神保健研究が何かを患者「に対してする」というものであってはならないと、最近では広く認識されるようになった。むしろ、実際の経験を有する人を重要な協力者・同僚であると見なす。この数年間、私はマックピン財団のトーマス・カビール（Thomas Kabir）博士とともに研究してきたことを光栄に思う。効果的な精神科治療には、自身が精神保健の問題に罹患している人の専門性が必要であると、この財団は考えている。マックピン財団は、自身が精神病に罹患している一〇人から成るゲームチェンジ生の経験諮問委員会（gameChange Lived Experience Advisory Panel: LEAP）を招聘した。LEAPは治療デザインにあれこれ意見を述べることにした。委員会はVRシナリオを作る手助けをし、登場人物の作成を支援し、仮想のコーチが何を言うべきか助言し、作成中のVRの原型を検証し、患者にとっていかに気楽に入りこめるプログラムであるか評価する質問紙を作るのを援助した。そして、もちろん、委員会はこの計画に名前をつけるにあたっても重要な役割を果たした。LEAPからは無数の貢献があったのに加えて、私たちは生の経験のある人々を含めたいくつもの計画のワークショップを開いた。結局、実際の経験のある五三人がゲームチェンジのデザインに寄与し、五〇〇時間以上もの貴重な時間を割いてくださった。

　この過程にはNHSのスタッフと協力したいくつかのワークショップも含まれた。その結果はVR経験のための計画で、患者に次の六つの日常的な状況を経験させるというものだった。すなわち、自宅の玄関から出て混雑した通りを歩く、バスに乗る、かかりつけの外科医を受診する、コンビニ、コーヒーショップ、パブに行くなどである。このような状況の一つひとつで、参加者は五段階を進んで行くように指示され、各段階は前の段階よりも少しばかり難しい課題となっていた。たとえば、各状況の第一段階では、比較的静かで、周りに人はほとんどいない。患者の自信が増してくるにつれて、状況は徐々に人が多くなっていく。他の方法でも不安を高めていく。たとえば、フードを被ったティーンエイジャー、警察官、監視カメラ、患者の近くに置いたアバター、出口を塞ぐなどといった方法で、不安をあおる。目的はつねに、たとえ本当に恐ろしく見える状況に置かれても、実際には安全であるということを学ぶことである。安全であるという新たな記憶を用いて、深く根ざした危険に対する考えに対抗していく。

　しかし、患者はそのような状況において単なる傍観者であることは許されなかった。各段階で、患者は課題を実施するように指示された。もちろん、私たちは透明人間のように人生を送っているのではなく、世界の中で行動している。私たちは旅行をしたり、雑用を済ませたり、誰かに連絡を取ったりする。そして、他の多くの活動もあり、患者も喫茶店でコーヒーを注文し、かかりつけ医の受付で自分の名を告げ、サッカーファンで混雑しているパブで友達に会い、通りでタクシーを待ち、コンビニで食料を買う。このような活動は無作為に選ばれたのではない。非常に多くの精神病の人が難しいと感じる状況や交流を反映している。少し味付けするために、ふざけた活動も含めた。たとえば、乳母車の中にいる赤ん坊が吹いたシャボン玉が割れるとか、風に舞っているパンフレットを掴むとかいった活動である。部分的には、楽しい要素も増やそうという目的でもあった。しかし、治療的側面ももちろんあった。

少しおふざけもありました。たとえば、かかりつけ医の待合室で、扇風機のスイッチが入ったままになってしまって、書類が舞い上がったのを必死で摑むとか。乳母車に乗せられていた赤ん坊がシャボン玉を吹いたのを、突いて割るとか。ただ面白かっただけですけれど、あまりにも突然起きて、それに対応しなければなりませんでした。人生、すなわち突然の変化に備える手助けになりました。（ダニー）

手を伸ばしてシャボン玉を突いて割ろうとした時に、患者は注目の的となる。さらに、この動きによって、他の登場人物とも親しくなれる。そうすることによって、人のいる所に出ると、いつもならば目立たなくしようと防衛的な態度になるのだが、それを捨て去ることを身に着けていく。気づかないうちに、騒ぎに巻きこまれることがある。患者は参加し、身を曝し、そして何かをし終えるのだ。

「こんにちは、私はニックです」

あなたの理想のセラピストはどのように見えるだろうか？　コンピューターゲームで遊ぶ人は、その冒険に付き合ってくれるアバターの性、人種、年齢、身体的外観、性格を決めるのに慣れている。私たちもゲームチェンジで同じようにしたかった。ある日、私はそうしようとした。しかし、当時はVRの中でそうするにはプログラミングの問題や費用がかかりすぎたため、ひとつのキャラクターに落ち着くことにした。そのキャラクターがニックである（ニック（Nic）は「今は私はできる（Now I Can」を短縮したものであり、さまざまなことを試み、統合した結果とも言える）。

ニックを作ることができたのは大成功だった。結局、彼女がいくらかはいつも一緒にいてくれる友達で、助言、激励、支持を与えてくれる源として、患者をプログラムに案内してくれた。ＬＥＡＰのメンバーが次のように述べた。

ニックは単に指示を出す人というばかりでなく、そこにいて自分の言っていることについてだけではなく、保証を与え、信頼することも伝えてきました。はい、ただ事実を述べるのではなく、どのような状況でも私のためにそこにいてくれる人でした。私は孤独ではありません、絆、理解、大切にされている感覚がありました。

患者がゲームチェンジの中で出会ったニックは三〇代の赤褐色の短い髪の白人女性だった。彼女はとても痩せていて、中背で、オリーブ色のズボンと茶色のジャケットといった地味な服装をしていた。いつもこのような服装をしていたわけではない。人物担当のデザイナーが描いたスケッチは会議で何度も検討された。そして、改訂を重ねた末、最終版に近いものとなっていった。ニックは徐々に私たちの３Ｄの領域に姿を現した。

ニックはゲームチェンジに単に姿を現すだけではない。彼女は経験を示す声でもある。多くの場合、声は彼女の外観よりも重要である。これは没頭型のＶＲは単に視覚の媒体だけではないということである。ゲームチェンジの参加者は受動的に観察している以上の者である。映画を見るように、ＶＲシナリオを見るのではなく、その中に住むことになる。ゲームチェンジの使用者は、自分の周りの光景以上に焦点を当て、その中で課題をこなし、ニックばかりを見ているのではない。しかし、彼らは時々彼女をただなんとなく見ていることもあるかもしれないが、彼女の声を聞き、指導され、勇気づけられ、助言を与えられている。この点を念頭に置くと、ニックの声は親し気であるばかりでなく、静かで威厳に満ちて響くようなものにした。そこで、次の選択過程であり、こんどは架空の登場人物のスケッチではなく、録音テープを聞いて声優のオーディションとなった。私たちが選んだのはヘレン・ジェシカ・リガット（Helen Jessica Liggat）で、彼女の優しいエジンバラ訛が、先入観や過去の関連とは比較的関係がなく、少なくともイギリスの研究地域の患者にとっては、さらに有益になるだろうと私たちは願った。

二〇一九年初頭、ヘレンは台本を録音するためにオックスフォードの私たちのVR研究室にやって来た。台本はその時までに百ページを超え、何度もロールプレイが繰り返され、書き直されていた。録音の過程は、ヘレンのそれまでの仕事とは少々異なっていた。私たちは単に彼女の声を録音しただけではなかった。彼女の動きも撮影して、ニックが現実の人間のように動くことができるようにした。ヘレンは動作把握スーツに身を包み、まさに三日間もコーヒー漬けの日々を送った。彼女が身を包んだのはウェットスーツに似たような外観で、帽子、手袋、靴も身に着け、そのすべてにセンサーが付いていて、スタジオの赤外線カメラにデータを送った。ヘレンの他にも二人のプロの俳優がいて、台本にあるさまざまな登場人物に声を当てた。（ラジオドラマのクレジットで紹介されるように、『他の役はメンバーの○○が演じた……』と紹介された。）

最後のセッションが終わり、モーキャップ・スーツ[26]が衣装棚に戻され、俳優たちが帰宅するために電車に乗りこむと、プログラムチームが何百もの視聴覚ファイルを整理する骨の折れる仕事を始めて、もっともよく録れた部分を選択し、音に磨きをかけ（あまりにも多くの飛行機、ヘリコプター、救急車があることを誰が知っていただろうか?）、ヘレンの話と動きをニックの顔と身体に移していった。これはVRパズルの最後のピースであった。慎重に創られた環境と精巧に振りつけられた一連の動作を適切な場所に置いていく。研究室内での数週間のテストを終えて、いよいよゲームチェンジが重症のパラノイアの人に実際に変化をもたらすことができるのか検証する準備ができた。

治験

「今晩から、私はイギリス国民に非常に簡単な指示を出さなければなりません。外出を控えて、自宅に留まってください」

ボリス・ジョンソン（Boris Johnson）二〇二〇年三月二十三日

ゲームチェンジはその規模、期間、そして複雑な技術のために、臨床治験は非常に大掛かりな企画になった。九つのＮＨＳ機構。何百人もの患者。患者の最初の募集から最終追跡調査まで一八か月間。実際のところ、私たちは精神保健の問題に対するＶＲ治療でこれまでに最大規模の治験に乗り出した。ニューキャッスル、マンチェスター、ノッティンガム、ブリストル、オックスフォードシャーの五つの場所に四三二人の参加者を募集しようとした。二〇一九年七月の開始時点では事態はきわめて順調に進んでいた。そして、新型コロナウイルス感染の大流行が起きた。イギリスの読者ははっきりと覚えているだろうが、二〇二〇年三月二十三日、全土がロックダウンに入ることを首相が宣言した。治験は突然中止となった。そして、いつ再開できるのかまったくわからなかった。

何週間も過ぎていった。私は自宅に留まりながら、インターネットを通じて大混乱をきたしているプロ

（26）mocapはmotion captureの略語で、現実の人物や物体の動きをデジタル的に記録する技術である。

ジェクトを管理しようとしていた。そして、中断から六か月後の二〇二〇年九月になってようやく患者の治療を再開できた。しかし、研究が再開された後も問題が山積していた。そのうちのひとつとして、実際に患者に対面したうえでの評価がNHS機構によって禁じられたため、私たちは患者の改善を評価する方法を変えなければならなかった。もうひとつは、一般の洗浄ではもはや十分ではなくなった。各セッション後にVR装置は入念に除菌する必要があった。（ここで細かい点にまで説明するつもりはないが、除菌過程は八つの段階と工業用の品質レベルの殺菌が要求された。）政府が国民に他の人と一緒にいることを避けるようにと助言しているまさにその時に、私たちは患者に日常の活動をするようにと働きかけていた。外出することの危険についてつねに警告が発せられている最中に、広場恐怖症の治療が何らかの効果を発揮するのだろうか？　今では立ち入り禁止となっているような多くの場所があるというのに、患者はVRで学んだことをどのようにして現実生活の状況に持ちこむことができるだろうか？

それでも、私たちは頑張った。半数の患者は無作為にVR治療と既存治療の双方を受けるように無作為に割り振られた。他の半数は既存治療だけを受けた。既存治療とは、抗精神病薬の服用、地域の精神保健担当者による定期的な訪問、外来で時々の精神科医による治療を受けることであった。患者の評価は、治験開始前、六週間のVR治療終了後、そしてその六か月後であった。主として関心があったのは、患者が日常の対人状況をどの程度避けているのかと、そのような状況で感じている苦悩の程度であった。この点を理解するため、シネイド・ラム（Sinéad Lambe）、研究チームと私はオックスフォード広場恐怖回避尺度を作成した（表5）。

表5　あなたは今これができると感じますか？	はい、私は今これができるでしょう。	いいえ、不安が強くてできないでしょう。	これをするとあなたはどの程度不安に感じるでしょうか？										
			0	1	2	3	4	5	6	7	8	9	10
1　ひとりで家の外に5分間立つ			0	1	2	3	4	5	6	7	8	9	10
2　ひとりで静かな通りを歩く			0	1	2	3	4	5	6	7	8	9	10
3　誰か知っている人と人通りの多い通りを歩く			0	1	2	3	4	5	6	7	8	9	10
4　いくつか先の停留所までひとりでバスに乗る			0	1	2	3	4	5	6	7	8	9	10
5　ひとりで病院の待合室に5分間座っている			0	1	2	3	4	5	6	7	8	9	10
6　近所の店で店員から何かを買う			0	1	2	3	4	5	6	7	8	9	10
7　ひとりでショッピングセンターまで15分間行く			0	1	2	3	4	5	6	7	8	9	10
8　ひとりで喫茶店に10分間座っている			0	1	2	3	4	5	6	7	8	9	10

この尺度は、回避と苦悩の両者を測定する。回避については、評点は0〜8であり、3〜5が高い、6〜8が重度である。苦悩の評点は0〜80点である。46〜65は高い苦悩を、それ以上は極度の苦悩を示している。

患者がVR療法の中で誰によって支えられているかの違いも追跡された。たとえば、助手の心理士、CBTセラピスト、仲間のサポーター（すなわち、自分自身も精神保健の問題を抱えている人）である。このようなスタッフは、ハードウェアを設置したり、何が起きるか説明したり、VRから学んだことを身に着けるための宿題を作ったりする手助けをする。基本は、患者が治療から最大のものを引き出すことを助けるということである。重要な役割であるが、けっして臨床心理士や精神科医の手助けである必要はない。これは少なくとも私の仮説である。

「別世界」――患者の経験

適切に行われれば、VRは興味深く逆説的な経験である。自分が見たり聞いたりしているものが幻想であるとよくわかっている時もある。また、完全な現実と感じる時もある。「仮想現実に入っていくのは、別世界に行くような感じでした。実際にすべてが現実的でなくて、全部が作りものと言えます。でも、同時に自分がそこにいるように感じました」

ふたつの意味で治療的に重要である。第一に、患者が実生活では避けることをVRの中では試みようとするという意味である。「VRだったので、それはいつも心の裏側で起きていたのです。『私は安全だ。いつでもこれを外すことができる』。でも、とても引きこまれる感じで、現実感がありました。こういったことをするには完璧な中間地点で、困った状況に放りこまれて、『ああ、走らなければ。人々が私を判断する』などと考える必要はありません。パニックになったら、ヘッドセットを外せばいいだけです」。第二に、仮想世界で学んだ教訓は現実世界でも有用であるからだ。

ＶＲの最大の利点のひとつは、患者が適切に挑戦する機会を与えられることである。私は患者に快適な領域から離れてほしいのだ。自分を試してほしい。しかし、自分で対処できる範囲を超えるべきではない。ある患者が語ったように、「微妙なところです。十分に現実的であってほしいし、そうであるならばとてもよい練習になります。でも、完全に現実ではなくても大変役に立ちます。というのも、それが現実ではないと知っているので安心感があるからです」。しかし、つねにかならずしも快適な経験ではない。「私は実際にそれが楽しかったです。ええ、私は楽しかったと言いましたが、実際には大変きつい仕事でした。仮想現実に入っていくと、予想していたよりもはるかに現実的でした。私がそうなるだろうと予想していたよりも、はるかにきつかったと思います」

日常の状況を難しく感じていました。ＶＲで練習すればするほど、自信がついてきて、日々の生活にも自信を持つようになりました。ＶＲで学んで、何度も何度も練習して、自力で実行できるようになって、日常の現実世界で実行するのに自信がついてきました。（ジョイ）

私が試そうとしたのは、ＶＲセッションを受けて、学んだ技法を使ってみようとして、もしもよければ、セッションで学んだことを現実の世界でも練習してみようと考えたのです。そこで、ある時、私はバスに乗り、腰かけて、バスの中で女性に話しかけました。おしゃべりに夢中になってしまい、下車するのを忘れてしまいま

した。バスに乗ることに自信が出ました。（タリク）

このような患者たちは防衛を捨てようとしている。パラノイアや不安な思考を引き起こす状況を避けようとはしていない。彼らは単にできる限り速やかで控えめに経験を終えてしまおうとしたのではない。この不思議な新たな現実に自己を没入させて、期待していたことと実際に生じたことの差を発見したのだ。「自信を再学習したような感じです……そして、怖ろしいことが起きるのではないかと想像するのではなく、快適で問題のない状況についても記憶を私の記憶の銀行にしまいこみました」

治験の結果

たまたま、半世紀以上も前に、心理療法のまさに最初の無作為化対照試験が実施され、それは重症の広場恐怖症を対象にしていた。一九六六年にマイケル・ゲルダー（Michael Gelder）（一九六九年にオックスフォード大学の最初の精神科教授となり、私が二〇二三年まで働いていた部門を設立した）とアイザック・マークス（Isaac Marks）は二三人の患者で、そのうちの四分の三が単独で自宅を離れられなかった患者を対象に小規模の治験を実施した。その結果に、ゲルダーとアイザックは落胆した。わずかに一〇人に一人しか改善を認めなかった。さらに、患者とセラピスト双方にとって大きな負担となった。対面の行動療法は六〇セッション、六か月以上を要した。

それとは対照的に、ゲームチェンジの患者は六週間で治療を終え、ＶＲに約三時間を費やした。有意の改善を見るにはそれで十分だった。広場恐怖症の回避的態度は減少した。苦悩も同様に減少した。もちろん、全員が利益を得たのではない。不安の程度が低く、近所ならば外出できて、複雑な対人交流におそらく悩んでいる患者では、治療効果はより少なかった。しかし、もっとも進歩したのは一般的に、自力で外出するのが難しく、精神症状が最重症の、もっとも急性の患者であった。さらに、このような患者にとって、ゲームチェンジはパラノイアの減少をもたらした。もちろん、私は全員にゲームチェンジから利益を得てほしい。すなわち、治療が人生を変えるようなものとなる患者の一群を選ぶとするならば、最重症の精神保健の問題のある人である。

ゲームチェンジはさまざまな精神保健従事者によって実施できることを、治験結果が示した。臨床心理士さえ必要としない。これは大勝利だった。というのも、適切に訓練を受ければ、非常に幅広いスタッフがゲームチェンジの実施に助力できることを治験結果が示唆している。幅広いスタッフというのは、たとえば、助手の心理士、CBTセラピスト、仲間のサポーター、さらに職業訓練士やサポートスタッフといった他の精神保健の専門家である。心理療法を実施できるスタッフの数がこのように一挙に、劇的に増加した。そして、ヘッドセットは安価で、使用しやすくなってきたので、患者がキットを自宅に持ち帰って、好きな時に練習できるといった姿を想像することができるようになった。もちろん、患者が気に入らなければ、いかに治療が効果的であって、実施しやすくても、大きな意味はない。しかし、ゲームチェンジが治験に参加した患者にとって肯定的な経験となったことをすべての証拠が示唆している。ゲームチェンジは好意的に受け入れられ、フィードバックもつねに熱狂的である。私たちの他のVR療法でも同様の反応がある。テクノロジーは人々に治療への関心を高め、さらに多くの治療を求めるようになってきた。

次は何か？

精神保健の多くの研究計画には希望がある。臨床治験でそれを経験した比較的少数の人に驚くべき結果をもたらすことがある。しかし、あまりにも多くの場合、そこで終わってしまう。どれほど効果的であっても、新たな治療を大規模に患者に実施するのは例外的な出来事である。そこで、私はゲームチェンジでもそれが当然だとはけっして思わない。しかし、本書で述べたように、楽観的でいる妥当な理由がある。もっとも重症の精神保健の問題をいくつか抱えている患者に利益をもたらす治療法があるのだ。そして、それは大金を投じなくても実施できる。いくつかのＮＨＳ機関がこのプログラムの実施に協力的である。近いうちに、ゲームチェンジはアメリカや他の国々でも最初の小さな歩みを始めることだろう。

ゲームチェンジは患者の自宅でも地域の精神科クリニックでも実施できる。しかし、精神科入院患者病棟では大きな差があるかもしれない。この種の施設では心理療法は稀で、ひどく退屈に思われている。「ただそこらに座っているだけで、何もすることがありません……一生懸命に取り組むプログラムもありません……よくありません……私はここに沈澱しています」と入院患者は語る。ゲームチェンジは患者が外の世界に戻る準備をするのにとくに手助けになる。患者は退院後に脆弱性が増す傾向があり、その結果、再発や再入院の率が上昇する。そこで、ＶＲヘッドセットが病棟でも手に入れば、患者はゲームチェンジ以外にも、身体的な運動、リラクゼーションや瞑想の運動などといった無料のＶＲプログラムを治療的行動として楽しむことができて、退屈さを減らし、回復をうながすことになる。

本書の執筆中、私はしばしばロバートのことを考えて、今どうしているだろうかと思った。彼がパラノイアや他の問題から回復して、人生を取り戻していてほしい。しかし、彼が今も自宅に引きこもって、恐怖の虜《とりこ》になっている可能性もあるだろう。彼はゲームチェンジが役立つと思うだろうか？　私たちの治験に参加した多くの患者のように、彼の周囲の事態を劇的に変化させることができるだろうか？　ロバートが経験したような問題を抱えた人全員がゲームチェンジのような治療を受けられる所に、私たちはとうとう到達しつつある。

文字通り、ゲームチェンジは私の人生を変化させて、私を一八〇度変えてくれました。私は外出し、浜辺などで楽しみ、素晴らしい夏の一日を味わっています。こういったことはゲームチェンジを受ける前には味わえませんでした。だから、誰かかつての私のような人がいるならば、私がそこから抜け出したことを同じように手に入れてほしいです。（タリク）

第13章　不信の海

「新型コロナウイルスは国連の創設以来、私たちがともに直面している最大の試練だ」

アントニオ・グテーレス（António Guterres）
国連事務総長

「私はこのウイルスの破壊力は過大評価されていると理解している。おそらく経済的な理由がそれを促進しているのだろう」

ジャイール・ボルソナーロ（Jair Bolsonaro）
元ブラジル大統領（二〇一九－二〇二二年）

前章で解説したように、ロックダウンのためにゲームチェンジの治験は突然の中断となった。強制された中断のために、私はこの一〇年間にしばしば私の心に浮かんだ話題に舞い戻っていた。（振り返ると、それは私が奇妙な時代に対処するとともに、パンデミックの混乱の最中に既存の研究計画を前進し続けるという挑戦に臨むことにも役立った。）というのも、二〇二〇年初頭にはびこっていたのは新型コロナウイルスだけではなかった。ウイルスに関する陰謀論も盛んだった。非常に強力な機関のプロパガンダだという説もあれば、インターネットの不明な情報源から発せられているという説もあった。新型コロナウイルス大流行というのがそもそも嘘だという説もあった。意図的にウイルスを創り上げたのは、中国政府、ロシア政府、アメリカ政府、「シオニスト」、ゲイツ財団、あるいは国立カナダ微生物学研究所（そこから中国人の研究者がウイルスを盗み出した）等々である。ワイヤレス5Gテクノロジー普及と関連させる説もあった。感染予防のワクチンが不必要に注射されているとか、オレガノ油、ビタミンC、バナナ、にんにく、食塩水、アルコール、熱い飲み物、漂白剤、コカイン、ラクダの尿で予防可能という説もあった。私はさらに多くの例を挙げることもできる。このような考えが二〇二〇年二月には雨後の筍のように増えたため、世界保健機関（World Health Organization: WHO）は「情報の疫病（infodemic）」として警告した。WHOによると、「あまりにも過剰な情報……このために人々が信頼に足る情報源や必要な助言を見つけるのが難しくなっている」というのだ。これはもちろん、それまでそのウイルスについて無知のままでいた私たちの多くが必死で助言を探し出した、まさにその時期だった。WHO事務局長テドロス・アダノム・ゲブレイェソス（Tedros Adhanom Ghebreyesus）によると、障壁はこれ以上ないほど高いという。「自分と他者を守るために正確な情報に接することができなければならない。WHOではウイルスと闘っているだけでなく、我々の努力に反する陰謀論とも戦っている。新型コロナウイルスに関する誤情報はその中でももっとも感染力が強いかもしれない」

私は陰謀についての確信に長いこと関心を抱いてきた。それは、パラノイアの研究者として当然であると考えている。パラノイアと同様に、陰謀論にはある種の過度の不信がある。パラノイアと同様に、陰謀論は理解不能で、動揺をきたし、怖ろしい出来事をなんとか理解しようという試みである。「陰謀論」、これまた「パラノイア」と同様、どちらかというと曖昧な単語である。多くの人がこの単語を使うが、かならずしも同じ意味で使っていない。そこで、正確を期すために、陰謀論とは、世界あるいは何かの出来事が表面的に見えることとは異なるという考えである、と私は定義する。真実は権威のある立場にいる者によって隠蔽されていると疑われる。最後に、強固に持たれている確信にもかかわらず、その実証は行われておらず、客観的証拠によって支持されていない。もちろん、ほとんどは定義からも、陰謀が実際に実行されているのか見きわめることは難しい。私たちは皆、力のある者はあえて誤った方向に導こうとすることがあると承知しているため、事態はますます混乱する。私は真の陰謀論は有害だとの説に賛成するが、かといって言われたことをそのまま無邪気に受け入れるという態度も取らない。私たちは警戒し、疑問を発し、なによりも客観的証拠に基づいて決断を下すべきである。（もちろん、以下で詳しく述べるが、証拠の信頼性を検証することは以前に比べてますます難しくなってきているとも言われている。）

二〇二〇年には陰謀論の心理についての研究はほとんどなかった。陰謀論はひと握りの馬鹿正直な変わり者だけが信じているのであって、したがって、科学的関心を払うには値しないという思いこみがあり、この種の研究が等閑視されてきたのだと、私は疑っている。実際に、私が二〇一一年にオックスフォード大学に赴任した直後に、数大学に及ぶ大規模な学際的チームを作って、陰謀論について生物学的・認知科学的・社会学的原因を探ろうとした。しかし、研究助成機関は関心を示さなかった。ひとつの面接は私の誕生日に行われたが、贈り物は届かなかった。そのかわり、私が得たものはこの話題はあまりにも「隙間」を扱い過ぎているという印象だった。しかし、私はパラノイアの研究に長年携わってきたので、このような思いこみは絶対に間違っていると承知していた。そこで、私は二〇一六年に臨床心理士のリチャード・ベントール（Richard Bentall）と協力して、その数年前にアメリカ人の成人を対象にした全国的な代表調査について調べた。（その調査は精神保健の問題の有病率について焦点を当てていたのだが、多くの質問の中に、これまでに分析されていなかった興味深い質問を見つけた。）調査はソーシャルメディアが普及する以前、そして、トランプ大統領によって形成された「ポスト真実」[27]の文化以前であったが、参加者五六四五人中四分の一以上（二六・七パーセント）が「私は世界には多くの出来事の背景に陰謀があると確信している」に賛同した。このような人々は男性で、未婚で、貧しい傾向が高かった。教育水準も低く、人種的に少数派のグループに属し、自分を他者よりも社会的地位が低いと見なしがちだった。しばしば、身体的・心理的にもよい状態ではなかった。自殺を考えたり、対人関係が不安定であったり、活発な対人関係に欠ける傾向も高かった。精神疾患の診断に該当する傾向が高いことも驚くべきではないだろう。結局、私たちが発見したことは他の研究者が以前に発見したことを支持し、陰謀についての確信は、多くの意味で、社会の辺縁に属する人々の間にとくに多く認められた。しかし、それ以上のこともわかった。陰謀を確信しやすい人は、一般に次の質問も肯定した。「あなたはこれまでにあなたに危害を加えようとする不正な陰謀があったと信じたり、誰かがあなたを追跡しているのに、家族や友達がそれを事実と信じなかったりしたことがありますか？」換言すると、このような人々は陰謀の確信に弱いだけではない。彼らはしばしばパラノイアも呈しやすい。陰謀の確信とパラノイアは明らかに異なる現象であるが、両者の間には多くの共通点もある。不信の連鎖という関連や、根深い不信感という兆候である。さらに、少なくともアメリカのデータから判断すると、周囲に対してきわめて多くの不信感を抱いていた。

世界中が活動を停止した二〇二〇年三月には新型コロナウイルスの陰謀論はどれくらい優勢だったのだろうか？　陰謀論はたしかにメディアの多くの関心を引いたが、実際に有意に多数の人が信じていたのだろうか？（私はそれほど多くの人だったとは疑いを持つが、さて、その時点では誰がそれをわかっていただろうか？）

そして、陰謀論を信じていた人について何を学ぶことができるだろうか？　その人口動態学的・心理学的特徴は、アメリカの調査対象者の特徴と一致するだろうか？　これらはさほど学術的な疑問ではなかった。しかし、きわめて多くのことが結果と関連していた。というのも、もしも陰謀を説く人が単なる変人と見なされてしまっていた時期があるとするならば（そして私はそれが実際に合理的であると思うのだが）、それははるか昔のことであった。アンドリュー・ウェイクフィールド（Andrew Wakefield）が一九九八年に発表した悪名高いＭＭＲワクチンに関する論文に戻って考えてみるとよい。イギリスでは、ワクチンは典型的には小児に、一回目は生後一二か月に、二回目は約四〇か月に、二回接種された。しかし、すぐに異議が唱えられ、ワクチン接種が自閉症を引き起こす可能性があるとウェイクフィールドが示唆したため、ワクチンを接種される子どもの数が激減した。イギリスでは第一回目の接種を受けた率が九五パーセント（ＷＨＯが定めた免疫を維持するための目標値）から二〇〇三年には約八〇パーセントに下がってしまい、麻疹の患者数の急増につながった。ロンドンのある地域ではＭＭＲワクチンの第一回接種率が六九・五パーセントに下がってしまったために、二〇一三年七月にはイギリスの保健安全庁は、ロンドンで麻疹の大流行の危険があると警告した。（この病気がいかに危険であるか覚えておく価値がある。二〇一七年には全世界で一一万人が麻疹で死亡した。ワクチン接種大キャンペーン前の一九九〇年には死者数は八七万二〇〇〇人だった。）さらに有害だったのは、ＭＭＲワクチンへの疑いがワクチン全般に広がってしまったことや、接種を推奨してきた政府や科学者への信頼が失墜したことである。

(27) ポスト真実（post-truth）とは、政策の詳細や客観的な事実より個人的信条や感情へのアピールが重視され、世論が形成される傾向を指す。

そして、もちろん、ワクチンプログラムの成否はその接種率にかかっている。接種するか否かは個人の選択に任される。個々の決定の意味合いは非常に幅広い。十分な数の人を治療できれば、以前ならば死に至った病を根絶することが可能である。一方、十分にコントロールできないとなると、ウイルスや他の病原菌は流行を続ける。二〇二〇年三月までに、包括的なワクチン接種プログラムが大流行の予防にかならず重要な役割を果たすことが明らかになった。しかし、ワクチン入手は最善でも何か月も先になる。しばらくの間は、ロックダウンの予防策に頼るしかないだろうというものだった。ワクチン接種プログラムと同様、ロックダウン対策の成否は信頼にかかっている。警察による手荒な介入が新聞の見出しとなったが、私たちは皆ウイルスに感染した時は、周囲の人々との接触を最小限にし、孤立し、しばらくはワクチンが入手できるようになるのを待つしかなかった。そして、それが実現するために、一般の人々は大臣たちの助言と、その根拠となっている科学的な合意を信じる必要があった。

それでは、二〇二〇年には信頼はどの程度あったのだろうかと、私は思う。重要なのは、信頼がロックダウンの指示に従うかということに、どの程度影響したのだろうか？　それを調査するために、私たちはオックスフォードコロナウイルス説明・態度・解釈調査（Oxford Coronavirus Explanations, Attitudes and Narratives Survey: OCEANS）を早速作って、調べた。年齢、性別、人種、収入、地域が国全体を代表するように二五〇〇人の成人を抽出し、質問した。私の研究チームのメンバーたちは、インターネットを検索し、非日常の世界へと潜りこみ、新型コロナウイルスの陰謀についてのさまざまな意見を収集した。調査会社がデータを解析し、それが五月十一日の晩に届いた。私はその翌日までにその結果をまとめ、論文を投稿した。結果は驚くべきものであって、一刻も早く発表すべきだと思えたのだ。おそらく回答者の二〇人に一人（五パーセント）が、質問紙に列挙された新型コロナウイルスについての陰謀があることを確信していると回答した。

私は誤解していた。大いに誤解していた。たとえば、世界経済を破壊しようとしてユダヤ人がウイルスを創ったのは可能だと、五人に一人が考えていた。新型コロナウイルスは、国連かWHOが世界征服のために製造されたとの考えを、四分の一が受け入れた。二〇パーセントはビル・ゲイツが背後にいる可能性があると考え、同様の率の人がウイルスはただの悪ふざけと疑っていた。新型コロナウイルスの流行は世界の人口を減らそうとする意図的な試みと思うかと質問されて、四〇パーセントが少なくとも部分的にはそう思うと答えた。ロックダウンは集団調査を課すための策略だったのだろうか？　四〇パーセントがその可能性があると信じていた。「新型コロナウイルスは西洋を破壊するために中国が開発した生物兵器である」という意見に、参加者の約半数が同意した。ほぼ同率の人が主要メディアは一般の人々にウイルスやロックダウンに関して意図的に誤情報を流していると考えていた。結局、提示された陰謀についての確信のどれひとつも異口同音に拒絶したのは、私たちが調査した人のうち五〇パーセントだけだった。四分の一はつねに陰謀思考のパターンを示した。

ＯＣＥＡＮＳの参加者は陰謀についてひとつの確信だけに同意する傾向はなかった。これはたったひとつの懐疑ではなくて、権威ある人々に対する一般的な疑惑であった。時に指導者の興味深い影響があり、その結果、矛盾する考えに同意することになった。たとえば、ロックダウンは環境保護主義者による陰謀だと考えている人が、同時に、「グローバリスト」[28]が宗教を破壊しようとしていて、その背後にいると感じていた。（他の研究が発見したのも同じようなパターンで、たとえば、ダイアナ妃が自分の死を偽装したというのと、彼女は殺されたというのを同時に信じている人がいる。さらに、オサマ・ビン・ラディン（Osama bin Laden）はまだ生きてい

（28）地球全体をひとつの共同体と見なして、世界の一体化を進める思想を信奉する人のこと。

ると信じていると同時に、二〇一一年五月にアメリカの特殊部隊が隠れ家を急襲して彼を殺したとも信じている人がいる)。新型コロナウイルスに疑いを持っている人は、人間が引き起こした気候変動も疑っている。そして、こういった人は一般的にワクチン接種の計画についても簡単には説得されなかった。ワクチン接種の安全性はしばしば捏造されていて、指導者たちはワクチン接種が子ども達に引き起こす害を隠そうとし、政府はワクチン接種と自閉症の関係を隠蔽していると、調査回答者の約一六パーセントは少なくともある程度は信じていた。さらに、回答者の二〇~二五パーセントが中立的な意見で、換言すると、どちらとも言えないという態度だった。これが意味するのは、三分の二ほどの人がこのような陰謀論を拒絶した。三〇パーセントは、何らかの治療法がすでに存在しているので、コロナウイルスのワクチン開発はおそらく不要だろうと考えていた。彼らの信じていた治療法は、WHOによって否定されている。

私たちの知見は二〇二〇年五月十九日に公表された。しかし、好評というばかりではなかった。おそらくデータがあまりにもこれまでの常識からかけ離れていたため、陰謀思考が誇張されていると非難された。ところが、OCEANSは不信が抽象的なものではないことを示していた。対照的に、不信感が強いほど、新型コロナウイルスと闘おうとする努力が妨げられていた。今日では、大流行の最初の数週間、数か月の記憶、私たちの多くが感じていた孤立に伴う、恐怖、不確実性、困惑の記憶は薄らいでしまったかもしれない。二〇二〇年五月初めまでにイギリスでこのウイルスのために三万人が死亡したのを忘れないでおくのは意味がある。(これは新型コロナウイルスによる初めての死者が出てからわずか九週間後であった。その一〇日後には、死者数はさらに四万人に増加した。)毎日、新型コロナウイルス感染のために入院する人は約一〇〇〇人に上った。学校や多くの企業も無期限に閉鎖された。ほとんどのイギリス人は実質的に終日自宅に留まり、対人接触を避け、必需品の買い物のためだけに外出するのと、運動を一日一回だけ許された。しかし、陰謀思考を肯定した私たちの調査の参加者は、新型コロナウイルスに対する公衆衛生上の助言を無視する傾向があった。たとえば、自宅に留まろうとするのはむしろ少なかった。他人との間に二メートルの距離を置く、手を洗う、マスクをするといった助言をしばしば拒否した。彼らは移動追跡アプリを使おうとしないし、新型コロナウイルスの検査を受けようともしなかった。そして、ワクチンがようやく入手できるようになっても、接種を躊躇すると述べた。彼らはパラノイアを報告する傾向が高く、換言すると、一般的に不信に陥りやすかった。そして、かならずしも常にというわけではないが、しばしば対人的脅威や自己に対する個人的な危険に過度に注意深かった。

一般人口の中でこれほど多くの割合の人々が、新型コロナウイルスに関する科学的合意事項に対して、なぜここまで疑心に満ちていたのだろうか？　信頼感に悪影響を及ぼすプレッシャーがすでに高まっていたまさにその時に、新型コロナウイルスの大感染が生じたと私には思われる。部分的には、これは社会の絆が欠けていることを反映している。陰謀についての確信は、それだけにとどまらないものの、社会的に不利な立場にいる人により多く認められる。この数十年間でイギリスでは「取り残された人」の数は非常に増加している。（これはアメリカでも同様である。）権力者が国民の福祉に関心を払っていないと信じているならば、新型コロナウイルス（そしておそらく他のこと）についての彼らの指示を懐疑的に扱うことだろう。本書を通じて見てきたように、不信は脆弱性の感覚の上に　増大していく。それは将来何が起きるかという不安に根ざしている。社会の片隅に追いやられた人はその定義上も脆弱である。彼らは、たとえば、貧困、（身体的・心理的）不健康、差別といった逆境に向き合う可能性が高く、これに対処する十分な準備ができていない。

たしかに、医学の専門家も含めて実際の陰謀の犠牲者であることをすでに認識しているグループもある。

アメリカの黒人は新型コロナウイルスで死亡する率が、非ヒスパニック系の白人よりも二倍高いのだが、進んでワクチン接種を求めようとしない傾向が高かった。その部分的説明となるのはタスキギーで起きた事件である。一九三二年に、アラバマ州の研究者が黒人の小作人を対象として未治療の梅毒について調査を開始した。彼らのほとんどが文盲で、全員が貧しかった。小作人には調査の実態について知らされず、梅毒についての説明もなかった。その代わり、「悪い血」の影響に罹っているとだけ伝えられた。一九四〇年代にペニシリンが入手できるようになると、梅毒は突然治療可能となった。しかし、アラバマ州タスキギーでは事態は変わらなかった。調査の参加者は治療を拒否し、どこかに治療を求めることも妨げられた。タルハ・ブルキ（Talha Burki）は「研究者はただ小作人が死ぬのを観察していただけで、そして、遺体を解剖した」と記述した。この研究はAP通信社が調査に乗り出した後一九七二年に終了した。それまでに、同意を得ていなかった多くの参加者が梅毒で死亡した。

タスキギーだけが単独の事件ではなかった。二〇世紀のアメリカで黒人女性が強制不妊術を施されたことも、医学の言語道断な差別のさらなる一例であるが、タスキギー梅毒実験は象徴的な例となった。新型コロナウイルスに対する黒人連合（Black Coalition Against Covid-19）の地域の指導者リード・タッカー（Reed Tucker）は次のように書いている。

エイズとの戦いで黒人社会に関与するという意味で私にとっての第一歩はタスキギーだった。数十年が経過しているというのに、新型コロナウイルスとの戦いで黒人コミュニティと関わりを持つことに関しては、タスキギーは大きな障壁のままだった。タスキギーは深く根付いた記憶である。それは私たちの心や文化に存在している。より大きな気分や感情、この国の機関によって黒人コミュニティが差別的に扱われてきたより大きな存在の代理としての記憶である。

しかし、新型コロナウイルスに対する懐疑的な態度は、何十年にもわたる不平等や差別の単なる結果ではない。それに加えて、真実についての従来の価値観や、従来通り情報をやりとりすることに対して、最近の大きな挑戦があった。マイケル・ゴーヴ（Michael Gove）が二〇一六年に大きな支持を受けて行った、イギリスのEU離脱キャンペーンの際に「この国の国民にはもう十分すぎる専門家がいる」と宣言した。たとえば、ドナルド・トランプ（Donald Trump）は、ジョー・バイデン（Joe Biden）が二〇二〇年のアメリカ大統領選挙に不正に勝ったと今も言いふらしている。これはまさに「もうひとつの事実（alternative fact）」であり、世界がどう見えるかについて、自分の感情にもっとも合うような現実を選択するように働きかけられている。この熱狂的な相対論を促進しているのは、もちろん、インターネットの到来やソーシャルメディアが幅広く利用されるようになったことである。今ではイギリスの平均的な成人は毎日約一時間五〇分をソーシャルメディアに割いているという推計がある。アメリカの調査では、約二時間一〇分である。より若い人々の間では、この時間はもっと長いものだろう。さらに、ソーシャルメディアで私たちは休日の写真を単に共有したり、金曜日の夜の約束を決めたりするだけではない。六大陸四六か国のデータによると、ソーシャルメディアはますます重要なニュース源になってきていると、オックスフォード大学ロイター・ジャーナリズム研究所は二〇二二年六月に発表した。この傾向は一八〜二四歳の群でとくに顕著で、彼らはオンラインで単にニュースを探しているだけではない。「彼らは既存のニュースのウェブサイトを訪れたり、オンラインのニュースに利用料金を払ったりするのは他の年齢群よりも少ない傾向にある。そして自分のデータを捨て去ることには慎重であることが多い。広くネットワークを張り、インスタグラム、ティックトック、ユーチューブ、スポーティファイのような視聴ネットワークでニュースに近づくことが増えている」。ニュース提供元に関する信頼性について多くの不信感があったとも、ロイター研究所は明らかにした。イギリスでは、わずかに三四パーセントがほとんどの場合ニュースは信頼できると考えていた。アメリカでは二六パーセントだった（調査された国で最低だったのは台湾で、スロバキアがそれに続いた）。私たちが聞くことができる声に多様性が増してきたのは朗報であるのだが、そういった声の信頼性を誰が保証するのだろうか？　どれほど自分の意見が勝手な推量に基づいたものであっても、コンピューターのカーソルをクリックすれば、自分の意見に賛成してくれる人を今ではすぐに見つけることができる。

新型コロナウイルスの流行という不吉な状況で、この傾向はますます強まった。この流行は、調和が進んだ時代において、公的機関に対する信頼を検証することになった。陰謀論は、脆弱性、不確実性、恐怖の感情のためにますます増殖していった。目に見えない、致死性のウイルスが紛れもなくこれを伝えた。誰もが自分の生命がひっくり返されたように感じ、迅速な解決などほとんど思いつかなかった。政府は前代未聞の制限を課し、法律でそれを強制した。自宅に閉居し、有り余る時間がある者にとって、オンラインの声はこれまで以上に誘惑するように響いた。陰謀についての確信は困難な時代に保証も与えるということを忘れないでおこう。それは複雑で怖ろしい出来事に対して直接的な説明を与え、事態をコントロールする感覚をもたらす。自分が特権的な情報に接近できると感じることもできて、自尊感情が高まる。新型ウイルスの流行により、状況は陰謀についての確信にとってまさに主流となっていった。これによって、陰謀と辺縁化との関係に、私たちの二〇一六年の研究ほど顕著でなくなっていることを説明できるだろう。たしかに、陰謀という確信に賛同したＯＣＥＡＮＳの参加者の多くが、自分自身は社会の辺縁に属していると考えていた。しかし、他の多くはこの意見に賛同しなかった。今では、不信は至る所に存在している。

OCEANS II

「あなたはとてもお忙しいでしょう、お邪魔して申し訳ありません」

私たちがOCEANS研究を発表する時までに、オックスフォード大学の研究者はすでに新型コロナウイルスのワクチンをヒトのボランティアに接種することを検証し始めていた。しかし、私はロックダウン中に毎日ポートメドウを散歩しながら、ワクチン接種はどのような形で結局受け入れられるのだろうかと考えていた。ワクチン接種計画は一般の人々がそれを信頼するかにかかっているだろう。そして、ワクチンの供給不足も心配されていたようだ。OCEANSで明らかにされた強い疑惑にどのようにして対処できるだろうか? パンデミックが真の脅威だということを疑っている何百万人の人々に対して、ワクチンが、すなわち追加の公衆衛生対策が、真に必要な反応であると説得することができるだろうか?

第一歩として、私たちがOCEANSで発見した種類の態度についてより多くを理解する必要があった。新型コロナウイルスを克服するためにワクチン接種が重要であるのだが、私はこの話題について実質的に何も知らないということも自覚していた。それでも楽観的に、私は電子メールをオックスフォード大学ワクチン・グループのサー・アンドリュー・ポラード(Sir Andrew Pollard)教授と同大学ワクチン学のヘレン・マックシェーン(Helen McShane)教授に送った。すると、驚いたことに、彼らから返事が届いた。さらに驚いたことに、安全で有効な新型コロナウイルスワクチンを記録的な速さで開発しなければならないというプレッシャーにもかかわらず、彼らはOCEANS IIへの協力に同意してくれた。ラフバラー大学オンライン市民文化センターの政治学者アンドリュー・チャドウィック(Andrew Chadwick)とクリスチャン・

ヴァカリ（Cristian Vaccari）も研究チームに加わったのだが、OCEANSが描き出した悲惨な結果も彼らを驚かすことはなかった。反対に、その結果は彼ら自身の研究と重なり合う部分も多く、私と進んで連絡を取り続けることになった。きわめて多くの人々が誇張されて創り上げられた情報をソーシャルメディア上で共有していたと進んで報告したと、アンドリューとクリスチャンは二〇一八年に明らかにした。（ニュースを共有した人々の四〇パーセント以上が不正確あるいは誤ったニュースを共有したことを認め、一七・三パーセントがニュースを共有した時にそれがでっち上げられたものと考えていた。）

OCEANS IIは二部からなる研究だった。イギリス人の成人五一〇〇人についての調査と、ワクチンについてさまざまな意見を持つ人々に深く面接して補足した。二〇二〇年九月二十七日に調査結果を見た時は、春に実施された制限が緩められ、比較的穏やかな夏となった後で、新型コロナウイルス感染は再び増加していた。状況は不吉であった。十月半ばまでに五万人の新規患者と、毎日二〇〇人の死者が出るだろうと、政府の主任科学官が九月二十一日に警告し、首相はさらなるロックダウン対策を宣言した。ボリス・ジョンソン首相が、イギリスは「危険な折り返し点に差し掛かっていて」、「目に見える進歩を果たせなければ、私が発表した制限はおそらく六か月間続くだろう」と警告したにもかかわらず、ワクチン接種への疑惑は同じように留まっていたことをOCEANS IIは示していた。私たちが面接した人々のうち、わずか七五パーセント弱がワクチン接種を受けることを歓迎していたにすぎず、それはワクチンが入手可能になってから数か月しか経っていない時だった。約一五パーセントは強く否定し、けっしてワクチン接種を受けず、あるいはできる限り先延ばしにすると主張した。残りの一三パーセントは態度を保留し、どうするかわからない、あるいは静観すると述べた。

しかし、このような考えは、正体不明な所から生じたのではなかった。この考えは、陰謀論についての過去の研究で私たちが発見した人口動態学的要因のどれとも驚くほどほとんど関係はなかった。社会の片隅に追いやられた人々だけに限らず、不信感はOCEANSⅡ群全体に均等に分布していた。（最初のOCEANSと同様に、今回の参加者も、年齢、性別、収入、地域に関してイギリスを代表するように選び出されていた。）主として陰謀の確信を説明したのは、三つの主要な質問について人々がどのように感じていたかであった。もっとも重要なのは、自分がワクチンを接種されることによって得られる集団の利益に認めた意義であった。ワクチン接種に肯定的な人は次のように述べた。「自分は大丈夫だと思っているからといって、『ああ、私は新型コロナウイルスのワクチン接種はお断りだ』と考えるのは、とても利己的だと思います。他の人たちのことも考えて、コミュニティとして協力すべきです」。一方、ワクチン接種を躊躇する人は個人の選択を強調する傾向が高かった。「私がワクチン接種を受けるとするならば、それは私の選択です。それはまるで、私が煙草を吸うとしたら、それは私の選択ですと言うようなものです。喫煙によって私の命が縮まることを私が知っているならば、私は命を縮めたいのです。だから、これは単に個人的な選択の問題なのです」

態度に影響を及ぼす第二の要因は、新型コロナウイルスのワクチン開発にかかったスピードだった。多くの人々にとって、短期間でワクチンが開発されたのは喜ぶべきことだった。「これほど短期間にワクチンが開発できたのは正直なところとても素晴らしいことで、わが国の製薬産業がいかに優秀であるかの証拠です。これは実に誇るべきことだと私は思います」。ところが、別の人にとってはあまりにも短期間でワクチンを開発できたことが危険信号だった。ワクチン開発はたしかにもっと時間がかかるのではないだろうか？　そして、新型コロナウイルスワクチンがこれほど短期間に開発できたということは、危険が避けられないに違いないというのだ。

「あまりにも短期間です。彼らがどこかに十分なデータを持っているとは思えません。そして、個人的には、彼らはおそらく、いや絶対に、一般の人々をモルモットとして使おうとしているのです」

「一般の人を利用した、集団実験でした。これまでのワクチン開発に比べるとあまりにも短い時間しかかかっていません。だから、私たちの知らない多くの副作用があるだろうと、私は思います。そして、私たちには副作用について発見する時間がありません……もしも私に子どもができたら、ワクチンの影響が子どもに及ぶかもしれないと考えると、恐ろしくてなりません」

モルモットという単語は、私がワクチン接種に躊躇している人と面接している時に何度も聞いた。あれほど複雑なワクチンがなぜわずか数か月で完成して、試験もできたのだろうかというのだ。近道をしたに違いない。長期的には何か問題があるというのである。「長期的な影響については誰も知りません。その点について誰も検証していません」。ワクチンがあまりにも短期間で開発されたということを理解するために、参加者の中にはより悲観的な結論に至った者もいた。

以前ならば、ワクチンを開発するのに一五年かかったと、彼らは言いました。そこで『どうしてこんなに早いのだろう?』と私は考えないわけにはいきませんでした。わかりません。私は新型コロナウイルスが生じるなどと思いもしませんでした。これは人間が創り出した物なのでしょうか?　前もって何かを計画していたのであれば、それでいいです。新型コロナウイルスを計画しよう、そして薬も作っておこうとなるでしょう。わかりません。おそらく、だから短期間にできたのでしょう。わかりません。

第三の重要な問題はウイルスの深刻さであった。「それはインフルエンザよりも悪性ではない」というのが、ワクチンに懐疑的な人がしばしば訴えた主張であった。お上が疫学的事実をでっちあげているという感覚もあった。「新型コロナウイルスではまったくないのに、お上は何でも新型コロナウイルスのせいにしようとしているように思えるので、多くの数字は間違っていると私は感じています。私たちは承知しています、皆知っています」。ワクチンに熱狂的な人は新型コロナウイルスの脅威をまったく異なって受け止めていた。「周辺の地域はひどいものです。そして、国全体も混乱しています。まったくの混乱です。あまりにも多くの人が亡くなっているのだから、これは深刻です」

そしてたしかに深刻だった。OCEANS Ⅱは二〇二〇年十二月に公表された。その月末までにイギリスの総死者数は七万二〇〇〇人に達した。アメリカでは三七万五〇〇〇人となり、（二〇二一年五月のWHOの発表によれば）世界中で三〇〇万人が死亡した。

この三つの疑問をどのように感じたかが、新型コロナウイルスへの態度を真に決定していた。三つの疑問は密接に関連していた。同様に重要であったのが広い意味での信頼の問題であった。ワクチンに疑いを持つ人は、医師に対しても否定的である傾向が高かった。「医者は私のことなんて本当はどうでもよいのです」。ワクチン開発者に対しても一般的に疑っていた。「彼らはただ金を儲けたいだけです」。NHSにひどい目にあったとしばしば語った。「助けを求めたのに、長い列の最後で待たされました」。彼らは一般的に陰謀論に傾きがちだった。そして皮肉な「混乱の必要性」、社会が「すべて燃え尽きてしまえばよい」という怒りに満ちた感情を露わにした。一方、医療従事者との建設的な経験を喜んだ人もいた。「私のかかりつけ医は礼儀正しく、思いやりがあります」「スタッフが一生懸命になって私を助けてくれました」。このような人々は新型コロナウイルスのワクチン接種により前向きだった。

ＯＣＥＡＮＳⅡは不信感と自尊感情の低さの関連も再確認した。ワクチン接種に懐疑的であればあるほど、他者との関係における自分自身について低く感じる傾向があった。たとえば、教育水準、収入、職業といった点で、彼らは社会の階段の低い位置にいると考えていた。このような人々は自分が劣っていると感じていた。弱々しいと感じていた。社会の階段の上にいる人が正しいことをしてくれるとはとても信じられなかった。

ＯＣＥＡＮＳⅢ

「愛する人がプロパガンダを鵜呑みにするのを見ているのはイライラします。政府が嘘をついて、この恐怖をでっちあげているので、あまりに多くの人がこの遺伝子組み換えワクチンを接種するのがとても怖いです」（ジュリア）

実際にはすべての科学的な客観的事実があるにもかかわらず、ワクチン接種が不必要で、効果がなく、安全でもないと信じているジュリアのような人をどうやって説得して、ワクチンを接種することができるだろうか？　この疑問に答えるのがＯＣＥＡＮＳ計画の基本的な目的であり、さまざまな研究が究極的に目指す最終地点であると私は望んでいた。そこで、ＯＣＥＡＮＳⅡから得た洞察をもとに、否定的な態度を変えて、新型コロナウイルスのワクチン接種に導くようなメッセージを作るにはどうしたらよいかを探ることに決めた。たとえば、一般の人々がワクチン接種のもたらす集団的な利益を理解しないのであれば、説得力のある事例を提示することにしよう。ワクチン接種によってウイルスに罹患する可能性が減り、家族、友人、近隣の人々を互いに守る手助けになるという意味があると説明しよう。ただ見守っているだけでは伝えることができないので、とくにウイルスの影響に脆弱な人がいるという点を明らかにしよう。重症化の危険を減らすことによって、この国をできる限り早く元の状態に戻すのをわずかでも手助けできる。ウイルスがいかに深刻かを説明して、ワクチンがあまりにも短期間に開発されたという不安を和らげる努力をする。それは態度を変えるのにきっと役立つのではないだろうか。

効果を測るために、二〇二一年二月初めに、やはり年齢、性別、人種、収入、地域を代表させて慎重に選び出したイギリスの成人約一万五〇〇〇人を調査した。これがOCEANS Ⅲだった。第一に、ワクチン接種に対する躊躇について評価したが、OCEANS Ⅱから数週間以内に、嬉しいことに、その率は二七パーセントから一七パーセントへと有意に下がった。これはおそらく、ワクチンが今では十分な量があるという事実にも部分的には関わっていたのだろう。参加者を募集する時までに、第一回のワクチン量四六〇万九七四〇ドーズ、第二回の量四六万〇六二五ドーズが接種されていた。ワクチン接種は短期間でごく一般的なものとなった。OCEANS Ⅱの参加者との追跡面接では次のような意見があった。「とても多くの人がワクチン接種を受けたので、私も接種に賛成できると感じました」。ワクチン接種は、これ以上の制限を避けるための唯一の方法であるという見方も出てきた。「誰かが今日私に、今日ワクチン接種をしたら、できる……明日はどこへでも行きたい所に行けるようになります、だから今日ワクチン接種を受けることにしました」。これはすべて朗報であったが、意見を変えなかった人が、ワクチン接種の呼びかけに応じるようになったことに、私たちはとくに興味があった。一万五〇〇〇人の最初のグループに加えて、今でもワクチンに疑いを持っている四〇〇〇人をさらに募集した。

OCEANS Ⅲでは、参加者は無作為に一〇の文章のうちのひとつを読むように依頼された。一つひとつの文章にはワクチンについて異なる情報が書かれていて、その前にNHSのウエブサイトから引用した次のような簡単な説明を入れた。「ワクチンは独立の医薬品・医療製品規制庁（Medicines and Healthcare products Regulatory Agency: MHRA）によって承認されています」。割りふられた文章を読んだ後に、参加者は新型コロナウイルスのワクチン接種に賛成か、質問紙に回答した。新型コロナウイルスのワクチン接種に関するこれまでに最大の調査結果に私たちは驚いた。すでに見てきたように、ワクチン接種の集団的利益を確信していることはきわめて重要であると、OCEANSⅡは示唆していた。この解釈をどの程度取り入れたかが、ワクチン接種を進んで受けようとする態度を決定したように思われた。しかし、ワクチン接種に強く反対していた一〇パーセントの心を変えたともっとも考えられた文章は、集団ではなく、個人の利益を強調していた。たとえ、比較的若くて健康であるとしても、重病になったり、長期的に新型コロナウイルスの問題と闘ったりすることはないというのは本当にたしかなのだろうという点を指摘した。ワクチンを接種することで、ウイルスが引き起こす問題を心配しないで、人生を送ることができるのだ。

振り返ると、これには重要な意味があった。もしもワクチン接種に躊躇していると、おそらく、ウイルスの感染（その深刻さはひどく誇張されたものであると疑っている）よりもはるかに、ワクチン接種の危険（それはまだ一般の人々には示されていないので、より不安をあおるだろう）について心配するだろう。さらに、おそらく社会の片隅に追いやられていると感じていると、ワクチンを接種して他の人々を助けようという考えがピンとこないだろう。ほとんど定義通り、この群にとっては、新型コロナウイルスの個人に与える影響に焦点を当てたほうが説得力はありそうだった。これは、集団への利益という側面が、ワクチン接種に躊躇している人には効果的に響かないという意味ではない。実際、OCEANSⅢの参加者の中で態度の変化した人にとっては、これはひとつの要因であっただろう。しかし、比較的少数だが断固たる懐疑派に接近するまでには、最大の関心は個人の危険か個人の利益かという点が最大の問題であった。

ワクチンがあまりにも短期間に開発されたという考えについてはどうだろうか？　この恐怖心は理解できる。新型コロナウイルスのワクチンは実際に驚くべきスピードで開発された。大流行の初期段階では、専門家でさえただちに治療法を求めるのは時期尚早であると発表していたことも思い出してほしい。そこで、科学者、政府、公衆衛生機関、製薬企業、さらにワクチンの治験に参加した何万人ものボランティアの人々が、例外的な関与、投資、多くの協力で短期間でワクチンが開発できたことを、OCEANS Ⅲに含めた。そして、ワクチン接種の数か月後、数年後に、副作用が突然現れたりしないとの情報も入れておいた。ワクチンの作用で、身体の免疫系がウイルスと闘い始め、問題が生ずるのは一か月以内、あるいはもっと早い段階である。幸い、この情報もワクチンを躊躇する人にとって安心材料となったようだ。

新型コロナウイルスが近い将来消滅することはないだろう。私たちは皆ワクチンの定期的な追加接種の呼びかけに慣れていくだろう。イギリスでは新型コロナウイルスのワクチン接種率は上がってきた。二〇二二年十月までに九四パーセントが最低でも一回接種を受けた。しかし、イギリスの国立統計局によると、最初の接種を受けた人の二〇パーセントは二度目の接種を受けることを迷っていたという。アメリカでは、約七〇パーセントしか完全に接種を受けていないし、この率には州によって大きなばらつきがある（二〇州ではようやく六〇パーセントに達した）。さらに、ワクチン接種を受けるべきか、あるいは受けないと決心するか迷っている、少数の人々も残っている。懐疑的な人々の多くは若者である。たとえば、若年成人はワクチン接種をためらう傾向が高いとOCEANS Ⅱは明らかにしたが、他の調査も同様の結果を示した。そして、オックスフォード大学の私の同僚であるミーナ・フェイゼル（Mina Fazel）の研究では、二万八〇〇〇人の九～一二歳の学童のわずかに五〇パーセントが新型コロナウイルスのワクチン接種を希望していると知って、私たちは驚いた。三七パーセントは接種について決めていない、一三パーセントは接種しないと述べた。こういった結果の背後には、いくつかの知見があった。第一に、年齢が若いほどワクチン接種にためらう傾向が高かった。九歳児のわずかに三五・七パーセントが接種を受けると述べた。一三歳児では五一・三パーセント、一七歳児では七七・八パーセントに上がった。これは子どもが成熟するのを待てばよいように見えるが、実際にはそれほど単純ではない。(いずれにしても、一七歳児の八〇パーセント弱がワクチン接種を受けるという事実はかならずしも祝うべきことではない。)というのも、彼らの決定に関与しているように見えるのが単に生徒の年齢ではないからである。ワクチン接種を拒否する、あるいはどうすべきかわからないと答えた年齢の低い子どもたちは厳しい家庭環境にある傾向が高かった。彼らはソーシャルメディアに長い時間を潰し(これが陰謀についての思考に果たす役割は、本章ですでに見てきた)、自分は学校というコミュニティにうまく属していないと考えていた。実質的に、彼らは学校で除け者のように感じていた。これは「接種拒否」群の思春期の生徒にとくに顕著で、学校でいじめられていると報告する傾向も高く、パラノイアの程度も高いようだった。

このすべてが意味するのは、ワクチン接種を受けるかどうかといった問題の深刻さが近い将来薄らぐことはないだろうということだ。OCEANS IIで実施した面接は、とくにワクチン接種を受けることに躊躇していた人の中において、パンデミックが引き起こした困惑と混乱を明らかにした。「パンデミック全体について、人々は何が起きているのかわかっていないようでした」。人々は信頼に足る情報を必死で求めていた。

「私はこのことを必死で探っています。周りの人々もPDF、白書、イエローペーパー[29]等、ありとあらゆる記事、この科学者から、あの科学者。この研究所からあの研究所。私はこのような人たちが誰であるかも知りません。その人たちが信じられるのか、この決定やらあの決定で利益を得るような会社から資金援助されていないのか？……私たちはそれが何であるか、何ではないか知りません」

「自分の身体の中に入れようとしている物が何であるか知らないという事実について皆がただ一般的に心配しているだけだと私は考えます」

新型コロナウイルスのワクチン接種についての効果的なコミュニケーションにはおそらくいくつかの核となる要素を含める必要があるだろう。たとえば、その安全や効果についてである。しかし、情報は（たとえば、若者といった）特別な対象に向けても理解しやすく準備すべきである。そして、それが発表されたら、それがどう受け入れられているかモニターし、改訂する必要がある。正しく伝えるためには、繰り返し伝える必要があるかもしれない。おそらく何よりももっとも重要なのは、耳を傾け、心配を理解し、それに真剣に向き合わなければならない。情報を伝える者が信頼されなければ、真に効果的に情報を伝えることはできない。情報を伝える際に使うメディアについても真剣に考える必要がある。たとえば、イギリス人の一〇パーセントが他の人々が新型コロナウイルスのワクチン接種を受けようとするのを止めようとしてソーシャルメディアやインスタントメッセージアプリを使うことを計画したと、ＯＣＥＡＮＳ Ⅱは明らかにした。ある意味で、彼らは反ワクチン活動家であった。このような人々は友人のオンラインのネッ

(29) 発行部数等を伸ばすために、事実報道よりも扇情的であることを売り物にする新聞。

トワークから情報を得ようとするか、あるいはすっかりニュースを避けてしまう傾向が高かった。ワクチンについて信頼度の高い情報を彼らに伝えるにはどうしたらよいだろうか？　このような人々に対する最高のアプローチは、直接の接触か、地域の保健サービス、職場、直接のメール、地域活動、あるいは街路広告などであるだろう。政治家などよりもむしろ、研究者、有名な科学者、ワクチン開発者自身などから話を聞くといったことも、ワクチン接種をためらう人に情報を伝える手段として、私たちのＯＣＥＡＮＳⅡ参加者から示唆された。

＊

私はＯＣＥＡＮＳから多くを学んだ。私はこの数年にわたり、パラノイアは想像以上に広く存在するという考えに馴染んできた。そして、今では陰謀についての確信も広く認められることが分かった。不信感は主流になってきた。そして、その点について十分に認識する前に、パンデミックによってこれがどれほど問題であるかが実証された。新型コロナウイルスに対抗するには集団の努力が必要である。指導に従い、腕に注射針を受ける（それも何度も）という大きな決断をしなければならない。換言すると、その決断は**信頼**にかかっている。同じ立場の市民、指導者、科学者、臨床家に対する信頼である。ＯＣＥＡＮＳが私たちに気づかせてくれたのは、私たちが協力して、たとえきわめて挑戦的な状況であろうと、何をしなければならないかということであった。団結がなければ、互いの信頼がなければ、何かを成し遂げることは難しい。悪い方向に進めば、事態は崩壊し始める。

第14章　時限爆弾が爆発寸前だ

本書は闘いについての話から始まった。時限爆弾については、反逆と恐怖がつきまとう。信頼は地に落ちた。

一九八三年三月、当時のアメリカ合衆国大統領ロナルド・レーガン（Ronald Reagan）は福音派の全国大会で演説するためにフロリダ州オーランドに向かった。一九七〇年代末以来、アメリカとソビエト連邦の関係は冷え切っていて、苛烈な軍備競争が続いていた。その結果、核兵器凍結への圧力が高まってきた。西側がそのような一方的な凍結を採択するのは、危険な過ちであると、レーガンは訴えた。彼の考えでは、ソ連は元来攻撃的であり、「ソ連の指導者たちは、彼らの認める唯一の道徳は、よきマルクス・レーニン主義者として、共産主義を追求し、世界革命を起こすことだと公言してきた……もしもソ連の世界的野望を凍結することができるのであれば、私は核兵器凍結に同意するだろう」。冷戦とはどちらにとっても政治体制と国家状況が優勢であるかの闘争をはるかに超えたものであると、レーガンは強調した。

アメリカ合衆国を軍事的・道徳的に劣等な地位に置こうとする者に対して、抗議の声を上げるように、私は皆さんに頼みたい……核兵器凍結の提案を討論するにあたって、自尊心の誘惑に用心してほしい。安易に自分自身を最上と見なし、どちらの側にも問題があるとして、邪悪の帝国の歴史と攻撃的な衝動という事実を無視しないでほしい。軍備競争は単に巨大な誤解であるとして、正と悪、善と邪の間の闘いから身を引いてはならない。

フロリダでのレーガンのマニ教的なまでの激しい演説は、彼のソ連に対する見方を実際以上に表していた。ソ連の核兵器の貯蔵について、レーガンは主に防衛的なものと考えるようになっていた。「ソ連の指導者や他の国家の上層部の人間を知れば知るほど、多くのソビエトの高官がアメリカを単なる敵として恐れているばかりでなく、最初に彼らを核兵器で攻撃してくると怖れていると、私は認識するようになった」。レーガンは長いこと核戦争の恐れを確信していて、核兵器のない世界を心に描くようになった。この努力の一環として、「悪の帝国」の演説の二週間後、戦略的防衛構想（Strategic Defense Initiative: SDI）を発表した。レーガンによれば、アメリカの上空に防衛壁を設置して、核兵器を「無力化し、時代遅れの物にする」というのだった。[30]

ホワイトハウスではレーガンの核兵器削減論はほぼ無視された。国務長官のジョージ・シュルツ（George Shultz）は部下に次のように語った。「この案を公的にでも私的にでも話したにせよ、誰も関心を払わないことを大統領自身が承知している」。しかし、実際のところ、ソ連の心理についてのレーガンの評価は正しかった。アメリカに対する恐怖心や不信感は疫病の感さえあった（これはモスクワに対するワシントンの心理も同様であった）。たとえば、ＳＤＩは敵対的行動と広く解釈された。西側の多くの科学者同様、ソ連の科学者はその実現可能性を疑った。しかし、ソ連が考えたように、ＳＤＩが画餅に帰すとしても、アメリカはたしかにそれを知っているのだろうか？　それでもアメリカがそれを推し進めるとしたら、それは他に何かの目的があるという意味に違いない。ソ連のミサイル制作者のアレクサンドル・ナディラッツェ（Alexander Nadiradze）は、ＳＤＩは実際は宇宙に核兵器を配置する計画なのではないかと考えた。デヴィッド・ホフマン（David Hoffman）が著書『死神の報復[31]（The Dead Hand, 2009）』で詳述しているように、ナディラッツェは中央委員会に「いわゆるミサイル防衛計画は実際のところ、アメリカがソ連に対して即座に核攻撃を行う新たな可能性を産み出す『攻撃兵器』である」と警告した。

その時までにもちろんレーガンは二つの超大国の間に信頼を築くために新たな味方を見つけていた。ミハイル・ゴルバチョフ（Mikhail Gorbachev）は一九八五年三月にソ連の指導者になった。同年十一月、ゴルバチョフはレーガンと初めてジュネーブで会った。後に、ゴルバチョフはその会談についてホフマンに語り、次のように説明した。「なんとか私たちは互いに手を差し伸ばして、そして、話し始めた。彼は英語で話し、私はロシア語で話した。彼は何も理解できていなかったし、私も何も理解できていなかった。しかし、何か絆が生まれたような対話となった、目と目の対話だろうか」。首脳会談の終わりに、ふたりはふたたび握手をし、核戦争に勝者はないので、けっして核戦争を起こしてはならないという宣言を発して、ゴルバチョフは驚いた。「それがどんな意味かあなたは想像できるだろうか？……私たちがこれまでやってきたことすべてが間違いだったたということだ」

（30）サーサーン朝ペルシャのマニを開祖とする二元論的な宗教。ここで言うマニ教的とは、アメリカが正義、ソ連が邪悪といった、レーガン流の極端な二元論的発想について言及している。
（31）『The Dead Hand』の邦題。

最初の会談ではミサイル条約は正式に調印されなかったが、関係は深まっていった。一九九八年五月の第四回の首脳会談までには純粋な絆が醸成されていた。「私たちがすることに決めたのは、相手のことではなく、互いのことを話しあうことである。それで十分だ」とレーガンは述べた。すべての人がこの突然降って湧いたような調和に納得したわけではなかった。たとえば、アメリカの副大統領ジョージ・H・W・ブッシュ（George H.W. Bush）がそのひとりで、「冷戦は終わっていない」と確信していた。彼は誤っていた。私たちが知っているように、雪解けは現実のものとなった。それでは、悪の帝国はどうなったのだろうか？　違う、レーガンはその年五月にジャーナリストに向かって「君は別の時間、別の時代を語っている」と述べた。

＊

私たちは恐怖心やパラノイアの有毒な影響力をどのように克服していくのだろうか？　私たちは日々の生活で出会う人々や社会全体の双方にどのようにして信頼を築くのだろうか？　これらの疑問に答えを見つけるのは、個人の幸福にとって不可欠であると私は信じている。私たちのあまりにも多くが、不必要で、不毛な恐怖の虜になっている。危機や危険を正確に測る能力を失ってしまった。そして、周囲の世界に対する感覚を歪めてしまう。しかし、不平等、差別（イギリスで一万人を対象とした最近の調査でパラノイアともっとも密接に関連があったこの要因である）、作りあげられた「文化戦争」、広く行き渡ったソーシャルメディアによって分断され、溝ができてしまったコミュニティを修復することができれば、この問題もきわめて重要である。

明らかにひどく大きい複雑な問題が山積していて、これは簡単な解決策などないことを意味している。しかし、これらの問題を真剣にとらえることから始めなければ、どこにも行き着けない。信頼について真剣に話し合う必要がある。信頼の重要性、それを軽視した場合の影響力、回復するための方法などである。繰り返す。これは権威のある者から言われたことを何でも盲目的に受け入れるのでもなければ、個人の安全に対する真の脅威を無視することでもない。しかし、感情に基づいてではなく、むしろ、客観的証拠に基づいて判断を下すように努力すべきである。そして、そのような証拠が真実の有意義な定義の中心であり続けることにも努力すべきである。（ロシアによるウクライナ侵攻について、リューク・ハーディング（Luke Harding）は次のように述べている。「KGBは真実自体の概念をブルジョアが創りあげた馬鹿げたものと見なしていた。クレムリンの相対的宇宙では、問題となるのは語られたストーリーである」。この点に関して、クレムリンは決して誤っていなかったと、私は主張する。）

インターネット上の数限りないデータや声、そして、フェイクニュースやディープフェイクの文化の渦中にいるとすると、そのような熱望は夢想のように映るかもしれない。危険、死、破壊のぞっとするようなニュースを報道するメディアの傾向、「血が流れれば、視聴率が上がる」といった報道のあり方、どちらも役立たない。しかし、信頼を取り戻すのは不可能ではない。私は重症で長期間持続するパラノイア思考に悩まされた数多くの患者を診てきた。彼らは長年にわたって苦悩をもたらしてきたさまざまな思考、感情、行動を抱えながら、生活してきた。私たちのほとんどにとって、それほどの急激な変化は必要ない。第1章で私が紹介したロシアの諺を実行することから始めよう。「信じよ、しかしそれが正しいことを証明せよ」。（スザンヌ・マッシー（Suzanne Massie）はこの諺をレーガンに教えたが、レーガンはソ連との交渉の際にこの諺を喜んで使った。二〇二〇年に、トランプ政権の国務長官マイク・ポンペオ（Mike Pompeo）は、中国との交渉に際し、「信じるな、しかしそれを証明せよ」と言った。おそらく時代の差だろう。）

臨床的パラノイアへの変化しつつあるアプローチについてここで具体例について話しておこう。すでに述べてきたように、一九九〇年代初頭に私は心理学助手としてのキャリアを開始したのだが、この話題に強い関心を持つ人はいなかった。被害妄想は統合失調症と診断された患者にはごく一般的に認められたのだが、それは単なるひとつの症状と見なされた。患者の恐怖心に耳を傾けることへの関心はほとんどなかった。そんなことをすると患者の苦悩を増してしまうと心配する臨床家もいた。ましてや、妄想に焦点を当てた治療など論外であった。抗精神病薬が導入されると、妄想も消褪すると期待された。当時、パラノイアについての理解が乏しかったとしても、不思議はない。本書を通して解説してきたように、被害妄想の経験、それが患者の生命に及ぼす衝撃、原因となりさらに火に油を注ぐような要因などについてその当時から多くのことが発見されてきた。そして、FSPのようなプログラムで、どのようにしてパラノイアを治療し、患者を極度の恐怖心から救い出し、彼らの望む生活に引き戻すことができるかを学んだ。この過程で、パラノイアは精神障害と診断されている一パーセントの人だけの問題ではないことも、私たちは認識した。その正反対に、これは人間の経験の基本的な部分でさえあり、うつや不安の感情とほぼ同じくらい普通にあるものなのだ。結局、誰もがつねに信頼すべきか否かの決定を下さなければならない。この日常的なパラノイアは妄想とそれほど大きく異なるものではなく、重症度や強度がやや低いだけである。

パラノイアを理解し、治療するまでには長い道程だった。もちろん、さらにしなければならないことがたくさんある。第一の課題は、患者がもっとも有効な治療を受けやすくすることである。現在のところ、受容が供給をはるかに上回っている。今日では精神保健の重要性がしばしば語られるが、しかし、未だに十分な状況ではない。たとえば、チャリティMQの推計によると、二〇一四年から二〇一七年の間に心理的問題を有する人ひとり当たりに使われた研究費は九ポンドを少し上回る額だった。なお、癌患者ひとり当たりに使われた研究費は二二八ポンドだった。二〇二二年にNHS連合は次のように発表した。「今日のイギリスでは、精神保健の問題は疾病の負担の二八パーセントを占めているが、NHSの支出の一三パーセントに過ぎない」。前向きな発展もある。たとえば、イギリスでは心理学の研修場所が増加している。しかし、テクノロジーの治療的能力を有効に活用し、私たちが創造的に思考しなければならない状況に変わりはない。

たとえば、FSPは患者の人生を劇的に変えることができる。これは被害妄想に最適な治療法である。毎年、イギリス中で約一〇〇人を研修し、FSPが実施できるようにしている。そして、このプログラムは他の国々にも広がり始めている。たとえば、オランダでは、私はアムステルダム自由大学のエヴァ・トルマイヤー（Eva Tolmeijer）、デヴィッド・ファン・デン・ベルク（David van den Berg）と協力している。彼らはFSPとピア・カウンセリングを結合し、精神病と被害妄想の現実の経験のある人からのコーチングも含めた。しかし、六か月にわたるプログラムは、それでなくとも忙しい臨床心理士に多くの時間を要求した。そこで、国立保健研究所の協力も得て、オンライン治療FSPの新版を作り、患者はスマートフォン、コンピューター、タブレットなど自分が使いやすい機材を用いていつでもどこでもFSPを利用できるようにした。オンラインの治療はさまざまな精神保健のスタッフによって支えられる。対面のセッションでは、患者が日常的な状況（たとえば、バスに乗る、買い物に行く）に入っていくことにスタッフが付き添った。このようなセッションを通じて、患者はオンラインで練習した技法を誰かに付き添ってもらいながら習得していき、恐怖感が伴ったとしても、実際には安全であることを実感していく。二〇二七年までに、治療を設計し構築し、約五〇〇〇人の患者に無作為化対照試験で実証し、費用対効果を分析し、NHS全体で実施するための下地を準備する計画である。

近年、ゲームチェンジはイギリスやアメリカをはじめとして世界中に広まりつつある。さらに、私たちはまったく新しい仮想現実の治療法を開発している。精神病の若者はとくに脆弱なグループである。精神病の経験によってしばしばもたらされる苦悩や差別は、絶望、敗北、無価値などの感情を引き起こす。このような感情は精神病をさらに悪化させて、患者は日常生活から引きこもり、恐怖心や不信感が増していき、心身の健康は一層悪化していく。介入が早期であればあるほど、悪循環を断ち切るチャンスは大きい。そこで、私たちは、一六～三〇歳の人の自信を増すように設計されたVR治療「フェニックス」を開発し、治験を実施している。フェニックスは自動化された治療である。仮想のセラピストが仮想の農場の湖の畔やテレビスタジオで、さまざまな挑戦、ゲーム、運動などを患者に指導する。ここで目指しているのは、患者が自分自身に感じていることを変化させることである。変化をもたらすことはできるし、楽しいことをとくに学習してほしい。これができれば、患者の自信は大いに上向く。一二人の若者を対象にした試験研究は好結果をもたらした。読者がこれを読む頃までには、無作為対照化試験でこの成功を再確認できたかどうか結果が出ているだろう。そして、この治療法を必要としている患者に届けていきたい。

恐怖心を克服するための初期の介入は、私たちが現在実施しているもうひとつのVR計画につながった。OCEANS研究の驚くべき発見のひとつに、新型コロナウイルスのワクチン接種をためらう人の一〇パーセントが注射針への恐怖心で説明できるということがあった。嘘にまみれた政府とか信頼できない医療関係者といった話題のすべてが、実は基本的な恐怖心、注射に対する不安から生じていたというのが原因だった。実際のところ、この不安は、予想以上にOCEANSのコホートで多かった。この群の四分の一が針恐怖症であった。ワクチンばかりでなく、注射針は医療のもっとも基本的な器具であり、糖尿病や喘息の薬物療法から歯科治療まで多くの急性・慢性の状態の治療に欠かせない。実際、WHOによれば、世界中で毎年約二五〇〇万人が注射を受けている。もちろん、注射針は輸血の際に必要である（注射針への恐怖が献血しない理由と答えた人は一〇人に一人いた）。針恐怖症の治療には、迅速かつ効果的な心理療法はない。恐怖心が和らぐまで、注射に関連する刺激に患者を徐々に暴露させていき、卒倒するほどの血圧低下に対抗するための緊張緩和法を教えていく。三時間で驚くべき結果をもたらすことができるのだが、いかなる治療も受けていない人がほとんどである。繰り返しになるが、私たちの精神保健サービスがこのような治療を実施する十分な準備が整っていないからである。恐怖症は普通一三〜一八歳といった小児期に始まるので、自動化されたVR治療を開発中である。まだ針恐怖症を克服するまでには至っていない。この恐怖感を取り去ることは、医学や医療従事者に対する信頼を増す助けともなる。（残念ながら、人口の四分の一は医師を信頼できないとOCEANSは示唆している）。

臨床的なパラノイアでは前進を見たものの、より広い不信感、たとえば、陰謀論となって現れるような不信感となると、私たちはまだ出発点に立ったばかりである。これ以上待つことはできないと私は考える。新型コロナウイルス感染の大流行はこの問題に強い光を投げかけた。信頼は、まさに生か死かの問題となる。信頼は、電気や水道のネットワークと同様の、目に見えないインフラとして機能する。私たちは皆、信頼に頼っているのだが、どれほどそれに頼っているか理解していないと危機に陥る危険がある。他のインフラも、もちろん、新型コロナウイルス感染が大流行している間、ひどく叩かれた。たとえば、遠距離通信ネットワークは、新型コロナウイルス大流行の初期に反対者からスマートフォンがひどく非難されて、抗議の対象となった。作家のジェイムズ・ミーク（James Meek）は次のように回想した。

BBCに勤務している友人が知り合いとの会話を私に話してくれた。その人は5Gの危険について語り、「新種の電磁エネルギーが開発される度に、レーダーの開発がスペイン風邪を引き起こしたように、新種の病気が出てくる」と言った。

「でも、スペイン風邪の流行は一九一八年で、レーダーは一九三〇年代まで開発されていなかった」と私の友人は言った。

「そう言うだろうと思ったよ」薄笑いを浮かべながらこうつぶやいた。

あいにくBBCも、危機の報道の仕方について、攻撃された。時には文字通り攻撃された。おそらく驚くことではないだろうが、BBCにニュースを求める人は、一般的にも、そして新型コロナウイルスに関連しても、陰謀論を信じる可能性は低いだろう。その反対が真実であるのは、友人やソーシャルメディアに情報を頼る人である。

信頼に罅《ひび》が入ったインフラを修復するのはたしかに難しい課題である。とてつもないプレッシャーがかかるこの種の要因が近い将来に和らぐ兆しはほとんどない。しかし、レーガンやゴルバチョフのような冷戦の戦士たちが協力して、十分な信頼感を築くことができたのであれば、私は残りの私たちに希望があると信じている。

謝辞

本書を読んだ方は、私がせっかちな臨床心理士だとの印象を抱いたかもしれない。たしかに私はせっかちである。精神科治療を受けに来た患者に肯定的な変化をできる限り早く伝える必要があるからだ。(私は二〇代前半には白髪になっていた。)本書で述べた進歩はすべて素晴らしい研究チームのおかげである。以下の人々に感謝申し上げる。フェリシティ・ウェイト (Felicity Waite)、ルイーズ・イシャム (Louise Isham)、ブリョーニィ・シーヴズ (Bryony Sheaves)、シニード・ラム (Sinéad Lambe)、ライナ・ローズロック (Laina Rosebrock)、ジェイソン・フリーマン (Jason Freeman)、アイター・ロヴィラ (Aitor Rovira)、ローワン・ダイアモンド (Rowan Diamond)、エマ・セルニス (Emma Černis)、ニコラ・コレット (Nicola Collett)、レイチェル・リスター (Rachel Lister)、ジェシカ・バード (Jessica Bird)、エイリアン・ベックリー (Ariane Beckley)、ジニー・エヴァンズ (Ginny Evans)、ヘレン・ベックウィズ (Helen Beckwith)、キャサリン・ピュー (Katherine Pugh)、マール・ラスカラフェル (Mar Rus-Calafell)、アンガス・アントリー (Angus Antley)、アンドレ・ラーガス・ミゲル (Andre Lages Miguel)、ラパート・ウォード (Rupert Ward)、マット・ボウスフィールド (Matt Bousfield)、ジョシー・マキナリー (Josie McInerney)、サラ・リーヴ (Sarah Reeve)、エイミー・ラングマン (Amy

Langman)、イーヴ・トウィヴィ(Eve Twivy)、エミリー・ボウルド(Emily Bold)、エレノア・チャドウィック(Eleanor Chadwick)、エイヴァ・フォーカート(Ava Forkert)、ポピー・ブラウン(Poppy Brown)、ルーシー・ジェナー(Lucy Jenner)、ステファニー・レック(Stephanie Rek)。「私たちはひとつか二つのことをしなければならない」と繰り返すのを控えていたことにお詫び申し上げる。もちろん、そうしているのだが。

優秀かつ親切な人々と協力して仕事を進めていくことを初期から学んだ。私は多くの素晴らしい協力者を得て、とても幸運である。私は以下の人々に感謝申し上げたい。リ・ミー・ユー(Ly-Mee Yu)、アイデン・ルー(Aiden Loe)、トマス・カブール(Thomas Kabir)、アンク・エーラーズ(Anke Ehlers)、リチャード・エムスリー(Richard Emsley)、ウシュマ・ガーラル(Ushma Galal)、メル・スレイター(Mel Slater)、デヴィッド・キングダム(David Kingdon)、アンジェリーカ・ロナルド(Angelica Ronald)、ヘレン・スタートアップ(Helen Startup)、アンソニー・モリソン(Anthony Morrison)、メリッサ・パイル(Melissa Pyle)、ロリー・バーン(Rory Byrne)、リズ・マーフィー(Liz Murphy)、シャーロッテ・アインズワース(Charlotte Aynsworth)、ベリンダ・レノックス(Belinda Lennox)、アラン・スタイン(Alan Stein)、ミナ・フェイゼル(Mina Fazel)、マシュー・ブルーム(Matthew Broome)、ルイーズ・ジョンズ(Louise Johns)、リチャード・ベントール(Richard Bentall)、エマニュエル・ピーターズ(Emmanuelle Peters)、アリソン・ブラバン(Alison Brabban)、アンドリュー・ガムリー(Andrew Gumley)、ロバート・ダドリー(Robert Dudley)、アレックス・ケニー(Alex Kenny)、マシアス・シュヴァンナウアー(Matthias Schwannauer)、エイミー・ハーディ(Amy Hardy)、トム・ウォード(Tom Ward)、ラッセル・フォスター(Russell Foster)、コリン・エスピー(Colin Espie)、アリソン・ハービー(Allison Harvey)、アンドリュー・モロジンスキー(Andrew Molodynski)、エレノア・ロングデン(Eleanor Longden)、ゲイリー・ウィリントン(Gary Willington)、ケイト・チャップマン(Kate Chapman)、キャシー・グリーンウッド（Kathy Greenwood）、ホセ・リール（José Leal）、ヘレン・マックシェーン（Helen McShane）、アンディ・ポラード（Andy Pollard）、アンドリュー・チャドウィック（Andrew Chadwick）、マイケル・ラーキン（Michael Larkin）、レイ・フィッツパトリック（Ray Fitzpatrick）、バーナード・スパンラング（Bernhard Spanlang）、ポール・ハリソン（Paul Harrison）、マーク・ファン・デル・ハーフ（Mark van der Gaag）、ディヴィッド・ファン・デン・バーグ（David van den Berg）、イーヴァ・トルマイヤー（Eva Tolmeijer）、ジュリア・シェフィールド（Julia Sheffield）、アーロン・ブリネン（Aaron Brinen）、スティーブ・ホロン（Steve Hollon）。オックスフォード大学の精神医学および実験心理学部門と、オックスフォード大学ＮＨＳ財団の専門家サポートチームは本質的な援助をしてくださった。以下の皆様に感謝申し上げる。ビル・ウエルズ（Bill Wells）、ニック・レイヴァン（Nick Raven）、ジャスティン・ローウェン（Justin Lowen）、モイラ・ウェストウッド（Moira Westwood）、フィリー・ホワイト（Philly White）、ウェイン・ディヴィーズ（Wayne Davies）、トレイシー・トンプキンズ（Tracy Tompkins）、ケイティー・ブリーズ（Katie Breeze）、ルース・エイブラハムズ（Ruth Abrahams）。同様に、以下の研究機関の秘書の皆様にも感謝したい。国立保健治療研究センター（National Institute for Health and Care Research: NIHR）、ウェルカム信託および医学研究委員会（Wellcome Trust and the Medical Research Council: MRC）、つねに最高の科学を支援するように懸命に働いて下さる。

初期の信念を与えてくださったのは、わが恩師（そして後年の友人）であるケンブリッジ大学のクレア・ヒューズ（Claire Hughes）で多くの貢献をしてくださった。パラノイアに関する私の研究は、私の博士号のスーパーバイザーのフィリッパ・ガレティ（Philippa Garety）の指導の下で始まった。フィリッパは妄想研究の先駆者で、彼女から学ぶ機会を得たのは私にとって光栄なことであった。一九九〇年代に、非常に優秀な研究グループのメンバー（それも非常に若いメンバー）になれたことはこれ以上ない幸運だった。そのグループのメンバーには、フィリッパ、エリザベス・キューパーズ（Elizabeth Kuipers）、デヴィッド・ファウラー（David Fowler）、ポール・ベビントン（Paul Bebbington）、グラハム・ダン（Graham Dunn）がいた。私は彼ら全員から多くを学んだ（そして大いに笑い、楽しんだ）。私はグラハム・ダンを懐かしく思い出す。彼は方法論学と統計学の専門家で、とても親切で、洞察に富んでいた。彼は今も私の研究に大きな影響を及ぼしている。

心理療法における他の指導者たちからも多くの指導を賜った。たとえば、クリス・フェアバーン（Chris Fairburn）は惜しみなく指導してくださった。アーロン・ベック（Aaron Beck）は支持、知識、洞察の大いなる源だった。デヴィッド・クラーク（David Clark）は、真に効果的な心理療法をどのようにして開発し、それを実施するかを示し、多く影響を残した。以下の方々にも感謝する。

LBAでの私のエージェントであるルイジ・ボノミ（Luigi Bonomi）、ハーパーコリンズ社の出版部長アラベラ・パイク（Arabella Pike）は私には何か語るべきストーリーがあると発見してくださった。アラベラとジョー・トンプソン（Jo Thompson）は原稿に貴重な助言をくださった。私の文章は弟のジェイソン・フリーマン（Jason Freeman）の技能によって大いに改善された。彼の援助に深く感謝する。

最後に、パラノイアの経験を私に教えてくださった方々に深謝申し上げる。しばしば苦痛な経験を乗り越えてきた人と話すことは非常に有意義だったし、これからもそうだろう。このような対話なしでは、そして、診察室の内外で治療技法を練習する患者の熱心で勇気ある態度なしでは、本書に記述した進歩は起こり得なかった。面接の一部を本書の中に引用することを許してくださった方々にも感謝申し上げる。その中には「BBCラジオ4：妄想の歴史シリーズ」で自身の経験を語ってくださった方も含まれる。患者の皆様の名前や経験の詳細はプライバシーを守るために意図的に変更し、クリニックでの面接に関しても架空の対話であることを断っておく。

訳者あとがき

本書はDaniel Freeman著『Paranoia: A Journey Into Extreme Mistrust and Anxiety』(William Collins, 2024)の全訳である。

私は筑波大学を定年退職して以来、自宅近くのクリニックで精神科医として働いている。そんな私に金剛出版から本書の翻訳の依頼があった。高齢で活力も低下しているし、老眼も進んでいて、とても以前のように翻訳を進める自信がなかった。しかし、一読してみると、大変興味深い内容であり、依頼を受けることにした。シンシア・フェファー著『死に急ぐ子供たち――小児の自殺の臨床精神医学的研究(The Suicidal Child, 1986)』(中央洋書出版部、一九九〇)から数えて三〇冊目の翻訳となる。古希を超えた身としては、これが最後の翻訳書となるだろう。

さて、本書の中では、極度の心配、不安、疑惑、猜疑から重症の被害妄想まで「パラノイア」としばしば表現してある。そこで、本書でもあえて文脈に合わせて日本語の単語を特定せずに「パラノイア」のまま表記している部分があることを最初に断っておく。

著者が指摘しているように、「パラノイア」がきわめて難治であるという認識が精神保健の専門家の間でも根深い。もちろん、重症の被害妄想と日常で認める不安や恐怖は同じものではない。しかし、それらは同じスペクトル上にあり、不安症（障害）に有効な治療法がパラノイアにも応用できるのではないかというのが、著者の出発点であった。

たとえば、ある人が自動車を運転していて、追突されて以来、街を歩くのが不安になった。この警戒心は理解できるだろう。この同じ人がそれから一週間もしないうちに、居眠り運転のダンプカーが自宅の玄関に飛びこんで来るという目にあった。その人はゴミ出しをしようとしているところで、玄関を出るのがほんの少し早かったら、ダンプカーに轢かれるところだった。それ以来、交通事故で死ぬ悪夢をしばしば見るようになった。ひとりで外出するのも恐ろしくてならない。こうなると、一般の警戒心をはるかに超えているが、まだ了解できる部分もあるだろう。

別の人は、長年にわたって街を歩いていて見知らぬ人に見つめられている感じがしていた。突然、これが警察の陰謀で、自分の命が狙われていると確信した。街を歩いていると警察の手先が運転する自動車が自分にめがけて突っこんでくると思い怖ろしくなり、一瞬も気を許せなくなってしまった。こうなると被害妄想と判断される状態だろう。

このように完全に同一のスペクトル上ではないかもしれないが、ごく一般的な心配や警戒心から、病的な恐怖、そして被害妄想まで、共通の基盤があるかもしれないというのが、著者の研究の出発点であった。不安症（障害）に有効な治療法がパラノイアにも適用できるのではないかとの発想から、著者はパラノイアを呈する人に対して認知行動療法を試みていく。さらに、恐怖感を引き起こす場面に暴露させるのに、仮想現実を用いるという発想に至る。このあたりは心理学や精神医学でも最先端の試みと言えるだろう。

そして、その関心は社会現象にも向けられていく。著者は新型コロナウイルス感染大流行といった最近の出来事にもパラノイアの影を見る。不信感は個人に限ったものでなく、社会全体を覆っている。その傾向はインターネットの普及でさらに増大している。世界中で陰謀論さえ広く信じられている。こういった最新の社会情勢についても著者は迅速に対応して、その実態を明らかにしていった。

私が本書を訳している間、時々、武田泰淳の小説『富士』（中央公論社、一九七一）を思い出していた。舞台は太平洋戦争中の富士山麓にある精神科病院である。若き精神科医がこの小説の語り部となり、ストーリーは進んでいく。突然、憲兵が病院にやってきて、精神病を装って徴兵を忌避している者はいないか、皇族と信じている誇大妄想の患者を不敬罪だとか、有事に無為徒食の患者は非国民だとか言い出す。精神科医は患者たちとのやり取りの中で、「正気」とは何か「狂気」とは何かを自問し、その答えが曖昧になっていく。そもそも全世界を相手に大戦争を遂行している日本全体が精神科病院と化しているのではないかとの疑問も抱く。平和な現代に暮らしていても、「健康」と「病気」の差がそれほど明らかではないという経験を、私も精神科医として働いていてしばしば感じるだけに、『富士』は印象深い小説だった。

個人的な話になるが、新型コロナウイルス感染が大流行し、非常事態宣言が発出されていた頃、私も何が正しいのだろうかとしばしば思った。ある時、自動車を運転している人がマスクをしているのに気づいた。他に乗客はいない。「ひとりで運転していて、あの人は何を予防しようとしているのだろうか？」と不思議でならなかった。「マスク着用」の呼びかけが徹底され過ぎていて、単独運転の際にもマスク着用を守っていることが私にはひどく奇妙に思えた。

またある時診察室で次のような質問をされた。「先生、ワクチンを接種したほうがいいですか？」。私はその患者に質問の理由を尋ねた。「かかりつけの内科の先生からワクチンを受けないほうがいいと言われました。高齢者や精神障害のある人が優先的にワクチン接種されているのは、社会にとって役に立たない人を対象として副作用が出るかどうかを実験しているというのです。本当ですか？」という答えが戻ってきた。内科医がこのような説明をするのかと私は驚いた。私の目の前にいる人は軽度の不眠症であって、妄想を語るような人ではなかった。

さらに、二〇二二年二月に始まったロシアによるウクライナ侵攻の際にも、私は自分が正確な（中立的な）情報に接しているのだろうかと疑問を抱くことがあった。あまりにも西側の情報に偏り過ぎているのではないかと感じていたのだ。少しでもロシア寄りの発言をする政治家や知識人が出てくると、すぐにその発言が封殺される傾向を感じた。進行当初、プーチン大統領が認知症だとか、末期癌だとかいうニュースがいかにも真実らしく流れたが、それから実際には何が起きただろうか。一体、何が真実なのだろうか？

このように、この数年間私が感じてきたいくつもの疑問に答えてくれるように感じながら、本書を訳した。本書は精神医学の専門家ばかりでなく、一般の読者にとっても興味深いテーマを取り扱っている。

最後になったが、本書の翻訳を提案してくださった金剛出版代表取締役の立石正信氏に深謝する。氏は訳者にとって最初の著書である『自殺の危険——臨床的評価と危機介入』（一九九二年、現在は第四版［二〇二二年］）を世に送り出してくださり、それ以来、数多くの激励をいただいてきた。氏の提案がなければ、そもそも本書が世に出ることはなかった。

二〇二四年　八月

高橋祥友

in people with persecutory delusions: Study protocol for a randomized controlled trial (the Feeling Safe-NL Trial)'.

US Department of State (2020). 'Communist China and the free world's future: Secretary Pompeo at the Nixon Memorial Library', www.youtube.com/watch?v=7azj-t0gtPM

Van den Berg, D. and Tolmeijer, E. (2022). 'Feeling Safe-Netherlands: Recovery-oriented cognitive behaviour therapy to promote wellbeing and feeling safer'. IRSCTN registry, www.isrctn.com/ISRCTN25766661

A preliminary investigation of personality and individual difference predictors of 9/11 conspiracist beliefs'. *Applied Cognitive Psychology*, 24, 749–761.

Torracinta, L., Tanner, R. and Vanderslott, S. (2021). 'MMR vaccine attitude and uptake research in the United Kingdom: A critical review'. *Vaccines*, 9(4), 402.

Uscinski, J. E. (2018). *Conspiracy Theories and the People Who Believe Them*. New York: Oxford University Press.

Wood, M. J., Douglas, K. M. and Sutton, R. M. (2012). 'Dead and alive'. *Social Psychological and Personality Science*, 3(6), 767–773.

World Health Organization (2020). 'Immunizing the public against misinformation', www.who.int/news-room/feature-stories/detail/immunizing-the-public-against-misinformation

第14章

Freeman, D. (2023). 'The Phoenix virtual reality self-confidence study'. ISRCTN registry, www.isrctn.com/ISRCTN10250113

Freeman, D., Freeman, J., Ahmed, M., Haynes, P., Beckwith, H., Rovira, A., Miguel, A. L., Ward, R., Bousfield, M., Riffiod, L., Kabir, T., Waite, F. and Rosebrock, L. (manuscript submitted for publication). 'Automated VR therapy for improving positive selfbeliefs and psychological wellbeing in young patients with psychosis: A proof of concept evaluation of Phoenix VR self-confidence therapy'.

Harding, L. (2022). *Invasion: Russia's Bloody War and Ukraine's Fight for Survival*. London: Guardian Faber.

Hoffman, D. (2009). *The Dead Hand: Reagan, Gorbachev and the Story of the Cold War Arms Race*. London: Icon Books.

Meek, J. (2020). 'Red pill, blue pill'. *London Review of Books*, www.lrb.co.uk/the-paper/v42/n20/james-meek/red-pill-blue-pill

MQ (n.d.). 'UK mental health research funding 2014–2017', MQ Mental Health Research, www.mqmentalhealth.org/wp-content/uploads/UKMentalHealthResearchFunding2014-2017digital.pdf

Reagan, R. (1983). 'Evil Empire speech'. Voices of Democracy, voices ofdemocracy.umd.edu/reagan-evil-empire-speech-text/

Taylor, M. (2022). 'We cannot continue to neglect mental health funding'. NHS Confederation, www.nhsconfed.org/articles/we-cannot-continue-neglect-mental-health-funding#:~:text=Lack%20of%20funding%20is%20risking%20progress&text=Yet%20only%20about%20a%20third,per%20cent%20of%20NHS%20spending

Tolmeijer, E., Waite, F., Isham, L., Bringmann, L., Timmers, R., van den Berg, A., Schuurmans, H., Staring, A. P. B., de Bont, P., van Grunsven, R., Stulp, G., Wijnen, B., van der Gaag, M., Freeman, D. and van den Berg, D. (manuscript submitted for publication). 'Testing the combination of Feeling Safe and peer counselling against formulation-based cognitive behavior therapy to promote psychological wellbeing

cine hesitancy in the UK: The Oxford Coronavirus Explanations, Attitudes, and Narratives Survey (OCEANS II) *Psychological Medicine*, 52, 3127-3141.

Freeman, D., Loe, B. S., Yu, L.M., Freeman, J., Chadwick, A., Vaccari, C., Shanyinde, M., Harris, V., Waite, F., Rosebrock, L., Petit, A., Vanderslott, S., Lewandowsky, S., Larkin, M., Innocenti, S., Pollard, A., McShane, H. and Lambe, S. (2021). 'Effects of different types of written vaccination information on COVID-19 vaccine hesitancy in the UK (OCEANS-III): A single-blind, parallel-group, randomised controlled trial'. *The Lancet Public Health*, 6, E416–427.

Freeman, D., Waite, F., Rosebrock, L., Petit, A., Causier, C., East, A., Jenner, L., Teale, A., Carr, L., Mulhall, S., Bold, E. and Lambe, S. (2022). 'Coronavirus conspiracy beliefs, mistrust, and compliance with government guidelines in England'. *Psychological Medicine*, 52, 251–263.

Goertzel, T. (1994). 'Belief in conspiracy theories'. *Political Psychology*, 15, 731–742.

Imhoff, R. and Bruder, M. (2014). 'Speaking (un-)truth to power: Conspiracy mentality as a generalized political attitude'. *European Journal of Personality*, 28, 25–43.

Lewandowsky, S., Oberauer, K. and Gignac, G. E. (2013). 'NASA faked the moon landing – therefore, (climate) science is a hoax: An anatomy of the motivated rejection of science'. *Psychological Science*, 24(5), 622–633.

Martinez, A. P., Shevlin, M., Valiente, C., Hyland, P. and Bentall, R. P. (2022). 'Paranoid beliefs and conspiracy mentality are associated with different forms of mistrust: A three-nation study'. *Frontiers in Psychology*, 13, 1023366.

Neuman, N. (2022). 'Overview and key findings of the 2022 Digital News Report'. Reuters Institute, reutersinstitute.politics.ox.ac.uk/digital-news-report/2022/dnr-executive-summary

New York Times (2020; 2022). 'See how vaccinations are going in your county and state', www.nytimes.com/interactive/2020/us/covid-19-vaccine-doses.html

Office for National Statistics (2023). 'Coronavirus (COVID-19) latest insights: Vaccines'. Office for National Statistics, www.ons.gov.uk/peoplepopulationandcommunity/healthandsocialcare/conditionsanddiseases/articles/coronaviruscovid19latestinsights/vaccines

Oxford Vaccine Group (2022). 'Measles'. University of Oxford, vk.ovg.ox.ac.uk/vk/measles

Petrosyan, A. (2023). 'Average daily time spent using media in the United Kingdom (UK) in the 3rd quarter 2022'. Statista, www.statista.com/statistics/507378/average-daily-media-use-in-the-united-kingdom-uk/

Shacle, S. (2021). 'Among the Covid sceptics: "We are being manipulated, without a shadow of a doubt" '. *Guardian*, www.theguardian.com/news/2021/apr/08/among-covid-sceptics-we-arebeing-manipulated-anti-lockdown

Sunstein, C. R. and Vermeule, C. A. (2009). 'Conspiracy theories: Causes and cures'. *Journal of Political Philosophy*, 17, 202–227.

Swami, V., Chamorro-Premuzic, T. and Furnham, A. (2010). 'Unanswered questions:

development of the Oxford Cognitions and Defences Questionnaire (O-DCQ)'. *Behavioural and Cognitive Psychotherapy*, 50, 257–268.

Wei, S., Freeman, D. and Rovira, A. (2023). 'A randomised controlled test of emotional attributes of a virtual coach within a virtual reality (VR) mental health treatment'. *Scientific Reports*, 13(1), 11517.

第13章

Alshuibani, A., Shevlin, M., Freeman, D., Sheaves, B. and Bentall, R. (2022). 'Why conspiracy theorists are not always paranoid: Conspiracy theories and paranoia form separate factors with distinct psychological predictors'. *PLoS One*, 17: e0259053.

BBC News (2020). 'Coronavirus: WHO chief warns against "trolls and conspiracy theories" ', www.bbc.co.uk/news/world-51429400

Brotherton, R., French, C. and Pickering, A. (2013). 'Measuring Belief in Conspiracy Theories: The Generic Conspiracist Beliefs Scale'. *Frontiers in Psychology*, 4, 279.

Brown, P., Waite, F., Larkin, M., Lambe, S., McShane, H., Pollard, A. J. and Freeman, D. (2022). ' "It seems impossible that it's been made so quickly" : A qualitative investigation of concerns about the speed of COVID-19 vaccine development and how these may be overcome'. *Human Vaccines and Immunotherapeutics*, 18:1, 2004808.

Burki, T. (2021). 'Increasing COVID-19 vaccine uptake in Black Americans'. *The Lancet Infectious Diseases*, 21(11), 1500–1501.

Chadwick, A., Kaiser, J., Vaccari, C., Freeman, D., Lambe, S., Loe, B. S., Vanderslott, S., Lewandowsky, S., Conroy, M., Ross, A., Innocenti, S., Pollard, A., Waite, F., Larkin, M., Rosebrock, L., Jenner, L., McShane, H., Giubilini, A., Petit, A. and Yu, L.-M. (2021). 'Online social endorsement and Covid-19 vaccine hesitancy in the UK'. *Social Media and Society*, 7 (2), 20563051211008817.

Chadwick, A. and Vaccari, C. (2019). 'News sharing on UK social media: Misinformation, disinformation, and correction'. Loughborough University.

Devlin, H. (2023). 'London at risk of major measles outbreak, UK Health Security Agency warns'. *Guardian*, www.theguardian.com/society/2023/jul/14/measles-outbreak-risk-london-uk-health-security-agency-mmr-vaccine-take-up

Fazel, M., Puntis, S., White, S., Townsend, A., Mansfield, K., Viner, R., Herring, J., Pollard, A. and Freeman, D. (2021). 'Willingness of children and adolescents to have a COVID-19 vaccination: Results of a large whole schools survey in England'. *EClinicalMedicine*, Sep 27, 101144.

Freeman, D. and Bentall, R. (2017). 'The concomitants of conspiracy concerns'. *Social Psychiatry and Psychiatric Epidemiology*, 52, 595–604.

Freeman, D., Loe, B. S., Chadwick, A., Vaccari, C., Waite, F., Rosebrock, L., Jenner, L., Petit, A., Lewandowsky, S., Vanderslott, S., Innocenti, S., Larkin, M., Giubilini, A., Yu, L.-M., McShane, H., Pollard, A. J. and Lambe, S. (2022). 'COVID-19 vac-

Freeman, D., Lambe, S., Galal, U., Yu, L.-M., Kabir, T., Petit, A., Rosebrock, L., Dudley, R., Chapman, K., Morrison, A., O'Regan, E., Murphy, E., Aynsworth, C., Jones, J., Powling, R., Grabey, J., Rovira, A., Freeman, J., Clark, D. M. and Waite, F. (2022). 'Agoraphobic avoidance in patients with psychosis: Severity and response to automated VR therapy in a secondary analysis of a randomised controlled clinical trial'. *Schizophrenia Research*, 250, 50–59.

Freeman, D., Lambe, S., Kabir, T., Petit, A., Rosebrock, L., Yu, L.-M., Dudley, R., Chapman, K., Morrison, A., O'Regan, E., Aynsworth, C., Jones, J., Murphy, E., Powling, R., Galal, U., Grabey, J., Rovira, A., Martin, J., Hollis, C., Clark, D. M., Waite, F. and gameChange Trial Group (2022). 'Automated virtual reality therapy to treat agoraphobic avoidance and distress in patients with psychosis (gameChange): A multicentre, parallel-group, single-blind, randomised, controlled trial in England with mediation and moderation analyses'. *The Lancet Psychiatry*, 9, 375–388.

Freeman, D., Rosebrock, L., Waite, F., Loe, B. S., Kabir, T., Petit, A., Dudley, R., Chapman, K., Morrison, A., O'Regan, E., Aynsworth, C., Jones, J., Murphy, E., Powling, R., Peel, H., Walker, H., Byrne, R., Freeman, J., Rovira, A., Galal, U., Yu, L.-M., Clark, D. M. and Lambe, S. (2023). 'Virtual reality (VR) therapy for patients with psychosis: Satisfaction and side effects'. *Psychological Medicine*, 53, 4373–4384.

Freeman, D., Taylor, K., Molodynski, A. and Waite, F. (2019). 'Treatable clinical intervention targets for patients with schizophrenia'. *Schizophrenia Research*, 211, 44–50.

Gelder, M. G. and Marks, I. M. (1966). 'Severe agoraphobia: A controlled prospective trial of behaviour therapy'. *British Journal of Psychiatry*, 112, 309–319.

Knight, I., West, J., Matthews, E., Kabir, T., Lambe, S., Waite, F. and Freeman, D. (2021). 'Participatory design to create a VR therapy for psychosis'. *Design for Health*, 5, 98–119.

Lambe, S., Bird, J., Loe, B., Rosebrock, L., Kabir, T., Petit, A., Mulhall, S., Jenner, L., Aynsworth, C., Murphy, E., Jones, J., Powling, R., Chapman, K., Dudley, R., Morrison, A., O'Regan, E., Yu, L.-M., Clark, D., Waite, F. and Freeman, D. (2023). 'The Oxford Agoraphobic Avoidance Scale'. *Psychological Medicine*, 53, 1233–1243.

Lambe, S., Knight, I., Kabir, T., West, J., Patel, R., Lister, R., Rosebrock, L., Rovira, A., Garnish, B., Freeman, J., Clark, D. M., Waite, F. and Freeman, D. (2020). 'Developing an automated VR cognitive treatment for psychosis: gameChange VR therapy'. *Journal of Behavioural and Cognitive Therapy*, 30, 33–40.

Lanier, J. (2017). *Dawn of the New Everything: A Journey Through Virtual Reality*. London: Bodley Head.

Rosebrock, L., Lambe, S., Mulhall, S., Petit, A., Loe, B. S., Saidel, S., Pervez, M., Mitchell, J., Chauhan, N., Prouten, E., Chan, C., Aynsworth, C., Murphy, E., Jones, J., Powling, R., Chapman, K., Dudley, R., Morrison, A., O'Regan, E., Clark, D. M., Waite, F. and Freeman, D. (2022). 'Understanding agoraphobic avoidance: The

Luykx, J. J., Lin, B. D., Richards, A. L., Akdede, B. and Binbay, T. (2022). 'A replication study of JTC bias, genetic liability for psychosis and delusional ideation'. *Psychological Medicine,* 52, 1777–1783.

Kahneman, D. (2011). *Thinking, Fast and Slow.* London: Macmillan. Nickerson, R. S. (1998). 'Confirmation bias: A ubiquitous phenomenon in many guises'. *Review of General Psychology,* 2(2), 175–220.

Peters, E. and Garety, P. (2006). 'Cognitive functioning in delusions: A longitudinal analysis'. *Behaviour Research and Therapy,* 44(4), 481–514.

Ross, K., Freeman, D., Dunn, G. and Garety, P. (2011). 'Can jumping to conclusions be reduced in people with delusions? An experimental investigation of a brief reasoning training module'. *Schizophrenia Bulletin,* 37, 324–333.

Startup, H., Pugh, K., Dunn, G., Cordwell, J., Mander, H., Černis, E., Wingham, G., Shirvell, K., Kingdon, D. and Freeman, D. (2016). 'Worry processes in patients with persecutory delusions'. *British Journal of Clinical Psychology,* 55, 387–400.

Waller, H., Freeman, D., Jolley, S., Dunn, G. and Garety, P. (2011). 'Targeting reasoning biases in delusions'. *Journal of Behavior Therapy and Experimental Psychiatry,* 42, 414–421.

Ward, T. and Garety, P. A. (2019). 'Fast and slow thinking in distressing delusions: A review of the literature and implications for targeted therapy'. *Schizophrenia Research,* 203, 80–87.

Wason, P. C. (1960). 'On the failure to eliminate hypotheses in a conceptual task'. *Quarterly Journal of Experimental Psychology,* 12, 129–140.

第12章

Altunkaya, J., Craven, M., Lambe, S., Beckley, A., Rosebrock, L., Dudley, R., Chapman, K., Morrison, A., O'Regan, E., Grabey, J., Bergin, A., Kabir, T., Waite, F., Freeman, D. and Leal, J. (2022). 'Estimating the economic value of automated virtual reality cognitive therapy for treating agoraphobic avoidance in patients with psychosis: Findings from the gameChange randomized controlled clinical trial'. *Journal of Medical Internet Research,* 24(11) e39248.

Bond, J., Kenny, A., Pinfold, V., Couperthwaite, L., gamChange Lived Experience Advisory Panel, Kabir, T., Larkin, M., Petit, A., Rosebrock, L., Lambe, S., Freeman, D., Waite, F. and Robotham, D. (2023). 'A safe place to learn: A peer research qualitative investigation of automated virtual reality cognitive therapy (gameChange)'. *JMIR Serious Games.* Jan 16, e38065.

Brown, P., Waite, F., Lambe, S., Rosebrock, L. and Freeman, D. (2020). 'Virtual reality cognitive therapy in inpatient psychiatric wards: Protocol for a qualitative investigation of staff and patient views across multiple National Health Service sites'. *JMIR Research Protocols,* 9(8), e20300.

Bruner, J. (1983). 'Play, thought, and language'. *Peabody Journal of Education,* 60(3), 60–69.

cine, 41, 923–936.

Freeman, D., Pugh, K., Antley, A., Slater, M., Bebbington, P., Gittins, M., Dunn, G., Kuipers, E., Fowler, D. and Garety, P. A. (2008). 'A virtual reality study of paranoid thinking in the general population'. *British Journal of Psychiatry*, 192, 258–263.

Freeman, D., Pugh, K. and Garety, P. (2008). 'Jumping to conclusions and paranoid ideation in the general population'. *Schizophrenia Research*, 102, 254–260.

Freeman, D., Stahl, D., McManus, S., Meltzer, H., Brugha, T., Wiles, N. and Bebbington, P. (2012). 'Insomnia, worry, anxiety and depression as predictors of the occurrence and persistence of paranoid thinking'. *Social Psychiatry and Psychiatric Epidemiology*, 47, 1195–1203.

Freeman, D., Taylor, K., Molodynski, A. and Waite, F. (2019). 'Treatable clinical intervention targets for patients with schizophrenia'. *Schizophrenia Research*, 211, 44–50.

Garety, P. A., Freeman, D., Jolley, S., Dunn, G., Bebbington, P. E., Fowler, D., Kuipers, E. and Dudley, R. (2005). 'Reasoning, emotions and delusional conviction in psychosis'. *Journal of Abnormal Psychology*, 114, 373–384.

Garety, P. A. and Hemsley, D. R. (1994). Delusions: Investigations Into the Psychology of Delusional Reasoning. Oxford: Oxford University Press.

Garety, P. A., Hemsley, D. and Wessely, S. (1991) 'Reasoning in deluded schizophrenic and paranoid subjects: Biases in performance on a probabilistic inference task'. *Journal of Nervous and Mental Disease*, 179, 194–201.

Garety, P., Waller, H., Emsley, R., Jolley, S., Kuipers, E., Bebbington, P., Dunn, G., Fowler, D., Hardy, A. and Freeman, D. (2015). 'Cognitive mechanisms of change in delusions'. *Schizophrenia Bulletin*, 41, 400–410.

Garety, P., Ward, T., Emsley, R., Greenwood, K., Freeman, D., Fowler, D., Kuipers, E., Bebbington, P., Rus-Calafell, M., McGourty, A., Sacadura, C., Collett, N., James, K. and Hardy, A. (2021). 'Effects of SlowMo, a blended digital therapy targeting reasoning, on paranoia among people with psychosis: A randomized clinical trial'. *JAMA Psychiatry*, 78, 714–725.

Greenwood, K. E., Gurnani, M., Ward, T., Vogel, E., Vella, C., McGourty, A., Robertson, S., Sacadura, C., Hardy, A., Rus-Calafell, M., Collett, N., Emsley, R., Freeman, D., Fowler, D., Kuipers, E., Bebbington, P., Dunn, G., Michelson, D., Garety, P. and SlowMo Patient, Public Involvement (PPI) team (2022). 'The service user experience of SlowMo therapy: A co-produced thematic analysis of service users' subjective experience'. *Psychology and Psychotherapy*, 95(3), 680–700.

Hardy, A., Wojdecka, A., West, J., Matthews, E., Golby, C., Ward, T., Lopez, N. D., Freeman, D., Waller, H., Kuipers, E., Bebbington, P., Fowler, D., Emsley, R., Dunn, G. and Garety, P. (2018). 'How inclusive, user-centered design research can improve psychological therapies for psychosis: Development of SlowMo. *JMIR Mental Health*, 5:e11222.

Henquet, C., Van Os, J., Pries, L. K., Rauschenberg, C., Delespaul, P., Kenis, G.,

第11章

Bacon, F., Jardine, L. and Silverthorne, M. (2000). *The New Organon*. Cambridge Texts in the History of Philosophy. Cambridge: Cambridge University Press.

Broome, M. R., Johns, L. C., Valli, I., Woolley, J. B., Tabraham, P., Brett, C., Valmaggia, L., Peters, E., Garety, P. A. and McGuire, P. K. (2007). 'Delusion formation and reasoning biases in those at clinical high risk for psychosis'. *British Journal of Psychiatry*, 191 (S51), s38–s42.

Chapman, R. K. (2002). 'First person account: Eliminating delusions'. *Schizophrenia Bulletin*, 28(3), 545–553.

Dudley, R. E. J., John, C. H., Young, A. W. and Over, D. E. (1997). 'Normal and abnormal reasoning in people with delusions'. *British Journal of Clinical Psychology*, 36(2), 243–258.

Dudley, R., Taylor, P., Wickham, S. and Hutton, P. (2016). 'Psychosis, delusions and the "jumping to conclusions" reasoning bias: A systematic review and meta-analysis'. *Schizophrenia Bulletin*, 42(3), 652–665.

Eco, U. (1980). *The Name of the Rose*. London: Vintage.

Falcone, M. A., Murray, R. M., O'Connor, J. A., Hockey, L. N., Gardner-Sood, P., Di Forti, M., Freeman, D. and Jolley, S. (2015). 'Jumping to conclusions and the persistence of delusional beliefs in first episode psychosis'. *Schizophrenia Research*, 165, 243–246.

Freeman, D., Dunn, G., Startup, H., Pugh, K., Cordwell, J., Mander, H., Černis, E., Wingham, G., Shirvell, K. and Kingdon, D. (2015). 'Effects of cognitive behaviour therapy for worry on persecutory delusions in patients with psychosis (WIT): A parallel, single-blind, randomised controlled trial with a mediation analysis'. *The Lancet Psychiatry*, 2, 305–313.

Freeman, D., Evans, N. and Lister, R. (2012). 'Gut feelings, deliberative thought, and paranoid ideation: A study of experiential and rational reasoning'. *Psychiatry Research*, 197(1–2), 119–122.

Freeman, D. and Garety, P. A. (1999). 'Worry, worry processes and dimensions of delusions: An exploratory investigation of a role for anxiety processes in the maintenance of delusional distress'. *Behavioural and Cognitive Psychotherapy*, 27, 47–62.

Freeman, D., Garety, P. A., Fowler, D., Kuipers, E., Bebbington, P. and Dunn, G. (2004). 'Why do people with delusions fail to choose more realistic explanations for their experiences? An empirical investigation'. *Journal of Consulting and Clinical Psychology*, 72, 671–680.

Freeman, D., Lister, R. and Evans, N. (2014). 'The use of intuitive and analytic reasoning styles by patients with persecutory delusions'. *Journal of Behavior Therapy and Experimental Psychiatry*, 45, 454–458.

Freeman, D., McManus, S., Brugha, T., Meltzer, H., Jenkins, R. and Bebbington, P. (2011). 'Concomitants of paranoia in the general population'. *Psychological Medicom/politics/2021/03/voice-your-head

McGuire, P. K., Murray, R. M. and Shah, G. M. S. (1993). 'Increased blood flow in Broca's area during auditory hallucinations in schizophrenia'. *The Lancet,* 342(8873), 703–706.

Ohayon, M. M., Priest, R. G., Caulet, M. and Guilleminault, C. (1996). 'Hypnagogic and hypnopompic hallucinations: Pathological phenomena?' *British Journal of Psychiatry,* 169(4), 459–467.

Peters, E. R., Williams, S. L., Cooke, M. A. and Kuipers, E. (2012). 'It's not what you hear, it's the way you think about it: Appraisals as determinants of affect and behaviour in voice hearers'. *Psychological Medicine,* 42(7), 1507–1514.

Romme, M. A. and Escher, A. D. (1989). 'Hearing voices'. *Schizophrenia Bulletin,* 15(2), 209–216.

Rowling, J. K. (1998). *Harry Potter and the Chamber of Secrets.* London: Bloomsbury.

Sheaves, B., Johns, L., Černis, E., Griffith, L., McPin Hearing Voices Lived Experience Advisory Panel and Freeman, D. (2021). 'The challenges and opportunities of social connection when hearing derogatory and threatening voices: A thematic analysis with patients experiencing psychosis'. *Psychology and Psychotherapy* , 94, 341–356.

Sheaves, B., Johns, L., Griffith, L., Isham, L., Kabir, T. and Freeman, D. (2020). 'Why do patients with psychosis listen to and believe derogatory and threatening voices? 21 reasons given by patients'. *Behavioural and Cognitive Psychotherapy* , 48, 631–645.

Sheaves, B., Johns, L., Loe, B., Bold, E., Černis, E., The McPin Hearing Voices Lived Experience Advisory Panel, Molodynski, A. and Freeman, D. (2023). 'Listening to and believing derogatory and threatening voices'. *Schizophrenia Bulletin,* 49, 151–160.

Tsang, A., Bucci, S., Branitsky, A., Kaptan, S., Rafiq, S., Wong, S., Berry, K. and Varese, F. (2021). 'The relationship between appraisals of voices (auditory verbal hallucinations) and distress in voice-hearers with schizophrenia-spectrum diagnoses: A meta-analytic review'. *Schizophrenia Research,* 230, 38–47.

Wade, D. M., Brewin, C. R., Howell, D. C., White, E., Mythen, M. G. and Weinman, J. A. (2015). 'Intrusive memories of hallucinations and delusions in traumatized intensive care patients: An interview study'. *British Journal of Health Psychology,* 20(3), 613–631.

Waite, F., Diamond, R., Collett, N., Chadwick, E., Bold, E., Teale, A. L., Taylor, K. M., Kirkham, M., Twivy, E., Causier, C., Carr, L., Bird, J. C., Černis, E., Isham, L. and Freeman, D. (2019). 'The comments of voices on the appearance of patients with psychosis: "The voices tell me that I am ugly" '. *BJPsych Open,* 5, e86. doi: 10.1192/Čbjo.2019.66.

continues to decline among European adolescents the use of electronic cigarettes by young people is on the rise', https://www.who.int/europe/news/item/02' 12-2020-new-whoreport-reveals-that-while-smoking-continues-to-decline-amon-geuropean-adolescents-the-use-of-electronic-cigarettes-by-youngpeople-is-on the-rise

World Health Organization, Alcohol, Drugs and Addictive Behaviours Unit. 'Cannabis', www.who.int/teams/mental-health-and-substance-use/alcohol-drugs-and-addictive-behaviours/drugs-psychoactive/cannabis

Zammit, S., Allebeck, P., Andreasson, S., Lundberg, I. and Lewis, G. (2002). 'Self reported cannabis use as a risk factor for schizophrenia in Swedish conscripts of 1969: Historical cohort study'. *BMJ*, 325(7374), 1199.

第10章

Bentall, R. P. (1990). 'The illusion of reality: A review and integration of psychological research on hallucinations'. *Psychological Bulletin*, 107(1), 82–95.

Chadwick, P. and Birchwood, M. (1994). 'The omnipotence of voices: A cognitive approach to auditory hallucinations'. *British Journal of Psychiatry*, 164(2), 190–201.

Grimby, A. (1993). 'Bereavement among elderly people: Grief reactions, post-bereavement hallucinations and quality of life'. *Acta Psychiatrica Scandinavica*, 87(1), 72–80.

Hurdiel, R., Monaca, C., Mauvieux, B., McCauley, P., Van Dongen, H. P. and Theunynck, D. (2012). 'Field study of sleep and functional impairments in solo sailing races'. *Sleep and Biological Rhythms*, 10(4), 270–277.

Jardri, R., Pouchet, A., Pins, D. and Thomas, P. (2011). 'Cortical activations during auditory verbal hallucinations in schizophrenia: A coordinate-based meta-analysis'. *American Journal of Psychiatry*, 168(1), 73–81.

Johns, L. C., Cannon, M., Singleton, N., Murray, R. M., Farrell, M., Brugha, T., Bebbington, P., Jenkins, R. and Meltzer, H. (2004). 'Prevalence and correlates of self-reported psychotic symptoms in the British population'. *British Journal of Psychiatry*, 185(4), 298–305.

Lennox, B. R., Park, S. B. G., Medley, I., Morris, P. G. and Jones, P. B. (2000). 'The functional anatomy of auditory hallucinations in schizophrenia'. *Psychiatry Research: Neuroimaging*, 100(1), 13–20.

Longden, E., Corstens, D., Morrison, A. P., Larkin, A., Murphy, E., Holden, N., Steele, A., Branitsky, A. and Bowe, S. (2021). 'A treatment protocol to guide the delivery of dialogical engagement with auditory hallucinations: Experience from the talking with voices pilot trial'. *Psychology and Psychotherapy*, 94(3), 558–572.

Luhrmann, T. M., Padmavati, R., Tharoor, H. and Osei, A. (2015). 'Differences in voice-hearing experiences of people with psychosis in the USA, India and Ghana: Interview-based study'. *British Journal of Psychiatry*, 206(1), 41–44.

McBain, S. (2021). 'The voice in your head'. *New Statesman*, www.newstatesman.

Johnstad, P. G. (2021). 'Day trip to hell: A mixed methods study of challenging psychedelic experiences'. *Journal of Psychedelic Studies,* 5(2), 114–127.

Kuipers, J., Moffa, G., Kuipers, E., Freeman, D. and Bebbington, P. (2019). 'Links between psychotic and neurotic symptoms in the general population: An analysis of longitudinal British National Survey data using Directed Acyclic Graphs'. *Psychological Medicine,* 49(3), 388–395.

Mackie, C. J., Wilson, J., Freeman, T. P., Craft, S., De La Torre, T. E. and Lynskey, M. T. (2021). 'A latent class analysis of cannabis use products in a general population sample of adolescents and their association with paranoia, hallucinations, cognitive disorganisation and grandiosity'. *Addictive Behaviors,* 117, 106837.

McManus, S., Meltzer, H. and Campion, J. (2010). 'Cigarette smoking and mental health in England: Data from the Adult Psychiatric Morbidity Survey 2007', National Centre for Social Research, natcen.ac.uk/publications/cigarette-smoking-and-mental-health-england

Office for National Statistics (2022). 'Drug misuse in England and Wales: Year ending June 2022', www.ons.gov.uk/peoplepopulationandcommunity/crimeandjustice/articles/drugmisuseinenglandandwales/yearendingjune2022

Potter, D. J., Hammond, K., Tuffnell, S., Walker, C. and Di Forti, M. (2018). 'Potency of Δ 9–tetrahydrocannabinol and other cannabinoids in cannabis in England in 2016: Implications for public health and pharmacology'. *Drug Testing and Analysis,* 10(4), 628–635.

Prochaska, J. J., Hall, S. M. and Bero, L. A. (2008). 'Tobacco use among individuals with schizophrenia: What role has the tobacco industry played?' *Schizophrenia Bulletin,* 34(3), 555–567.

Shakoor, S., Zavos, H. M., McGuire, P., Cardno, A. G., Freeman, D. and Ronald, A. (2015). 'Psychotic experiences are linked to cannabis use in adolescents in the community because of common underlying environmental risk factors'. *Psychiatry Research,* 227(2–3), 144–151.

Sinclair, C. (2020). *A Time to Quit: Experience of Smoking Cessation Support Among People with Severe Mental Illness.* London: Centre for Mental Health, www.rethink.org/media/3755/hwa-smi-smoking-cessation-report-2020.pdf

Substance Abuse and Mental Health Services Administration (2022). 'Key substance use and mental health indicators in the United States: Results from the 2021 National Survey on Drug Use and Health'. HHS Publication No. PEP22-07-01-005, NSDUH Series H-57. Center for Behavioral Health Statistics and Quality, Substance Abuse and Mental Health Services Administration, www.samhsa.gov/data/report/2021-nsduh-annual-national-report

Van Os, J., Bak, M., Hanssen, M., Bijl, R. V., De Graaf, R. and Verdoux, H. (2002). 'Cannabis use and psychosis: A longitudinal population-based study'. *American Journal of Epidemiology,* 156(4), 319–327.

World Health Organization (2020). 'New WHO report reveals that while smoking

drug use amongst people with psychotic disorders'. *Journal of Mental Health*, 19(1), 99–106.

Childs, H. E., McCarthy-Jones, S., Rowse, G. and Turpin, G. (2011). 'The journey through cannabis use: A qualitative study of the experiences of young adults with psychosis'. *Journal of Nervous and Mental Disease*, 199(9), 703–708.

D'Souza, D. C., DiForti, M., Ganesh, S., George, T. P., Hall, W., Hjorthøj, C., Howes, O., Keshavan, M., Murray, R. M., Nguyen, T. B. and Pearlson, G. D. (2022). 'Consensus paper of the WFSBP task force on cannabis, cannabinoids and psychosis'. *World Journal of Biological Psychiatry*, 1–24.

Dai, H. and Leventhal, A. M. (2019). 'Prevalence of e-cigarette use among adults in the United States, 2014–2018'. *JAMA: The Journal of the American Medical Association*, 322(18), 1824–1827.

Doyle, P. (2019). 'Willie Nelson: The high life'. *Rolling Stone India*, rollingstoneindia.com/willie-nelson-high-life

Freeman, D., Dunn, G., Murray, R., Evans, N., Lister, R., Antley, A., Slater, M., Godlewska, B., Cornish, R., Williams, J., Di Simplicio, M., Igoumenou, A., Brenneisen, R., Tunbridge, E., Harrison, P., Harmer, C., Cowen, P. and Morrison, P. (2015). 'How cannabis causes paranoia: Using the intravenous administration of Δ 9-tetrahydrocannabinol (THC) to identify key cognitive mechanisms leading to paranoia'. *Schizophrenia Bulletin*, 41, 391–399.

Freeman, D., McManus, S., Brugha, T., Meltzer, H., Jenkins, R. and Bebbington, P. (2011). 'Concomitants of paranoia in the general population'. *Psychological Medicine*, 41, 923–936.

Freeman, D., Morrison, P., Murray, R., Evans, N., Lister, R. and Dunn, G. (2013). 'Persecutory ideation and a history of cannabis use'. *Schizophrenia Research*, 148, 122–125.

Gautier, T. (1846). 'Club des haschischins'. *Revue des Deux Mondes*, urbigenous.net/library/haschischins.html

Graham, H. L., Maslin, J., Copello, A., Birchwood, M., Mueser, K., McGovern, D. and Georgiou, G. (2001). 'Drug and alcohol problems amongst individuals with severe mental health problems in an inner city area of the UK'. *Social Psychiatry and Psychiatric Epidemiology*, 36(9), 448–455.

Hickman, M., Vickerman, P., Macleod, J., Kirkbride, J. and Jones, P. B. (2007). 'Cannabis and schizophrenia: Model projections of the impact of the rise in cannabis use on historical and future trends in schizophrenia in England and Wales'. *Addiction*, 102(4), 597–606.

Israel, M. (1993). 'The rhetoric of drugs: An interview'. *Differences: A Journal of Feminist Cultural Studies*, 5(1), 1–26.

Isuru, A. and Rajasuriya, M. (2019). 'Tobacco smoking and schizo-phrenia: Re-examining the evidence'. *BJPsych Advances*, 25(6), 363–372.

Iversen, L. (2018). *The Science of Marijuana*. New York: Oxford University Press.

vestigation of a brief compassion-focussed intervention'. *Cognitive Therapy and Research,* 37, 390–402.

Lindqvist, E. (2012). 'Height and leadership'. *Review of Economics and Statistics,* 94(4), 1191–1196.

Marshall, E., Freeman, D. and Waite, F. (2020). 'The experience of body image concerns in patients with persecutory delusions: "People don't want to sit next to me" '. *Psychology and Psychotherapy,* 99, 639–655.

Ponzo, M. and Scoppa, V. (2015). 'Trading height for education in the marriage market'. *American Journal of Human Biology,* 27(2), 164–174.

Puhl, R. M. and Heuer, C. A. (2009). 'The stigma of obesity: A review and update'. *Obesity,* 17(5), 941–964.

Seligman, M. E. (2019). 'Positive psychology: A personal history'. Annual Review of *Clinical Psychology,* 15, 1–23.

Sheffield, J. M., Brinen, A. P. and Freeman, D. (2021). 'Paranoia and grandiosity in the general population: Differential associations with putative causal factors'. *Frontiers in Psychiatry,* 12, 668152.

Tiernan, B., Tracey, R. and Shannon, C. (2014). 'Paranoia and self-concepts in psychosis: A systematic review of the literature'. *Psychiatry Research,* 216(3), 303–313.

Vorontsova, N., Garety, P. and Freeman, D. (2013). 'Cognitive factors maintaining persecutory delusions in psychosis: The contribution of depression'. *Journal of Abnormal Psychology,* 122, 1121–1131.

Waite, F. and Freeman, D. (2017). 'Body image and paranoia'. *Psychiatry Research,* 258, 136–140.

Waite, F., Diamond, R., Collett, N., Bold, E., Chadwick, E. and Freeman, D. (2023). 'Body image concerns in patients with persecutory delusions'. *Psychological Medicine,* 53(9), 4121–4129.

Yancey, G. and Emerson, M. O. (2016). 'Does height matter? An examination of height preferences in romantic coupling'. *Journal of Family Issues,* 37(1), 53–73.

第9章

Barkhuizen, W., Taylor, M. J., Freeman, D. and Ronald, A. (2019). 'A twin study on the association between psychotic experiences and tobacco use during adolescence'. *Journal of the American Academy of Child and Adolescent Psychiatry,* 58(2), 267–276.

Bell, D. A. (2015). *Napoleon*: A Concise Biography. Oxford and New York: Oxford University Press.

Carlyle, M., Constable, T., Walter, Z. C., Wilson, J., Newland, G. and Hides, L. (2021). 'Cannabis-induced dysphoria/paranoia mediates the link between childhood trauma and psychotic-like experiences in young cannabis users'. *Schizophrenia Research,* 238, 178–184.

Charles, V. and Weaver, T. (2010). 'A qualitative study of illicit and non-prescribed

119.

Brontë, C. (1847; 2003). *Wuthering Heights*. London: Penguin.

Brown, P., Waite, F., Rovira, A., Nickless, A. and Freeman, D. (2020). 'Virtual reality clinical-experimental tests of compassion treatment techniques to reduce paranoia'. *Scientific Reports*, 10, 8547.

Carr, A., Cullen, K., Keeney, C., Canning, C., Mooney, O., Chinseallaigh, E. and O' Dowd, A. (2021). 'Effectiveness of positive psychology interventions: A systematic review and meta-analysis'. *Journal of Positive Psychology*, 16(6), 749–769.

Forkert, A., Brown, P., Freeman, D. and Waite, F. (2022). 'A compassionate imagery intervention for patients with persecutory delusions'. *Behavioural and Cognitive Psychotherapy*, 50, 15–27.

Fowler, D., Freeman, D., Smith, B., Kuipers, E., Bebbington, P., Bashforth, H., Coker, S., Gracie, A., Dunn, G. and Garety, P. (2006). 'The Brief Core Schema Scales (BCSS): Psychometric properties and associations with paranoia and grandiosity in non-clinical and psychosis samples'. *Psychological Medicine*, 36, 749–759.

Freeman, D., Bold, E., Chadwick, E., Taylor, K., Collett, N., Diamond, R., Černis, E., Bird, J., Isham, L., Forkert, A., Carr, L., Causiera, C. and Waite, F. (2019). 'Suicidal ideation and behaviour in patients with persecutory delusions: Prevalence, symptom associations, and psychological correlates'. *Comprehensive Psychiatry*, 93, 41–47.

Freeman, D., Evans, N., Lister, R., Antley, A., Dunn, G. and Slater, M. (2014). 'Height, social comparison, and paranoia: An immersive virtual reality experimental study'. *Psychiatry Research*, 30, 348–352.

Freeman, D., Garety, P., Fowler, D., Kuipers, E., Dunn, G., Bebbington, P. and Hadley, C. (1998). 'The London–East Anglia randomised controlled trial of cognitive behaviour therapy for psychosis IV: Self-esteem and persecutory delusions'. *British Journal of Clinical Psychology*, 37, 415–430.

Freeman, D., Pugh, K., Dunn, G., Evans, N., Sheaves, B., Waite, F., Černis, E., Lister, R. and Fowler, D. (2014). 'An early Phase II randomized controlled trial testing the effect on persecutory delusions of using CBT to reduce negative cognitions about the self'. *Schizophrenia Research*, 160, 186–192.

Freeman, D., Startup, H., Dunn, G., Wingham, G., Černis, E., Evans, N., Lister, R., Pugh, K., Cordwell, J. and Kingdon, D. (2014). 'Persecutory delusions and psychological well-being'. *Social Psychiatry and Psychiatric Epidemiology*, 49, 1045–1050.

Gilbert, P. (2009). 'Introducing compassion-focused therapy'. *Advances in Psychiatric Treatment*, 15(3), 199–208.

Judge, T. A. and Cable, D. M. (2004). 'The effect of physical height on workplace success and income: Preliminary test of a theoretical model'. *Journal of Applied Psychology*, 89(3), 428–441.

Lincoln, T., Hohenhaus, F. and Hartmann, M. (2013). 'Can paranoid thoughts be reduced by targeting negative emotions and selfesteem? An experimental in-

Waite, F., Černis, E., Kabir, T., Iredale, E., Johns, L., Maughan, D., Diamond, R., Seddon, R., Williams, N., SleepWell Lived Experience Advisory Group, Yu, L.-M. and Freeman, D. (2023). 'A targeted psychological treatment for sleep problems in young people at ultra-high risk of psychosis in England (SleepWell): A parallel group, single-blind, randomised controlled feasibility trial'. *Lancet Psychiatry*, 10(9), 706–708.

Waite, F., Evans, N., Myers, E., Startup, H., Lister, R., Harvey, A. G. and Freeman, D. (2016). 'The patient experience of sleep problems and their treatment in the context of current delusions and hallucinations'. Psychology and Psychotherapy: *Theory, Research and Practice*, 89, 181–193.

Waite, F., Kabir, T., Johns, L., Mollison, J., Tsiachristas, A., Petit, A., Černis, E., Maughan, D. and Freeman, D. (2020). 'Treating sleep problems in young people at ultra-high risk of psychosis: Study protocol for a single-blind parallel group randomised controlled feasibility trial (SleepWell)'. *BMJ Open*, 10:e045235.

Waite, F., Myers, E., Harvey, A., Espie, C., Startup, H., Sheaves, B. and Freeman, D. (2016). 'Treating sleep problems in patients with schizophrenia'. *Behavioural and Cognitive Psychotherapy*, 44, 273–287.

Wulff, K., Dijk, D.-J., Middleton, B., Foster, R. G. and Joyce, E. M. (2012). 'Sleep and circadian rhythm disruption in schizophrenia'. *British Journal of Psychiatry*, 200, 308–316.

Youngstedt, S. D. et al. (2016). 'Has adult sleep duration declined over the last 50+ years?' *Sleep Medicine Reviews*, 28, 65–81.

第8章

Atherton, S., Antley, A., Evans, N., Černis, E., Lister, R., Dunn, G., Slater, M. and Freeman, D. (2016). 'Self-confidence and paranoia: An experimental study using an immersive virtual reality social situation'. *Behavioural and Cognitive Psychotherapy*, 44, 56–64.

Bentall, R. P., Rowse, G., Shryane, N., Kinderman, P., Howard, R., Blackwood, N., Moore, R. and Corcoran, R. (2009). 'The cognitive and affective structure of paranoid delusions: A transdiagnostic investigation of patients with schizophrenia spectrum disorders and depression'. *Archives of General Psychiatry*, 66, 236–247.

Blaker, N. M., Rompa, I., Dessing, I. H., Vriend, A. F., Herschberg, C. and Van Vugt, M. (2013). 'The height leadership advantage in men and women: Testing evolutionary psychology predictions about the perceptions of tall leaders'. *Group Processes and Intergroup Relations*, 16(1), 17–27.

Bird, J. C., Waite, F., Rowsell, E., Fergusson, E. C. and Freeman, D. (2017). 'Cognitive, affective, and social factors maintaining paranoia in adolescents with mental health problems: A longitudinal study'. *Psychiatry Research*, 257, 34–39.

Bolier, L., Haverman, M., Westerhof, G. J. et al. (2013). 'Positive psychology interventions: A meta-analysis of randomized controlled studies'. *BMC Public Health*, 13,

49(1), 63–72.

Katz, S. E. and Landis, C. (1935). 'Psychologic and physiologic phenomena during a prolonged vigil'. *Archives of Neurology and Psychiatry,* 34(2), 307–317.

Koyanagi, A. and Stickley, A. (2015). 'The association between sleep problems and psychotic symptoms in the general population: A global perspective'. *Sleep,* 38(12), 1875–1885.

Reeve, S., Emsley, R., Sheaves, B. and Freeman, D. (2018). 'Disrupting sleep: The effects of sleep loss on psychotic experiences tested in an experimental study with mediation analysis'. *Schizophrenia Bulletin,* 44, 662–671.

Reeve, S., Sheaves, B. and Freeman, D. (2019). 'Sleep disorders in early psychosis: Incidence, severity, and association with clinical symptoms'. *Schizophrenia Bulletin,* 45, 287–295.

Reeve, S., Sheaves, B. and Freeman, D. (2021) 'Excessive sleepiness in patients with psychosis: An initial investigation'. *PLoS One* 16,(1), e0245301.

Rehman, A., Waite, F., Sheaves, B., Biello, S., Freeman, D. and Gumley, A. (2017). 'Clinician perceptions of sleep problems and their treatment in patients with non-affective psychosis'. *Psychosis,* 9, 129–139.

Sheaves, B., Freeman, D., Isham, L., McInerney, J., Nickless, A., Yu, L.-M., Rek, S., Bradley, J., Reeve, S., Attard, C., Espie, C. A., Foster, R., Wirz-Justice, A., Chadwick, E. and Barrera, A. (2018). 'Stabilising sleep for patients admitted at acute crisis to a psychiatric hospital (OWLS): An assessor-blind pilot randomised controlled trial'. *Psychological Medicine,* 48, 1694–1704.

Sheaves, B., Holmes, E. A., Rek, S., Taylor, K. M., Nickless, A., Waite, F., Germain, A., Espie, C. A., Harrison, P. J., Foster, R. and Freeman, D. (2019). 'Cognitive behavioural therapy for nightmares for patients with persecutory delusions (Nites): An assessor-blind, pilot randomized controlled trial'. *Canadian Journal of Psychiatry,* 64, 686–696.

Sheaves, B., Isham, L., Bradley, J., Espie, C., Barrera, A., Waite, F., Harvey, A., Attard, C. and Freeman, D. (2018). 'Adapted CBT to stabilize sleep on psychiatric wards'. *Behavioural and Cognitive Psychotherapy,* 46, 661–675.

Tandon, R., Lenderking, W. R., Weiss, C., Shalhoub, H., Dias Barbosa, C., Chen, J., Greene, M., Meehan, S. R., Duvold, L. B., Arango, C., Agid, O. and Castle, D. (2020). 'The impact on functioning of second-generation antipsychotic medication side effects for patients with schizophrenia: A worldwide, cross-sectional, web-based survey'. *Annals of General Psychiatry,* 19(1), 42.

Taylor, M., Gregory, A., Freeman, D. and Ronald, A. (2015). 'Do sleep disturbances and psychotic experiences in adolescence share genetic and environmental influences?' *Journal of Abnormal Psychology,* 124, 674–684.

Waite, F., Bradley, J., Chadwick, E., Reeve, S., Bird, J. and Freeman, D. (2018). 'The experience of sleep problems and their treatment in young people at ultra-high risk of psychosis: A thematic analysis'. *Frontiers in Psychiatry,* 9, 375.

第7章

Adjaye-Gbewonyo, D., Ng, A. E. and Black, L. I. (2022). 'Sleep difficulties in adults: United States, 2020', Hyattsville, MD: National Center for Health Statistics: www.cdc.gov/nchs/data/databriefs/db436.pdf

Bradley, J., Freeman, D., Chadwick, E., Harvey, A. G., Mullins, B., Johns, L., Sheaves, B., Lennox, B., Broome, M. and Waite, F. (2018). 'Treating sleep problems in young people at ultra-high risk of psychosis: A feasibility case series'. *Behavioural and Cognitive Psychotherapy*, 46, 276–291.

Espie, C. (2021). *Overcoming Insomnia: A Self-Help Guide Using Cognitive Behavioural Techniques*. 2nd edn. London: Robinson.

Fitzgerald, F. Scott (1945; 2018). *The Crack-Up*. Richmond, VA: Alma.

Foster, R. (2022). *Life Time: The New Science of the Body Clock, and How It Can Revolutionize Your Sleep and Health*. London: Penguin.

Freeman, D., Brugha, T., Meltzer, H., Jenkins, R., Stahl, D. and Bebbington, P. (2010). 'Persecutory ideation and insomnia: findings from the second British National Survey of Psychiatric Morbidity'. *Journal of Psychiatric Research*, 44, 1021–1026.

Freeman, D., Pugh, K., Vorontsova, N. and Southgate, L. (2009). 'Insomnia and paranoia'. *Schizophrenia Research*, 108, 280–284.

Freeman, D., Stahl, D., McManus, S., Meltzer, H., Brugha, T., Wiles, N. and Bebbington, P. (2012). 'Insomnia, worry, anxiety and depression as predictors of the occurrence and persistence of paranoid thinking'. *Social Psychiatry and Psychiatric Epidemiology*, 47, 1195–1203.

Freeman, D., Sheaves, B., Goodwin, G., Yu, L-M., Nickless, A., Harrison, P., Emsley, R., Luik, A., Foster, R., Wadekar, V., Hinds, C., Gumley, A., Jones, R., Lightman, S., Jones, S., Bentall, R., Kinderman, P., Rowse, G., Brugha, T., Blagrove, M., Gregory, A., Fleming, L., Walklet, E., Glazebrook, C., Davies, E., Hollis, C., Haddock, G., John, B., Coulson, M., Fowler, D., Pugh, K., Cape, J., Mosely, P., Brown, G., Hughes, C., Obonsawin, M., Coker, S., Watkins, E., Schwannauer, M., MacMahon, K., Siriwaardena, A. and Espie, C. (2017). 'The effects of improving sleep on mental health (OASIS): A randomised controlled trial with mediation analysis'. *The Lancet Psychiatry*, 4, 749–758.

Freeman, D., Sheaves, B., Waite, F., Harvey, A. and Harrison, P. (2020). 'Sleep disturbance and psychiatric disorders: The non-specific as essential in understanding and treating mental ill health'. *Lancet Psychiatry*, 7, 628–637.

Freeman, D., Waite, F., Startup, H., Myers, E., Lister, E., McInerney, J., Harvey, A., Geddes, J., Zaiwalla, Z., Luengo-Fernandez, R., Foster, R., Clifton, L. and Yu, L.-M. (2015). 'Efficacy of cognitive behavioural therapy for sleep improvement in patients with persistent delusions and hallucinations (BEST): A prospective, assessor-blind, randomised controlled pilot study'. *The Lancet Psychiatry*, 2, 975–983.

Hennig, T. and Lincoln,T. (2018). 'Sleeping paranoia away? An actigraphy and experience-sampling study with adolescents'. *Child Psychiatry and Human Development*,

Worth Publishers.

Ronald, A. (2015). 'Recent quantitative genetic research on psychotic experiences: New approaches to old questions'. *Current Opinion in Behavioral Sciences*, 2, 81–88.

Roser, M. and Ortiz-Ospina, E. (2016). *Trust*. Our World in Data, ourworldindata.org/trust

Savage, G. H. (1918). 'Henry Maudsley, M.D., F.R.C.P.Lond., Ll.D.Edin. (Hon.)'. *Journal of Mental Science*, 64.265, 116–129.

Sieradzka, D., Power, R., Freeman, D., Cardno, A., Dudbridge, F. and Ronald, A. (2015). 'Heritability of individual psychotic experiences captured by common genetic variants in a community sample of adolescents'. *Behavior Genetics*, 45, 493–502.

Sieradzka, D., Power, R. A., Freeman, D., Cardno, A. G., McGuire, P., Plomin, R., Meaburn, E. L., Dudbridge, F. and Ronald, A. (2014). 'Are genetic risk factors for psychosis also associated with dimension-specific psychotic experiences in adolescence?' *PLoS One*, 9(4), e94398.

Smith, L., Onwumere, J., Craig, T., McManus, S., Bebbington, P. and Kuipers, E. (2014). 'Mental and physical illness in caregivers: Results from an English national survey sample'. *British Journal of Psychiatry*, 205(3), 197–203.

Stanley, A. P. (1844). 'The life and correspondence of Thomas Arnold, D.D.: Late head master of Rugby School and regius professor of modern history in the University of Oxford'. London: B. Fellowes.

Sündermann, O., Onwumere, J., Bebbington, P. and Kuipers, E. (2013). 'Social networks and support in early psychosis: Potential mechanisms'. *Epidemiology and Psychiatric Sciences*, 22(2), 147–150.

Sündermann, O., Onwumere, J., Kane, F., Morgan, C. and Kuipers, E. (2014). 'Social networks and support in first-episode psychosis: Exploring the role of loneliness and anxiety'. *Social Psychiatry and Psychiatric Epidemiology*, 49(3), 359–366.

Taylor, M. J., Freeman, D., Lundström, S., Larsson, H. and Ronald, A. (2022). 'Heritability of psychotic experiences in adolescents and interaction with environmental risk'. *JAMA Psychiatry*, 79(9), 889–897.

Weale, S. (2021). 'UK children not allowed to play outside until two years older than parents' generation'. Guardian, www.theguardian. com/society/2021/apr/20/gradual-lockdown-of-uk-children-as-agefor-solo-outdoor-play-rises

Zavos, H. M. S., Freeman, D., Haworth, C. M. A., McGuire, P., Plomin, R., Cardno, A. G. and Ronald, A. (2014). 'Consistent etiology of severe, frequent psychotic experiences and milder, less frequent manifestations: A twin study of specific psychotic experiences in adolescence'. *JAMA Psychiatry*, 71, 1049–1057.

traumatic cognitions mediate the effects of trauma-focused therapy on paranoia'. *Schizophrenia Bulletin Open*, 1(1), sgaa036.

第6章

Baker, C. (2023). 'Obesity statistics'. Research Briefing 3336. UK Parliament, commonslibrary.parliament.uk/research-briefings/sn03336/

Bowlby, J. (1967). Foreword to Mary D. Salter Ainsworth, *Infancy in Uganda*. Baltimore: Johns Hopkins.

Brenan, M. (2022). 'Record high 56% in U.S. perceive local crime has increased'. Gallup, news.gallup.com/poll/404048/record-highperceive-local-crime-increased.aspx

Brown, P., Waite, F. and Freeman, D. (2020). 'Parenting behaviour and paranoia: A network analysis and results from the National Comorbidity Survey-Adolescents (NCS-A)'. Social Psychiatry and Psychiatric Epidemiology, 56, 593–604.

Freeman, D. and Bentall, R. (2017). 'The concomitants of conspiracy concerns'. *Social Psychiatry and Psychiatric Epidemiology*, 52, 595–604.

Fusar-Poli, P. et al. (2022). 'The lived experience of psychosis: A bottom-up review co-written by experts by experience and academics'. *World Psychiatry*, 21(2), 168–188.

Gerull, F. and Rapee, R. (2002). 'Mother knows best: Effects of maternal modelling on the acquisition of fear and avoidance behaviour in toddlers'. *Behaviour Research and Therapy*, 40, 279–287.

Jaspers, K. (1997). *General Psychopathology*. Baltimore and London: Johns Hopkins University Press.

Laneri, R. (2017). 'I went to jail for leaving my baby outside a restaurant'. *New York Post*, nypost.com/2017/11/25/i-went-to-jail-forleaving-my-baby-outside-a-restaurant/

Maudsley, H. (1873). *Body and Mind*. London: Macmillan.

Maudsley, H. (1912; 1988). 'Autobiography'. *British Journal of Psychiatry*, 153, 736–740.

McCann, T. V., Lubman, D. I. and Clark, E. (2011). 'First-time primary caregivers' experience of caring for young adults with first-episode psychosis'. *Schizophrenia Bulletin*, 37(2), 381–388.

Office for National Statistics (2017). 'People greatly overestimate their likelihood of being robbed', www.ons.gov.uk/peoplepopulationandcommunity/crimeandjustice/articles/peoplegreatlyoverestimatetheirlikelihoodofbeingrobbed/2017-09-07

Onwumere, J., Learmonth, S. and Kuipers, E. (2016). 'Caring for a relative with delusional beliefs: A qualitative exploration'. *Journal of Psychiatric and Mental Health Nursing*, 23(3–4), 145–155.

Pantelidou, M. and Demetriades, A. K. (2014). 'The enigmatic figure of Dr Henry Maudsley (1835–1918)'. *Journal of Medical Biography*, 22(3), 180–188.

Plomin, R., DeFries, J. C. and McClearn, G. E. (2008). *Behavioral Genetics*. New York:

Freeman, D., McManus, S., Brugha, T., Meltzer, H., Jenkins, R. and Bebbington, P. (2011). 'Concomitants of paranoia in the general population'. *Psychological Medicine,* 41, 923–936.

Freeman, D., Thompson, C., Vorontsova, N., Dunn, G., Carter, L-A., Garety, P., Kuipers, E., Slater, M., Antley, A., Glucksman, E. and Ehlers, A. (2013). 'Paranoia and post-traumatic stress disorder in the months after a physical assault: A longitudinal study examining shared and differential predictors'. *Psychological Medicine,* 43, 2673–2684.

Hardy, A., O'Driscoll, C., Steel, C., Van Der Gaag, M. and Van Den Berg, D. (2021). 'A network analysis of post-traumatic stress and psychosis symptoms'. *Psychological Medicine,* 51(14), 2485–2492.

Kasperkevic, J. (2014). 'Accounts of bullying at work: "it's subtle, political and leaves you unsure" '. *Guardian,* www.theguardian.com/money/us-money-blog/2014/jul/06/bullying-at-work-politicalexperiences-bullies-solutions

McManus, S., Bebbington, P. E., Jenkins, R. and Brugha, T. (2016). *Mental Health and Wellbeing in England: The Adult Psychiatric Morbidity Survey 2014.* Leeds: NHS Digital.

Modecki, K. L., Minchin, J., Harbaugh, A. G., Guerra, N. G. and Runions, K. C. (2014). 'Bullying prevalence across contexts: A meta-analysis measuring cyber and traditional bullying'. *Journal of Adolescent Health,* 55(5), 602–611.

Morrison, A. P., Frame, L. and Larkin, W. (2003). 'Relationships between trauma and psychosis: A review and integration'. *British Journal of Clinical Psychology,* 42(Pt 4), 331–353.

Nielsen, M. B., Matthiesen, S. B. and Einarsen, S. (2010). 'The impact of methodological moderators on prevalence rates of workplace bullying: A meta-analysis'. *Journal of Occupational and Organizational Psychology,* 83, 955–979.

Office for National Statistics (2022). 'The nature of violent crime in England and Wales: Year ending March 2022', www.ons.gov.uk/peoplepopulation and community/crimeandjustice/articles/thenatureofviolentcrimeinenglandandwales/yearendingmarch2022

Shakoor, S., McGuire, P., Cardno, A. G., Freeman, D., Plomin, R. and Ronald, A. (2015). 'A shared genetic propensity underlies experiences of bullying victimization in late childhood and self-rated paranoid thinking in adolescence'. *Schizophrenia Bulletin,* 41(3), 754–763.

Smith, S. G., Zhang, X., Basile, K. C., Merrick, M. C., Wang, J., Kresnow, M.-J. and Chen, J. (2018). *National Intimate Partner and Sexual Violence Survey: 2015 Data Brief – Updated Release.* Atlanta, GA: National Center for Injury Prevention and Control, www.cdc.gov/violenceprevention/pdf/2015data-brief508.pdf

UNESCO (2017). *School Violence and Bullying: Global status report.* Paris: UNESCO.

van der Vleugel, B. M., Libedinsky, I., de Bont, P. A., de Roos, C., van Minnen, A., de Jongh, A., van der Gaag, M. and van den Berg, D. (2020). 'Changes in post-

第5章

All Party Parliamentary Group for UN Women (2021). 'Prevalence and reporting of sexual harassment in UK public spaces'. APPG for UN Women, www.unwomenuk.org/site/wp-content/uploads/2021/03/APPG-UN-Women-Sexual-Harassment-Report_Updated.pdf

Alsawy, S., Wood, L., Taylor, P. J. and Morrison, A. P. (2015). 'Psychotic experiences and PTSD: Exploring associations in a population survey'. *Psychological Medicine,* 45(13), 2849–2859.

Armitage, R. (2021). 'Bullying in children: Impact on child health'. *BMJ Paediatrics Open,* 5(1), E000939.

Barker, M. (2000). 'Bullying: Schoolmates "told me to die" in online posts'. BBC News, www.bbc.co.uk/news/uk-wales-55133454

Bentall, R. P., Wickham, S., Shevlin, M. and Varese, F. (2012). 'Do specific early-life adversities lead to specific symptoms of psychosis? A study from the 2007 Adult Psychiatric Morbidity Survey'. *Schizophrenia Bulletin,* 38(4), 734–740.

Bird, J. C., Evans, R., Waite, F., Loe, B. S. and Freeman, D. (2019). 'Adolescent paranoia: Prevalence, structure, and causal mechanisms'. *Schizophrenia Bulletin,* 45, 1134–1142.

Bird, J. C., Fergusson, E. C., Kirkham, M., Shearn, C., Teale, A. L., Carr, L., Stratford, H. J., James, A. C., Waite, F. and Freeman, D. (2021). 'Paranoia in patients attending child and adolescent mental health services'. *Australian and New Zealand Journal of Psychiatry,* 55, 1166–1177.

Bird, J., Freeman, D. and Waite, F. (2022). 'The journey of adolescent paranoia: A qualitative study with patients attending child and adolescent mental health services'. *Psychology and Psychotherapy,* 95(2), 508–524.

Campbell, M. L. and Morrison, A. P. (2007). 'The relationship between bullying, psychotic-like experiences and appraisals in 14–16-year olds'. *Behaviour Research and Therapy,* 45(7), 1579–1591.

Catone, G., Marwaha, S., Kuipers, E., Lennox, B., Freeman, D., Bebbington, P. and Broome, M. (2015). 'Bullying victimisation and risk of psychotic phenomena: Analyses of British national survey data'. *The Lancet Psychiatry,* 2, 618–624.

Černis, E., Evans, R., Ehlers, A. and Freeman, D. (2021). 'Dissociation in relation to other mental health conditions: An exploration using network analysis'. *Journal of Psychiatric Research,* 136, 460–467.

Cosslett, R. L. (2018). ' "I feel I might die any waking moment": Can I escape the grip of PTSD?' *Guardian,* www.theguardian.com/society/2018/oct/20/feel-might-die-post-traumatic-stress-disorderptsd

Ehlers, A. and Clark, D. M. (2000). 'A cognitive model of posttraumatic stress disorder'. *Behaviour Research and Therapy,* 38(4), 319–345.

Freeman, D. and Fowler, D. (2009). 'Routes to psychotic symptoms: Trauma, anxiety and psychosis-like experiences'. *Psychiatry Research,* 169, 107–112.

continuum of delusional beliefs: An experimental study using virtual reality'. *Journal of Abnormal Psychology,* 119, 83–92.

Freeman, D., Reeve, S., Robinson, A., Ehlers, A., Clark, D., Spanlang, B. and Slater, M. (2017). 'Virtual reality in the assessment, understanding, and treatment of mental health disorders'. *Psychological Medicine,* 47, 2393–2400.

Freeman, D., Slater, M., Bebbington, P. E., Garety, P. A., Kuipers, E., Fowler, D., Met, A., Read, C., Jordan, J. and Vinayagamoorthy, V. (2003). 'Can virtual reality be used to investigate persecutory ideation?' *Journal of Nervous and Mental Disease,* 191, 509–514.

Johns, L. C., Cannon, M., Singleton, N., Murray, R. M., Farrell, M., Brugha, T., Bebbington, P., Jenkins, R. and Meltzer, H. (2004). 'Prevalence and correlates of self-reported psychotic symptoms in the British population'. *British Journal of Psychiatry,* 185(4), 298–305.

Lanier, J. (2017). *Dawn of the New Everything: A Journey Through Virtual Reality.* London: Bodley Head.

Marmoy, C. F. A. (1958). 'The "Auto-Icon" of Jeremy Bentham at University College, London'. *Medical History,* 2(2), 77–86.

McManus, S., Bebbington, P., Jenkins, R. and Brugha, T., eds. (2016). *Mental Health and Wellbeing in England: Adult Psychiatric Morbidity Survey 2014.* Leeds: NHS Digital.

Olfson, M., Lewis-Fernández, R., Feder, A., Gameroff, M., Pilowsky, D. and Fuentes, M. (2002). 'Psychotic symptoms in an urban general medicine practice'. *American Journal of Psychiatry,* 59, 1412–1419.

Rheingold, H. (1991). *Virtual Reality.* New York: Simon & Schuster.

Sanchez-Vives, M. V. and Slater, M. (2005). 'From presence to consciousness through virtual reality'. *Nature Reviews Neuroscience,* 6(4), 332–339.

Slater, M. (2009). 'Place illusion and plausibility can lead to realistic behaviour in immersive virtual environments'. *Philosophical Transactions of the Royal Society B: Biological Sciences,* 364(1535), 3549–3557.

Slater, M., Rovira, A., Southern, R., Swapp, D., Zhang, J. J., Campbell, C. and Levine, M. (2013). 'Bystander responses to a violent incident in an immersive virtual environment'. *PLoS One,* 8(1), e52766.

Sutherland, I. A. (1968). 'Head-mounted three dimensional display'. *Proceedings of the Joint Computer Conference,* 33, 757–764.

Tien, A. Y. and Eaton, W. W. (1992). 'Psychopathologic precursors and sociodemographic risk factors for the schizophrenia syndrome'. *Archives of General Psychiatry,* 49(1), 37–46.

World Health Organization (2002). 'Schizophrenia', www.who.int/news-room/fact-sheets/detail/schizophrenia

41–47.

Scull, A. (1999). 'Bethlem Demystified? Jonathan Andrews, Asa Briggs, Roy Porter, Penny Tucker and Keir Waddington, *The History of Bethlem*, London and New York, Routledge, 1997, pp. xiv, 752, illus., £150.00 (0-415-01773-4)'. *Medical History*, 43(2), 248–255.

Steinberg, H. and Himmerich, H. (2012). 'Johann Christian August Heinroth (1773–1843): The first professor of psychiatry as a psychotherapist'. *Journal of Religion and Health*, 51(2), 256–268.

Stockland, E. (2017). 'Patriotic natural history and sericulture in the French Enlightenment (1730–1780)'. *Archives of Natural History*, 44(1), 1–18.

Storr, A. (2001). *Freud: A Very Short Introduction*. Oxford: Oxford University Press.

Wincze, J. P., Leitenberg, H. and Agras, W. S. (1972). 'The effects of token reinforcement and feedback on the delusional verbal behavior of chronic paranoid schizophrenics'. *Journal of Applied Behavior Analysis*, 5, 247–262.

第4章

Barlow, D. H. and Durand, V. M. (2005). *Abnormal Psychology: An Integrative Approach*. Belmont, CA: Wadsworth.

Bebbington, P. E., McBride, O., Steel, C., Kuipers, E., Radovanoviĉ, M., Brugha, T., Jenkins, R., Meltzer, H. I. and Freeman, D. (2013). 'The structure of paranoia in the general population'. *British Journal of Psychiatry*, 202(6), 419–427.

Elahi, A., Algorta, G. P., Varese, F., McIntyre, J. C. and Bentall, R. P. (2017). 'Do paranoid delusions exist on a continuum with subclinical paranoia? A multi-method taxometric study'. *Schizophrenia Research*, 190, 77–81.

Freeman, D. (2008). 'Studying and treating schizophrenia using virtual reality: A new paradigm'. *Schizophrenia Bulletin*, 34, 605–610.

Freeman, D., Freeman, J. and Garety, P. (2006). *Overcoming Paranoid and Suspicious* Thoughts. London: Robinson.

Freeman, D. and Garety, P. A. (2004). Paranoia: *The Psychology of Persecutory Delusions*. Hove: Psychology Press.

Freeman, D., Garety, P. A., Bebbington, P. E., Smith, B., Rollinson, R., Fowler, D., Kuipers, E., Ray, K. and Dunn, G. (2005). 'Psychological investigation of the structure of paranoia in a non-clinical population'. *British Journal of Psychiatry*, 186, 427–435.

Freeman, D., McManus, S., Brugha, T., Meltzer, H., Jenkins, R. and Bebbington, P. (2011). 'Concomitants of paranoia in the general population'. *Psychological Medicine*, 41, 923–936.

Freeman, D., Pugh, K., Antley, A., Slater, M., Bebbington, P., Gittins, M., Dunn, G., Kuipers, E., Fowler, D. and Garety, P. A. (2008). 'A virtual reality study of paranoid thinking in the general population'. *British Journal of Psychiatry*, 192, 258–263.

Freeman, D., Pugh, K., Vorontsova, N., Antley, A. and Slater, M. (2010). 'Testing the

(BCSS): Psychometric properties and associations with paranoia and grandiosity in non-clinical and psychosis samples'. *Psychological Medicine,* 36, 749–759.

Freeman, D., Garety, P., Fowler, D., Kuipers, E., Dunn, G., Bebbington, P. and Hadley, C. (1998). 'The London–East Anglia randomised controlled trial of cognitive behaviour therapy for psychosis IV: Self-esteem and persecutory delusions'. *British Journal of Clinical Psychology,* 37, 415–430.

Freud, S. (2001). *The Standard Edition of the Complete Psychological Works,* Volume 14, *On the History of the Psycho-Analytic Movement, Papers on Metapsychology and Other Works.* London: Vintage.

Goode, E. (2000). 'A pragmatic man and his no-nonsense therapy'. *New York Times,* archive.nytimes.com/www.nytimes.com/library/national/science/health/011100hth-behavior-beck.html

Gregory, R. L. (2004). *The Oxford Companion to the Mind.* 2nd edn. Oxford: Oxford University Press.

Gunby, D., Carnegie, D. and Jackson, M. P. (2021). *The Works of John Webster,* Volume 4, *Sir Thomas Wyatt, Westward Ho, Northward Ho, The Fair Maid of the Inn.* Cambridge: Cambridge University Press.

Haslam, J. (1810). *Illustrations of Madness.* London.

Jaspers, K. (1963). *General Psychopathology.* Translated from German, 7th edn, by Hoenig, J. and Hamilton, M. W. Manchester: Manchester University Press.

Kraepelin, E. (1919). *Dementia Praecox and Paraphrenia.* Livingstone.

Leigh, D. (1955). 'John Haslam, M. D. – 1764–1844: Apothecary to Bethlem'. *Journal of the History of Medicine and Allied Sciences,* 10(1), 17–44.

Lester, D. (1975). 'The relationship between paranoid delusions and homosexuality'. *Archives of Sexual Behavior,* 4, 285–294.

Lewis, A. (1970). 'Paranoia and paranoid: A historical perspective'. *Psychological Medicine,* 1(1), 2–12.

Liberman, R. P., Teigen, J., Patterson, R. and Baker, V. (1973). 'Reducing delusional speech in chronic, paranoid schizophrenics'. *Journal of Applied Behavior Analysis,* 6(1), 57–64.

Mayer-Gross, W., Slater, E. and Roth, M. (1969). *Clinical Psychiatry.* London: Baillière, Tindall & Cassell.

McMonagle, T. and Sultana, A. (2000). 'Token economy for schizophrenia'. *Cochrane Database of Systematic Reviews,* 3, CD001473.

Murphy, P., Bentall, R., Freeman, D., O'Rourke, S. and Hutton, P. (2018). 'The paranoia as defence model of persecutory delusions: A systematic review and meta-analysis'. *The Lancet Psychiatry,* 5, 913–929.

Peters, E. R., Joseph, S. A. and Garety, P. A. (1999). 'Measurement of delusional ideation in the normal population: Introducing the PDI (Peters et al. Delusions Inventory)'. *Schizophrenia Bulletin,* 25(3), 553–576.

Porter, R. (1997). 'Bethlem/Bedlam: Methods of madness?' *History Today,* 47(10),

Kingdon, D. G. and Turkington, D. (1991). 'The use of cognitive behavior therapy with a normalizing rationale in schizophrenia. Preliminary report'. *Journal of Nervous and Mental Disease*, 179(4), 207–211.

Kuipers, E., Garety, P. A., Fowler, D., Dunn, G., Bebbington, P. E., Freeman, D. and Hadley, C. (1997). 'The London–East Anglia Randomised Controlled Trial of Cognitive Behaviour Therapy for Psychosis I: Effects of the treatment phase'. *British Journal of Psychiatry*, 171, 319–327.

McGlanaghy, E., Turner, D., Davis, G., Sharpe, H., Dougall, N., Morris, P., Prentice, W. and Hutton, P. (2021). 'A network meta-analysis of psychological interventions for schizophrenia and psychosis'. *Schizophrenia Research*, 228, 447–459.

Morrison, A. P. and Barratt, S. (2010). 'What are the components of CBT for psychosis? A Delphi study'. *Schizophrenia Bulletin*, 36(1), 136–142.

Morrison, A., Renton, J., Dunn, H., Williams, S. and Bentall, R. (2004). *Cognitive Therapy for Psychosis: A Formulation-Based Approach*. London: Routledge.

Peters, E., Crombie, T., Agbedjro, D., Johns, L. C., Stahl, D., Greenwood, K., Keen, N., Onwumere, J., Hunter, E., Smith, L. and Kuipers, E. (2015). 'The long-term effectiveness of cognitive behavior therapy for psychosis within a routine psychological therapies service'. *Frontiers in Psychology*, 6, 1658.

第3章

Beck, A. T. (1952). 'Successful outpatient psychotherapy of a chronic schizophrenic with a delusion based on borrowed guilt'. *Psychiatry*, 15(3), 305–312.

Beck, A. T. (1963). 'There is more on the surface than meets the eye'. Lecture presented in The Academy of Psychoanalysis, New York.

Bentall, R. P. (2003). *Madness Explained: Psychosis and Human Nature*. London: Penguin.

Bentall, R. P., Corcoran, R., Howard, R., Blackwood, N. and Kinderman, P. (2001). 'Persecutory delusions: A review and theoretical integration'. *Clinical Psychology Review*, 21(8), 1143–1192.

Berrios, G. E. (1996). *The History of Mental Symptoms: Descriptive Psychopathology Since the Nineteenth Century*. Cambridge: Cambridge University Press.

Bleuler, E. (1950). *Dementia Praecox or the Group of Schizophrenias*. New York: International Universities Press.

Braithwaite, R. (2008). 'Response to Freeman, D. et al (2008). Virtual reality study of paranoid thinking in the general population'. *British Journal of Psychiatry*, 192(4), 258–263.

Ebert, A. and Bär, K.-J. (2010). 'Emil Kraepelin: A pioneer of scientific understanding of psychiatry and psychopharmacology'. *Indian Journal of Psychiatry*, 52(2), 191–192.

Fowler, D., Freeman, D., Smith, B., Kuipers, E., Bebbington, P., Bashforth, H., Coker, S., Gracie, A., Dunn, G. and Garety, P. (2006). 'The Brief Core Schema Scales

E., Wingham, G., Evans, N., Lister, R., Pugh, K., Cordwell, J. and Dunn, G. (2020). 'The Dunn Worry Questionnaire and the Paranoia Worries Questionnaire: New Assessments of Worry'. *Psychological Medicine*, 50, 771–780.

Freeman, D., Bradley, J., Waite, F., Sheaves, B., DeWeever, N., Bourke, E., McInerney, J., Evans, N., Černis, E., Lister, R., Garety, P. and Dunn, G. (2016). 'Targeting recovery in persistent persecutory delusions: A proof of principle study of a new translational psychological treatment'. *Behavioural and Cognitive Psychotherapy*, 44, 539–552.

Freeman, D., Dunn, G., Startup, H., Pugh, K., Cordwell, J., Mander, H., Černis, E., Wingham, G., Shirvell, K. and Kingdon, D. (2015). 'Effects of cognitive behaviour therapy for worry on persecutory delusions in patients with psychosis (WIT): A parallel, single-blind, randomised controlled trial with a mediation analysis'. *The Lancet Psychiatry*, 2, 305–313.

Freeman, D., Emsley, R., Diamond, R., Collett, N., Bold, E., Chadwick, E., Isham, L., Bird, J., Edwards, D., Kingdon, D., Fitzpatrick, R., Kabir, T., Waite, F. and Oxford Cognitive Approaches to Psychosis Trial Study Group (2021). 'Comparison of a theoretically driven cognitive therapy (the Feeling Safe Programme) with befriending for the treatment of persistent persecutory delusions: A parallel, single-blind, randomised controlled trial'. *The Lancet Psychiatry*, 8, 696–707.

Freeman, D., Loe, B. S., Kingdon, D., Startup, H., Molodynski, A., Rosebrock, L., Brown, P., Sheaves, B., Waite, F. and Bird, J. C. (2021). 'The revised Green et al., Paranoid Thoughts Scale (R-GPTS): Psychometric properties, severity ranges, and clinical cut-offs'. *Psychological Medicine*, 51, 244–253.

Freeman, D., Rosebrock, L., Loe, B. S., Saidel, S., Freeman, J. and Waite, F. (2023). 'The Oxford Positive Self Scale: psychometric development of an assessment of cognitions associated with psychological well-being'. *Psychological Medicine*, pp. 1–9.

Freeman, D., Startup, H., Dunn, G., Wingham, G., Černis, E., Evans, N., Lister, R., Pugh, K., Cordwell, J. and Kingdon, D. (2014). 'Persecutory delusions and psychological well-being'. *Social Psychiatry and Psychiatric Epidemiology*, 49, 1045–1050.

Freeman, D., Taylor, K., Molodynski, A. and Waite, F. (2019). 'Treatable clinical intervention targets for patients with schizophrenia'. *Schizophrenia Research*, 211, 44–50.

Green, C., Freeman, D., Kuipers, E., Bebbington, P., Fowler, D., Dunn, G. and Garety, P. A. (2008). 'Measuring ideas of persecution and reference: The Green et al Paranoid Thought Scales (G-PTS)'. *Psychological Medicine*, 38, 101–111.

Gumley, A. and Schwannauer, M. (2006). *Staying Well After Psychosis: A Cognitive Interpersonal Approach to Recovery and Relapse Prevention*. John Wiley & Sons.

Haddock, G., Eisner, E., Boone, C., Davies, G., Coogan, C. and Barrowclough, C. (2014). 'An investigation of the implementation of NICE-recommended CBT interventions for people with schizophrenia'. *Journal of Mental Health*, 23(4), 162–165.

62(6), 593–602.

Kuipers, E., Fowler, D., Garety, P. A., Chisholm, D., Freeman, D., Dunn, G., Bebbington, P. E. and Hadley, C. (1998). 'The London–East Anglia Randomised Controlled Trial of Cognitive Behaviour Therapy for Psychosis III: Follow-up and economic evaluation at 18 months'. *British Journal of Psychiatry,* 173, 61–68.

Le Carré, J. (1974; 2018). *Tinker Tailor Soldier Spy.* Penguin Classics. Random House, UK.

Rutten, B. P. F., van Os, J., Dominguez, M. and Krabbendam, L. (2008). 'Epidemiology and social factors: Findings from The Netherlands mental health survey and incidence and incidence study (NEMESIS)'. In Freeman, D., Bentall, R. and Garety P. (eds). *Persecutory Delusions.* pp. 53–71. Oxford: Oxford University Press.

Salkovskis, P. M. (1991). 'The importance of behaviour in the maintenance of anxiety and panic: A cognitive account'. *Behavioural Psychotherapy,* 19, 6–19.

Salkovskis, P. M., Clark, D. M., Hackmann, A., Wells, A. and Gelder, M. G. (1999). 'An experimental investigation of the role of safety-seeking behaviours in the maintenance of panic disorder with agoraphobia'. *Behaviour Research and Therapy,* 37(6), 559–574.

第2章

Bighelli, I., Salanti, G., Huhn, M., Schneider-Thomas, J., Krause, M., Reitmeir, C., Wallis, S., Schwermann, F., Pitschel-Walz, G., Barbui, C., Furukawa, T. and Leucht, S. (2018). 'Psychological interventions to reduce positive symptoms in schizophrenia: Systematic review and network meta-analysis'. *World Psychiatry,* 17, 316–329.

Bond, J., Kenny, A., Mesaric, A., Wilson, N., Pinfold, V., Kabir, T., Freeman, D., Waite, F., Larkin, M. and Robotham, D. J. (2022). 'A life more ordinary: A peer research method qualitative study of the Feeling Safe Programme for persecutory delusions'. *Psychology and Psychotherapy,* 95, 1108–1125.

Brabban, A., Byrne, R., Longden, E. and Morrison, A. P. (2017). 'The importance of human relationships, ethics and recovery-orientated values in the delivery of CBT for people with psychosis'. Psychosis, 9(2), 157–166.

Diamond, R., Bird, J., Waite, F., Bold, E., Chadwick, E., Collett, N. and Freeman, D. (2022). 'The physical activity profiles of patients with persecutory delusions'. *Mental Health and Physical Activity,* 23, 100462.

Fowler, D., Garety, P. and Kuipers, E. (1995). *Cognitive Behaviour Therapy for Psychosis: Theory and Practice.* John Wiley & Sons.

Freeman, D. (2011). 'Improving cognitive treatments for delusions'. *Schizophrenia Research,* 132, 135–139.

Freeman, D. (2016). 'Persecutory delusions: A cognitive perspective on understanding and treatment'. The Lancet Psychiatry, 3, 685–692.

Freeman, D., Bird, J., Loe, B., Kingdon, D., Startup, H., Clark, D., Ehlers, A., Černis,

文　献

第1章

Bentall, R. P. (ed.) (1990). *Reconstructing Schizophrenia.* London: Routledge.

Boyd, T. and Gumley, A. (2007). 'An experiential perspective on persecutory paranoia: A grounded theory construction'. *Psychology and Psychotherapy: Theory, Research and Practice,* 80(1), 1–22.

Clark, D. M. (1999). 'Anxiety disorders: Why they persist and how to treat them'. *Behaviour Research and Therapy,* 37(1), S5–S27.

Freeman, D. (2007). 'Suspicious minds: The psychology of persecutory delusions'. *Clinical Psychology Review,* 27, 425–457.

Freeman, D. (2006). 'Delusions in the non-clinical population'. *Current Psychiatry Reports,* 8, 191–204.

Freeman, D., Emsley, R., Diamond, R., Collett, N., Bold, E., Chadwick, E., Isham, L., Bird, J., Edwards, D., Kingdon, D., Fitzpatrick, R., Kabir, T., Waite, F. and Oxford Cognitive Approaches to Psychosis Trial Study Group (2021). 'Comparison of a theoretically driven cognitive therapy (the Feeling Safe Programme) with befriending for the treatment of persistent persecutory delusions: A parallel, single-blind, randomised controlled trial'. *The Lancet Psychiatry,* 8, 696–707.

Freeman, D. and Garety, P. A. (1999). 'Worry, worry processes and dimensions of delusions: An exploratory investigation of a role for anxiety processes in the maintenance of delusional distress'. *Behavioural and Cognitive Psychotherapy,* 27, 47–62.

Freeman, D., Garety, P. A. and Kuipers, E. (2001). 'Persecutory delusions: Developing the understanding of belief maintenance and emotional distress'. *Psychological Medicine,* 31, 1293–1306.

Freeman, D., Garety, P., Kuipers, E., Fowler, D., Bebbington, P. E. and Dunn, G. (2007). 'Acting on persecutory delusions: The importance of safety seeking'. *Behaviour Research and Therapy,* 45, 89–99.

Freeman, D., Waite, F., Rosebrock, L., Petit, A., Causier, C., East, A., Jenner, L., Teale, A., Carr, L., Mulhall, S., Bold, E. and Lambe, S. (2022). 'Coronavirus conspiracy beliefs, mistrust, and compliance with government guidelines in England'. *Psychological Medicine,* 52, 251–263.

Greene, G. (1943). *The Ministry of Fear.* London: Vintage.

Kessler, R. C., Berglund, P., Demler, O., Jin, R., Merikangas, K. R. and Walters, E. E. (2005). 'Lifetime prevalence and age-of-onset distributions of DSM-IV disorders in the National Comorbidity Survey Replication'. *Archives of General Psychiatry,*

——状態 23
——性障害 54, 57
もうひとつの事実 251
モーズレイ精神科病院 46, 61
モルモット 256
問題飲酒 168

や

薬物 196
——療法 104
誘拐 102
ユーチューブ 252
有病率 64-66
ユニヴァーシティ・カレッジ・ロンドン 70
養育 162
用量反応関係 169, 179
抑うつ 81, 95, 99, 100, 137
予後 201
予測因子 131

ら

リーファー狂い 165
両性愛 99
リラクゼーション 215
臨床精神医学 53
臨床治験 231
レクリエーショナル・ドラッグ 186
レズビアン 99
劣等感 81, 152
ロサンゼルス 15
ロックダウン 166, 231, 241, 246, 247, 253, 254
論理的推論 204

わ

ワーンフォード病院 171
ワクチン 249, 253, 254, 257, 261
——開発 255, 256
——接種 14, 246, 248, 250, 255, 258-260, 262, 263, 272
悪い血 250

パワハラ …… 95
犯罪 …… 115, 118
反証可能性 …… 208
パンデミック …… 241, 253, 262, 264
反論 …… 202
反ワクチン活動家 …… 263
悲哀感 …… 108
ピア・カウンセリング …… 271
ヒアリング・ボイス …… 197
ビーズテスト …… 205
被害念慮 …… 126
被害妄想 …… 9, 13, 20, 23, 27, 29, 31, 35, 42, 43, 46, 47, 53, 57, 58, 64, 68, 95, 114, 130, 132, 135, 140, 142, 145-147, 160, 161, 174, 187, 195, 270, 271
悲観的思考 …… 93
引きこもり …… 221
ヒステリー …… 112
否定
　——的感情 …… 173
　——的思考 …… 154
肥満 …… 149, 150
評価 …… 30, 31
病気の素質 …… 112
病識 …… 201
費用対効果 …… 271
昼寝 …… 136
広場恐怖症 …… 83, 191, 221, 224, 232, 236
不安 …… 19, 28, 81, 85, 95, 99, 100, 119, 134, 137, 140, 157, 168, 172, 184, 187, 188, 221, 227, 270
　——障害 …… 19, 93, 101, 113, 114, 127, 183, 205
フェイクニュース …… 269
フェニックス …… 272
副作用 …… 256
不信 …… 13, 14, 35, 92, 100, 101, 106, 110, 116, 118, 121, 131, 157, 220, 242, 244, 248, 249, 255, 258
　——感 …… 67, 206
不全感 …… 187
物質使用 …… 169
不同意の性的接触 …… 100
不眠 …… 36, 40, 125, 128, 130-133, 135-137, 140-142, 185
　——のための認知行動療法 …… 132
フラッシュバック …… 84, 190
ブローカ野 …… 183
米国精神医学界 …… 65
ベスレム病院 …… 49
辺縁化 …… 252
変性症状 …… 112
変則的経験 …… 172, 173
防衛 …… 18, 19, 57, 58
暴行 …… 86, 87, 89, 90, 93, 94
暴動 …… 15
暴力 …… 101
ポジティブ心理学 …… 157
ポスト真実 …… 244
ホットスポット …… 196
ボディイメージ …… 147

ま

マインドフルネス …… 215
マジックマッシュルーム …… 172
マニ教 …… 266
麻薬 …… 163, 166
マリファナ …… 170
無意識 …… 60
無作為化対照試験 …… 271
ムズムズ脚症候群 …… 141
メスカリン …… 172
メランコリー型うつ病 …… 112
妄想 …… 10, 14, 39, 41, 52, 68, 106, 108, 158, 162, 201-206, 270
　——思考 …… 58, 66

魂
　——との会話 184
　——の声 185
多様性 252
短期記憶 172
ダン心配質問紙 37
断眠 126, 127, 139, 140, 186
知覚異常 82
地下鉄 88
躊躇 259
中途覚醒 128
長期的な影響 256
追跡調査 96
ディープフェイク 269
低出生体重 115
ティックトック 252
デルタ－9－テトラヒドロカンナビノール 167
テレパシー 200
統合失調症 10, 12, 13, 20, 27, 46, 51-54, 64, 66, 67, 77, 108, 112-114, 169, 173, 174, 177, 178, 184, 200, 220, 270
同性愛
　——願望 57, 60
　——的愛着 57
　——的思考 58
闘争か逃走か 84
頭部外傷 87
トークン・エコノミー 53
トラウマ 84-86, 90-93, 162, 174, 184
ドラム 46
トランスジェンダー 99
トリップ 171

な

ナポレオン・コンプレックス 152
二元論 68
ニコチン 178
入院 134
入眠
　——時幻覚 185
　——障害 128
二卵性双生児 96
認知行動療法 27, 58, 104, 128, 216
認知の柔軟性 209, 214

は

バークベック脳と認知発達センター 96
パーソナリティ 98
梅毒 250
白人 250
麻疹 245
ハシシュ 163, 165
　——秘密クラブ 164
ハスラム 50
パニック障害 221
パニック発作 221
速い思考 210, 211
ハラスメント 101
パラヌース 50
パラノイア 9, 13, 16, 18, 20, 28-30, 32, 35, 36, 40, 42, 43, 46, 48, 50-52, 54-58, 60, 66-69, 75, 77, 78, 81, 82, 84-86, 88-102, 104, 109, 110, 113, 114, 119, 120, 124, 126, 127, 130, 131, 133, 134, 139, 142, 145-147, 149-151, 154, 157, 161, 162, 165, 168-170, 172, 173, 176, 178-180, 184, 188, 192, 200, 203, 206, 207, 209, 211-213, 215-217, 219-221, 224, 237, 242-244, 249, 264, 268-270, 273
針恐怖症 273
パリ同時多発テロ事件 83, 84
バレットタイム 209

睡眠 41, 99, 123, 124, 127, 129-131, 138, 139, 162, 184
睡眠
——・覚醒サイクル 40
——衛生 128
——改善トライアル 132
——障害 142
推論 205
——の偏倚 206
スカンク 167, 173, 178
スケッチパッド 72
ストレス 157, 184, 196
スペイン風邪 274
スペクトル 68, 114, 162, 184
スポーティファイ 252
スマートフォン 273
スリープウェル 138
スローダウン 210, 211
スローモー 210-214, 216, 217
脆弱性 60, 85, 93, 94, 110, 118, 119, 148, 150, 153, 172, 174, 187, 191, 238, 249
精神医学研究所 10, 46, 66, 129
精神
——科治療 224
——科病棟 136
——障害 111, 112, 128, 170, 205, 244, 270
——障害者の友人と支援者 177
——障害の診断と統計マニュアル 65
——障害の診断と統計マニュアル第5版 127
成人精神障害調査 130, 216
成人精神障害罹患率調査 67, 85
成人精神病調査 168
精神病 107, 109, 111, 127, 128, 132, 135, 146, 167, 168, 174, 206, 213, 226
——患者 224
——理学総論 52
精神分析 56, 59
性的ハラスメント 100
性的暴行 100, 102
生物
——学的起源 111
——学的精神医学 113
——兵器 247
世界保健機関 65, 242
接種拒否 262
摂食症 113
全国重複罹患調査・追試 121, 150
全国重複罹患調査思春期版 119
全国精神障害調査 216
先入観 207
全般性不安障害 215, 216
全米精神障害者連盟 177
せん妄 186
戦略的防衛構想 266
双極性障害 135
喪失感 108
双生児 179
——早期発達研究 96, 114
早発性痴呆 53
ソーシャルメディア 244, 251, 254, 262, 263, 268, 274
ソビエト連邦 265
体重 148
対人
——対人感受性 81
——恐怖症 19
大麻 ... 115, 163-170, 172, 173, 175, 176, 180
タスキギー 250
——梅毒実験 250
煙草 180
タバコ 115
多発性硬化症 112

個人
　——の危険 …… 261
　——の選択 …… 255
　——の利益 …… 260, 261
国家統計局 …… 102
孤独感 …… 108
孤立 …… 107, 184, 194
コンパショネート・コーチ …… 60, 161
コンパッション …… 159, 160
　——フォーカスト・セラピー …… 159

さ

最悪のシナリオ …… 214
猜疑心 …… 100, 115
再入院 …… 238
再発 …… 238
残虐性 …… 94
散歩 …… 136
自己
　——肯定感 …… 152
　——脆弱感 …… 96
　——非難 …… 92
　——標本 …… 71
　——不全感 …… 81
　——報告尺度 …… 92
自殺 …… 141, 146, 244
自殺念慮 …… 95, 141, 188
思春期 …… 100, 173
自尊感情 …… 58, 60, 81, 120, 145-148, 152, 155-159, 162, 252, 258
実験的検証 …… 69
失見当識 …… 125, 186
失敗 …… 157
疾病及び関連保健問題の国際統計分類 …… 65
疾病対策予防センター …… 142
疾病分類法 …… 50
質問紙 …… 31, 32
失恋 …… 115
死神の報復 …… 267
自閉症 …… 14, 51, 245, 248
シャーマニズム …… 184
社会経済的問題 …… 174
重症化 …… 259
集団実験 …… 256
縦断的研究 …… 131, 169
縦断的方法 …… 87
集団の利益 …… 255, 258
集団への利益 …… 260
小児思春期双生児研究 …… 115
情報の疫病 …… 242
初期評価 …… 40
新型コロナウイルス …… 14, 166, 231, 241, 242, 244, 246, 248-254, 256, 258, 260, 261, 263, 264, 272-274
　——に対する黒人連合 …… 250
新奇の夜明け …… 70
神経衰弱 …… 112
進行麻痺 …… 112
シンサミラ …… 167
人種 …… 98
　——の永遠の退化 …… 112
身体
　——イメージ …… 99
　——的外観 …… 147
　——的起源 …… 111
　——的基盤 …… 113
　——的暴行 …… 102
身長 …… 150-152
心的外傷後ストレス障害 …… 84
　[→PTSD]
信念確証バイアス …… 208
心配 …… 140, 172, 213-217
信頼 …… 252, 257
心理
　——的優位 …… 152
　——療法 …… 42, 43, 222

外向性 ………… 98
概日リズム ………… 133
解釈 ………… 80, 90, 93, 204, 221
快適な出来事 ………… 158
学習 ………… 116
学歴 ………… 151
仮想
——現実 …… 70, 72-78, 81, 153, 156, 161, 222, 224, 234, 235, 272
——世界 ………… 72
——のセラピスト ………… 225, 272
——の地下鉄 ………… 85, 86
過程症状 ………… 112
家庭内暴力 ………… 102
カナビジオール ………… 167
カフェイン ………… 133
過保護 ………… 117, 119, 120
過眠 ………… 128, 140, 141
簡易主要スキーマ尺度 ………… 146
環境 ………… 114
——保護主義者 ………… 247
——要因 ………… 174
感受性 ………… 98
完璧な養育者 ………… 160
記憶 ………… 91-93
既存治療 ………… 232
喫煙 ………… 177-180
気分の低下 ………… 172
虐待 ………… 85, 120
客観的証拠 ………… 207, 216, 243, 269
Qアノン ………… 121
救急部 ………… 88, 92
共感 ………… 196
狂気の実例 ………… 47
強制不妊術 ………… 250
恐怖 …… 88, 92, 101, 106, 116, 118, 268, 273
疑惑 ………… 88
キングス・カレッジ・ロンドン ………… 66
禁酒法 ………… 171
緊張緩和法 ………… 273
空想上の書き直し ………… 141
グッドスポット ………… 196
クラック ………… 175
グローバリスト ………… 247
ゲイ ………… 99
警戒 ………… 92, 93
ケイブ ………… 73
ゲームチェンジ …… 226, 228, 229, 231, 236-238, 241, 272
欠点 ………… 157
結論を急ぐ ………… 202, 203, 205, 207, 211
幻覚 ………… 10, 125, 134, 184
——剤 ………… 172
幻視 ………… 186
幻聴 ………… 9, 36, 39, 64, 174, 183, 184, 186-191, 193-198
強姦 ………… 100
抗精神病薬 ………… 42, 140, 148, 158, 175, 200, 202, 232, 270
肯定的確信 ………… 214
肯定的な特徴 ………… 157
強盗 ………… 87, 118
高等教育 ………… 151
コーチング ………… 271
小男症候群 ………… 154
コカイン ………… 166, 175
黒人 ………… 250
国籍 ………… 98
克服 ………… 192
国民保健サービス ………… 46, 221, 222
国立医療技術評価機構 ………… 128
国立精神保健研究所疫学受け持ち区域プログラム ………… 65
国立保健研究所 ………… 29, 271
国連 ………… 247
——児童基金 ………… 98
誤情報 ………… 247

MMRワクチン 245
NCS-A 150
NCS-A's 119
NCS-R 121, 150
NHS 158, 257, 260, 271
OASIS 134
OCEANS 246-248, 252-254, 272, 273
OCEANS II 254, 255, 257, 258-260, 262-264
OCEANS III 258-261
PTSD 84-95, 104, 190
SDI 266
SNS 104
TEDS 96, 114, 115
TEDトーク 198
THC 167, 170, 172, 173
UCL 70, 71, 75
VR 72, 224, 229, 234-236
——治療 232, 273
——療法 234, 237
WHO 242, 247, 248, 272

あ

悪循環 214, 272
悪の帝国 266
悪夢 134, 141, 186
アバター 74-76, 81, 88, 153, 161, 228
アメリカ 265
アメリカ大統領選挙 251
アルコール 163, 168, 196
——依存症 113
安心感プログラム 9
安全希求行動 19
EU離脱キャンペーン 251
医学研究財団 29
イギリス議員連盟 100
医師 257
いじめ 95-99, 115, 174
異性愛 99
遺族 185
一卵性双生児 96
遺伝 97-99, 110-112, 162, 174, 178, 179, 249
遺伝子 96, 97, 113
医薬品・医療製品規制庁 260
飲酒 168
インスタグラム 94, 251
インスタントメッセージアプリ 263
陰性症状 220
インターネット 251, 269
インフルエンザ 257
陰謀 67, 109, 176, 200, 201, 203, 244, 246, 248, 252, 262, 264
——論 14, 15, 121, 242, 243, 245, 252, 254, 273, 274
ウェルカム信託 29
うつ 134, 140, 157, 168, 188, 270
——病 19, 101, 113, 127, 179, 183, 191, 213
英国精神医学雑誌 54
エクスタシー 175
横断的分析 169
王立ベスレム病院 45, 46
遅い思考 211, 212
オックスフォード
——学生睡眠改善研究 134
——肯定的自我尺度 36
——コロナウイルス説明・態度・解釈調査 246
——心理学入門 54
——睡眠・概日神経科学研究所 ... 133
——広場恐怖回避尺度 232

か

外観 149
懐疑派 260

ベビントン，ポール 27
ベンサム，ジェレミ 71
ヘンズリー，デヴィッド 204
ベントール，リチャード 121, 243
ホイヤー，チェルシー 149
ボウルビー，ジョン 116
ボードレール 164
ボナパルト，ナポレオン 152, 163
ポパー，カール 208
ホフマン，デヴィッド 267
ポラード，サー・アンドリュー 253
ボルソナーロ，ジャイール 241
ポンペオ，マイク 269
マークス，アイザック 236
マーシャル，エミリー 148
マキナニ，ジョシー 135
マッキー，クレア 173, 178
マッキャン，テレンス 108
マッキンレー，ウィリアム 152
マックシェーン，ヘレン 253
マッシー，スザンヌ 269
ミーク，ジェイムズ 273
モーズレイ，ヘンリー 111
ヤスパース，カール 52, 112
ユーガブ 147
ユング，C・G 57
ラッド，アラン 153
ラディン，オサマ・ビン 247
ラニアー，ジャロン 70, 72, 222
ラピー，ロナルド 116
ラマ，ダライ 159
ラム，シネイド 232
ランディス，カーニー 125
リーブ，サラ 139, 140
ルールマン，ターニャ 184
ル・カレ 16
レーガン，ロナルド 265
レーマン，アーリアー 128
レーマン，アリヤー 140
ローリング，J・K 183
ローレルとハーディ 171
ローレン，ソフィア 153
ロス，ケリー 210
ロナルド，アンジェリカ 179
ロム，マリウス 197
ロングデン，エレノア 198
ワインバーグ，マイケル 168, 174

事項索引

A-Z

APMS 67, 85, 86, 95, 96, 130, 131
BBC 274
BCSS 146
BEST 132
CBD 167
CBT 27, 84, 85, 135, 141
CBT-I 132
CBT睡眠治療プログラム 134
CDC 142
DNA 96, 98, 111
DSM 65
ECAP 65, 66
FSP 9, 21, 26, 29, 30, 33, 35, 39-43, 46, 124, 159, 270, 271
ICD 65
IR 141
IRA 10, 16
JTC 206
KCL 76, 77, 87
LEAP 226
LGBT 98
LSD 172

シーブス，ブリョーニィ ……… 141
シーブズ，ブリョーニィ ……… 135, 139, 188, 192, 197
ジェリ，ロナルド ……… 114
シャクール，サーニャ ……… 174
シュルツ，ジョージ ……… 266
ジョンソン，ボリス ……… 231, 254
ストー，アンソニー ……… 56
スミス，トマス・サウスウッド ……… 71
ズュンダーマン，オリバー ……… 107
スレイター，メル ……… 70, 73
セリグマン，マーティン ……… 157
ダーマー，ジェフリー ……… 16
ダイアナ妃 ……… 247
タッカー，リード ……… 250
ダニエルズ，ポール ……… 150, 154
ダン，グラハム ……… 27, 37
チャールズ，ビッキー ……… 174
チャイルズ，ヘレン ……… 175
チャップマン，ロバート ……… 210, 212
チャドウィック，アンドリュー ……… 253
ティーン，アレン ……… 65
テイラー，マーク ……… 115
ディラン，ボブ ……… 186
ティリー・マシューズ，ジェイムズ ……… 47, 50
デッカー，トマス ……… 45
テューク，ハック ……… 52
デュマ ……… 164
デュランド，V・マーク ……… 65
デリダ，ジャック ……… 180
ドッド，ヘレン ……… 117
ドラクロワ ……… 164
ド・ラクロワ，フランソワ・ボアシエ・ド・ソヴァージュ ……… 50
トランプ，ドナルド ……… 121, 244, 251
トルマイヤー，エヴァ ……… 271
トンプソン，クレア ……… 88
ナディラッツェ，アレクサンドル ……… 267
ネルソン，ウィリー ……… 172
ノリス，ジェイムズ ……… 47
バークヒューイツェン，ウィクス ……… 178
ハーゲ，パッシー ……… 197
ハーディール，レミー ……… 185
ハーディング，リューク ……… 269
バード，ジェシカ ……… 99
バーロウ，デヴィッド ……… 65
バイデン，ジョー ……… 251
ハインロート，ヨハン ……… 51
ハスラム，ジョン ……… 47
バルザック ……… 164
バレラ，アルバロ ……… 135
ヒポクラテス ……… 50
ピュー，キャット ……… 76
ファウラー，デヴィッド ……… 27, 85, 146
ファン・デン・ベルク，デヴィッド ……… 271
フィッツジェラルド，F・スコット ……… 123
プール，レベッカ ……… 149
フェイゼル，ミーナ ……… 261
フェレンツィ，シャーンドル ……… 57
フォーカート，エイヴァ ……… 160
フォスター，ラッセル ……… 133
ブッシュ，ジョージ・H・W ……… 268
ブラウン，ポピー ……… 119, 161
ブラッドリー，ジョナサン ……… 137
プラトン ……… 50
プルースト ……… 219
ブルーナ，ジェローム ……… 225
ブルキ，タルハ ……… 250
フロイト，ジークムント ……… 55, 56
ブロイラー，オイゲン ……… 51
フローベール ……… 164
プロミン，ロバート ……… 113
ブロンテ，エミリー ……… 150
ベーコン，フランシス ……… 207
ベック，アーロン ……… 58

索　引

人名索引

アーノルド，トーマス 112
アイスキュロス 50
アイゼンク，ハンス 98
アサートン，ステファニー 155
アリストテレス 50
アリストファネス 50
アルツハイマー，アロイス 52
アンジェリカ，ロナルド 96
アンスリンガー，ハリー・J 165
アントリー，アンガス 77
イートン，ウィリアム 65
イシャム，ルイーズ 135
イベルセン，レスリー 164
ヴァカリ，クリスチャン 253
ウィーバー，ティム 174
ウェイクフィールド，アンドリュー 245
ウェイソン，ピーター 208
ウェイト，フェリシティ 137, 138, 147, 187
ウェッセリー，サイモン 204
ウェブスター，ジョン 45
ウォーラー，ヘレン 210
ヴォロツォワ，ナターシャ 88
エウリピデス 50
エーコ，ウンベルト 199
エーラーズ，アンケ 87, 90
エストラーデ，アンドレス 108
エスピー，コリン 134
エッシャー，サンドラ 197
オズ，ジム・ファン 169
オンウメレ，ジュリアナ 108
ガードナー，ランディ 127
カーネマン，ダニエル 210
カトーネ，ジェナーロ 95
カビール，トーマス 226
ガムレイ，アンドリュー 128
ガレティ，フィリッパ 27, 32, 204
キャッツ，ジークフリート 125
キューパーズ，エリザベス 27, 32
ギルバート，ポール 159
キング，ロドニー 15
グテーレス，アントニオ 241
クラーク，デヴィッド 90
クランキー，ウィー・ジミー 155
グリーン，キャサリーン 32
グリーン，グレアム 16
クルーズ，トム 153
クレペリン，エミール 52
ゲイツ，ビル 247
ゲデス，ジョン 223
ゲブレイエソス，テドロス・アダノム 242
ゲラル，フリーデリーケ 116
ゲルダー，マイケル 236
ゴーヴ，マイケル 251
ゴーティエ，テオフィル 164, 168
コスレット，リアノン・ルーシー 84, 91, 104
ゴルバチョフ，ミハイル 267
サザーランド，イヴァン 72

訳者略歴

高橋祥友（たかはし・よしとも）

金沢大学医学部卒業。東京医科歯科大学、山梨医科大学、UCLA、東京都精神医学総合研究所、防衛医科大学校、筑波大学を経て、現在、医療法人社団 幸悠会 立川こころのクリニック（旧・内野クリニック）。医学博士、精神科医。

【主な著訳書】

『自殺の危険：臨床的評価と危機介入』（金剛出版）、『医療者が知っておきたい自殺のリスクマネジメント』（医学書院）、『自殺予防』（岩波新書）、『群発自殺』（中公新書）、『自殺の心理学』（講談社）他。

シュナイドマン・E・S『シュナイドマンの自殺学』、ボナーノ・G・A『リジリエンス：喪失と悲嘆についての新たな視点』（以上、金剛出版）、モリソン・J『精神科初回面接』、モリソン・J『モリソン先生の精神科診断講座』（以上、医学書院）他。

パラノイア

極度《きょくど》の不信《ふしん》と不安《ふあん》への旅《たび》

2024年11月1日　印刷
2024年11月10日　発行

著者――ダニエル・フリーマン
訳者――高橋祥友
発行者――立石正信
発行所――株式会社 金剛出版
〒112-0005
東京都文京区水道1-5-16
電話 03-3815-6661
振替 00120-6-34848

装丁◉永松大剛
印刷・製本◉三協美術印刷

Printed in Japan ©2024　ISBN978-4-7724-2075-4 C3011

ソシオパスの告白

［著］＝M・E・トーマス
［訳］＝高橋祥友

●四六判 ●並製 ●360頁 ●定価 **3,080**円
● ISBN978-4-7724-1538-5 C3011

時として遭遇するあまりに身勝手で自己中心的な人々……。
本書は驚きに満ちた自伝であり、
ソシオパスの心理を紹介する旅へと誘う。

火星からの侵略

パニックの心理学的研究

［著］＝ハドリー・キャントリル
［訳］＝高橋祥友

●四六判 ●上製 ●250頁 ●定価 **2,420**円
● ISBN978-4-7724-1585-9 C3011

1938年ハロウィーンの晩、名優オーソン・ウェルズの語りによる
ラジオドラマは、全米百万人以上の人々を恐怖とパニックに陥れた。

アンチスティグマの精神医学

メンタルヘルスへの挑戦

［著］＝ノーマン・サルトリウス
［訳］＝日本若手精神科医の会（JYPO）

●A5判 ●上製 ●280頁 ●定価 **5,060**円
● ISBN978-4-7724-1288-9 C3047

世界中で見られる、精神障害に対するスティグマ（偏見）を
打ち破るための精神医療構造改革の書。

価格は10%税込です。